U0094546

杵针学（下）

——钟磊与晋松及其传人学术经验辑要

主编　晋松　钟磊

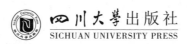
四川大学出版社
SICHUAN UNIVERSITY PRESS

图书在版编目（CIP）数据

杵针学．下，钟磊与晋松及其传人学术经验辑要 /
晋松，钟磊主编．— 成都：四川大学出版社，2024.6
ISBN 978-7-5690-6536-7

Ⅰ．①杵… Ⅱ．①晋… ②钟… Ⅲ．①针刺疗法
Ⅳ．① R245.3

中国国家版本馆 CIP 数据核字（2024）第 008177 号

书　　名：杵针学（下）——钟磊与晋松及其传人学术经验辑要
　　　　　Chuzhenxue（Xia）——Zhong Lei yu Jin Song ji Qi Chuanren
　　　　　Xueshu Jingyan Jiyao
主　　编：晋 松 钟 磊

选题策划：倪德君　曾 鑫
责任编辑：倪德君
责任校对：龚娇梅
装帧设计：墨创文化
责任印制：王 炜

出版发行：四川大学出版社有限责任公司
　　　　　地址：成都市一环路南一段 24 号（610065）
　　　　　电话：（028）85408311（发行部）、85400276（总编室）
　　　　　电子邮箱：scupress@vip.163.com
　　　　　网址：https://press.scu.edu.cn
印前制作：四川胜翔数码印务设计有限公司
印刷装订：四川五洲彩印有限责任公司

成品尺寸：170 mm×240 mm
印　　张：11.75
字　　数：224 千字

版　　次：2024 年 6 月 第 1 版
印　　次：2024 年 6 月 第 1 次印刷
定　　价：65.00 元

本社图书如有印装质量问题，请联系发行部调换

扫码获取数字资源

四川大学出版社
微信公众号

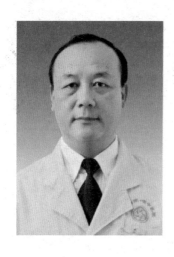

晋松教授 博士 主任医师 博士生导师

成都中医药大学附属医院德阳医院党委书记

成都中医药大学附属医院康复科主任

成都中医药大学运动医学硕士点创立人

四川省名中医 四川省首届临床技能名师

四川省中医药管理局学术和技术带头人

全国研究生教育评估监测评审专家、运动处方中国专家共识专家组成员、国家级非遗李氏杵针疗法第十六代代表性传承人。中华中医药学会康复分会副主任委员、中华中医药学会运动医学分会常务委员兼副秘书长、中华运动康复医学培训工程常务委员、中国康复医学会中西医结合专委会常务委员、中华医学会运动医疗分会运动康复学组成员、中国西部运动医学关节镜联盟会副会长、中国国家柔道队队医。

四川省康复医学会副秘书长与中西医结合分会会长兼运动专委会主任委员、四川省中医药学会康复专委会主任委员、四川省中医药学会杵针专委会主任委员、四川省预防医学会身体活动与健康分会主任委员、四川省针灸学会副会长、四川省中医药学会运动医疗专委会副主任委员、四川省中医药学会武医结合专委会副主任委员、中华运动康复医学四川培训中心副主任、四川省非遗协会传统医药专委会副主任、四川省中医康复质控中心副主任、四川省康复质控中心委员、四川省柔道协会副会长。

多次为柔道、围棋、足球、拳击、摔跤等运动项目奥运冠军、世界冠军、全国冠军及国家队队员诊治。发表SCI与北大核心论文30余篇，主编与副主编专著9部，主持与参与各级科研课题10余项。

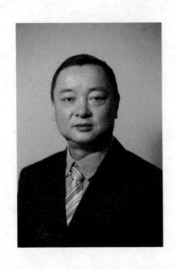

钟磊 副主任医师，副教授

国家中医药管理局四川李氏杵针流派传承工作室主任

国家中医药管理局中医学术流派传承推广基地特聘专家

四川省中医药学会常务理事

四川省中医药学会杵针学专委会主任委员

四川省康复医学会中西医结合分会副会长

四川省中医适宜技术研究会常务理事

中国针灸学会学术流派研究与传承专业委员会第一届委员

四川省中医药学会中医骨伤专委员会委员

四川省李氏杵针流派第十六代代表性传承人

出生于中医世家，从小跟随国家著名老中医李仲愚先生学习中医，是李老先生之嫡传。长期从事中医临床工作，擅长运用李氏杵针、针灸、中医推拿、手术治疗等中西医手段治疗各种脊柱和关节疾病。同时擅长应用现代技术进行脊柱病的手术治疗，踝关节、膝关节的置换术，四肢骨折手术等。并在方药的运用及中医辨证方面具有独特见解与建树。

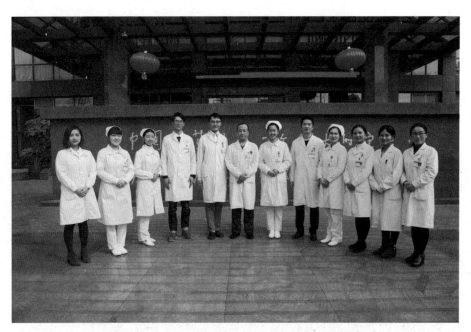

成都中医药大学附属医院康复科成立时合影

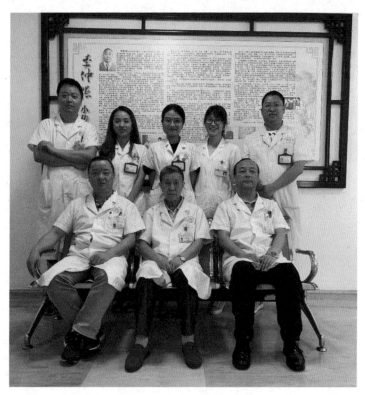

杵针学术传承团队：前排左起钟磊、钟枢才、晋松，
后排左起何文钦、罗丹青、郭鸿、赵田芋、董远蔚

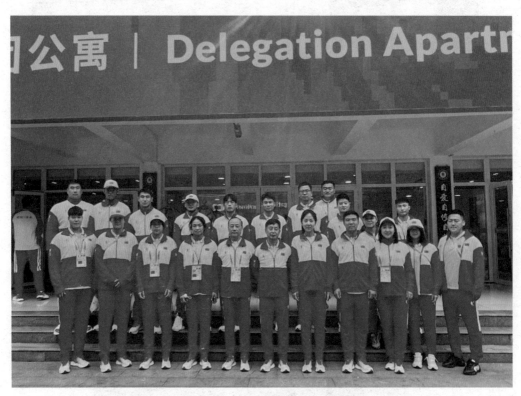

第31届世界大学生运动会中国柔道队全家福，
晋松教授担任队医（前排左起第五）

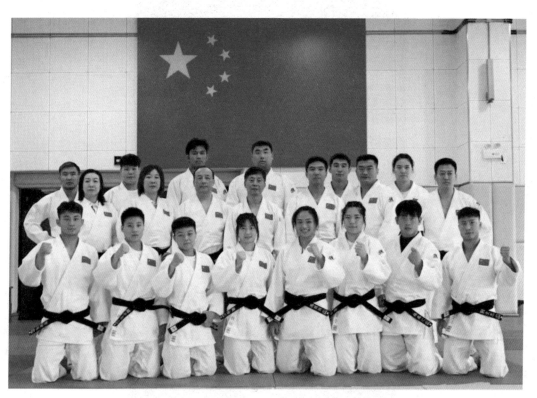

中国柔道队出征前合影，第二排左起第三为晋松教授

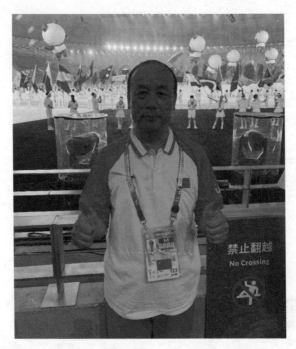

晋松教授作为中国代表团成员参加
大运会开幕式

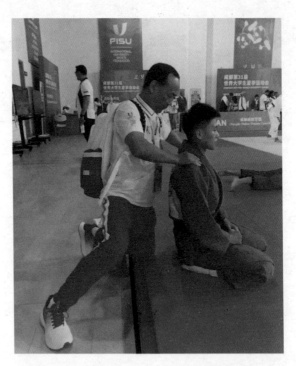

晋松教授为即将上场的队员做赛前准备

编委会

上篇 晋松

第一节　求学及工作经历

　　晋松，男，1969 年 3 月 24 日生于四川省成都市，医学博士，博士生导师，为"李仲愚杵针疗法"非物质文化遗产第十六代传人，现为成都中医药大学附属医院康复科主任，成都中医药大学运动医学硕士点创立人。全国研究生教育评估监测评审专家、运动处方中国专家共识专家组成员、国家级非遗李氏杵针疗法第十六代代表性传承人；中华中医药学会康复分会副主任委员、中华中医药学会运动医学分会常务委员兼副秘书长、中华运动康复医学培训工程常务委员、中国康复医学会中西医结合专委会常务委员、中华医学会运动医疗分会运动康复学组成员、中国西部运动医学关节镜联盟会副会长、中国国家柔道队队医；四川省名中医、四川省首届临床技能名师、四川省中医药管理局学术和技术带头人、四川省康复医学会副秘书长与中西医结合分会会长兼运动专委会主任委员、四川省中医药学会康复专委会主任委员、四川省中医药学会杵针专委会主任委员、四川省预防医学会身体活动与健康分会主任委员、四川省针灸学会副会长、四川省中医药学会运动医疗专委会副主任委员、四川省中医药学会武医结合专委会副主任委员、中华运动康复医学四川培训中心副主任、四川省非遗保护协会传统医药专委会副主任、四川省中医康复质控中心副主任、四川省康复质控中心委员、四川省柔道协会副会长。

　　在成都中医学院（现成都中医药大学）各位中医界前辈的教导下，晋松教授在针灸推拿治疗运动创伤这一方向上走得越发顺畅，也为其后来的医学生涯奠定了坚实的基础。在此期间，晋松教授受到同窗好友钟磊的启发，对杵针疗法产生了浓厚的兴趣，也为后续两位老师通力合作，将杵针疗法发扬光大埋下了伏笔。

　　大学毕业后，晋松教授进入成都第一骨科医院工作。其间，晋松教授除了运用手术、手法、针灸、药物进行运动创伤治疗外，也常常给患者进行康复训练指导，收到了患者积极的反馈，使得晋松教授在"运动康复"上的信心也逐渐建立起来。而后，为了进一步学习运动医学的专业知识，晋松教授选择了前往克罗地亚访学，在 LOVRAN 运动医学中心，晋松教授得到了克罗地亚奥委会首席医务官、克罗地亚足球队首席医务官、著名运动医学关节镜教授 Neimec 的倾囊相授，两人也在师生关系之外成为极好的朋友。与同事畅谈中西医的异同和中西医结合发展的经历也使得晋松教授开始思考系统化的中国传统疗法，探寻其与运动医学的结合点。

回国后，晋松教授担任了四川全兴足球队队医、四川省网球队医务监督、四川省柔道队医务总监等多项职务，开始指导专业运动员进行较为系统的运动康复训练。他在摸索中前进，前进中摸索，得到了运动员与教练员们的广泛认同，也与运动康复结下了深刻的"友谊"。正是在这一过程中，晋松教授萌生了进一步提升自己的想法，于2004年顺利考取了成都中医药大学针灸推拿名师胡幼平教授的硕士研究生，在胡老的引领下，晋松教授将自己对运动医学的见解和思考更深入地与针灸推拿这一传统中医药经典相结合。2009年，他继续攻读了成都中医药大学梁繁荣老先生的博士研究生，在梁老的指引下，晋松教授领略了中国传统医学的魅力，也充分认识了中国传统医学文化的博大精深，更加强了他将中国传统医学运用到运动医学中去，将运动医学引入中国传统医学中来的想法。研究生就读期间，晋松教授并未一门心思只待在学校，他对四川省柔道队、网球队、足球队等均进行了医务监督与义务指导。同时，晋松教授也如同千里马遇伯乐一般等来了他的另一位成长引路人——运动医学导师李国平教授。在李教授的引领下，他积极探索运动医学与传统医学的结合点，进行运动医学实践，也明白了"运动医学发展惠及百姓"。

2012年，在国家大力发展中医、挖掘中医传承和流派的大环境下，国家中医药管理局启动了全国中医学术流派传承建设项目的申报工作。受好友钟磊老师的引荐，晋松教授拜入医学大家钟枢才教授门下，成为"李仲愚杵针疗法"非物质文化遗产的第十六代传人。时年李仲愚老先生与李淑仁教授相继离世，杵针疗法的影响力和传播力有所下滑，在钟枢才教授的指引下，晋松教授和钟磊老师与杵针团队共同努力、并肩作战，致力于将杵针疗法发扬光大，他们建立的四川李氏杵针流派传承工作室成为国家首批中医学术流派传承工作室之一。

2015年，晋松教授担任成都中医药大学附属医院康复科主任。其后，他在成都中医药大学附属医院开创了医疗与运动相结合的现代康复之路，大力推进"体医融合"与"体卫融合"在中医康复方面的发展应用。晋松教授回想起当年提出的问题：系统化的中国传统疗法与运动医学的结合点是什么？对此，作为"李仲愚杵针疗法"非物质文化遗产第十六代传人，晋松教授在各类功能受损疾病康复治疗经验的基础上，初步总结出了一套中西医结合的综合康复治疗方案，即"三联促通疗法"。将李仲愚杵针疗法、杜氏推拿、系统运动疗法强强联合，大力推广杵针疗法在神经系统疾病、运动损伤疾病、肌骨关节疾病等方面的运用，并且积极促进产品技术革新，研发了"磁热扶阳杵针""艾灸扶阳杵针""石墨烯扶阳杵针"等实用新型专利杵针产品，举办多期国内外杵针培训班，培养杵针与运动康复传承人，对李氏杵针传承脉络进行梳理总结，传承李氏杵针流派学术思想。

工作中，晋松教授积极进行学术交流与合作，每年受邀参加各大国际及国内会议进行学术交流，如 2019 亚太膝关节－关节镜－运动医学学会（APKASS）峰会 & 第 16 届国际骨科运动医学与关节镜外科论坛（IFOSMA）峰会、第 17 届 IFOSMA 峰会等，晋松教授均受邀针对体医融合、中西医结合康复、运动处方等前沿热门方向进行演讲，同时向学界同仁们学习与推广运动康复前沿理论，其在 2019 年的第 6 届亚足联医学大会上采用全英文对李氏杵针疗法进行演讲，获得了国内外运动医学从业人士的广泛好评。在科研学术方面，晋松教授在国际与国内期刊发表了数十篇论文，其中以通讯作者、共同第一作者发表 SCI 论文 7 篇，核心期刊文章 20 余篇；以主编、副主编参与撰写杵针专著、运动医学专著 10 部，参与了多项国家级、省部级课题。晋松教授在社会各界都对杵针疗法与运动医学进行了广泛的宣传，也得到了一致的肯定。

2021 年 5 月 24 日，"李仲愚杵针疗法"获国务院批准，成为第五批国家非物质文化遗产代表性项目，晋松教授也成为非物质文化遗产传承人之一。时至此刻，晋松教授早已将杵针疗法深入融合到了他的运动医学生涯中，相信未来在晋松教授的带领下，杵针团队会团结一心，努力奋进，让杵针疗法迎来它的又一次高峰。

第二节　病案集锦

一、内科杂症

（一）脑震荡后遗症

高某，男，40 岁，初诊日期：2021 年 10 月 6 日。

【主诉】反复晕厥 1 年。

【病史】患者 1 年前车祸致颅脑损伤。出院后患者无明显诱因下反复突发黑朦，伴有一过性晕厥，醒后偶尔有乏力不适，无肢体活动障碍或言语障碍等不适，为寻求治疗，今来我院就诊。

【查体及实验室检查】神志清楚，面色润泽，形体中等，行动自如，脑部CT显示颅脑陈旧伤。舌淡，苔薄白，脉沉细微。

【西医诊断】脑震荡后遗症。

【中医诊断】损伤昏厥。

【疾病认识】脑震荡后遗症一般指颅脑外伤后立即出现短暂的意识丧失，历时数分钟至十多分钟，一般不超过半个小时；但偶尔有患者表现为瞬间意识混乱或恍惚，并无昏迷；亦有个别患者出现为期较长的昏迷甚至死亡，这可能由暴力经大脑深部结构传导致脑干及延髓等生命中枢所致。患者遭受外力伤害时不仅有大脑和上脑干功能的暂时中断，同时也有下脑干、延髓及颈髓的抑制，使神经中枢及自主神经调节发生紊乱，引起心率减慢、血压下降、面色苍白、出冷汗、呼吸暂停继而浅弱及四肢无力等一系列反应。

【病因病机】卒受暴力则气闭壅塞、九窍不通、神明失司，血随气行，气闭则血凝为瘀。瘀阻于上，则清气不能上升，浊阴不能下降，升降失司，神明被扰，则神志不清。病机为脑海震伤，元神失养，经络瘀阻，脑部阴阳失调。清空被扰初期，出现眩晕、失眠、多梦、耳鸣、盗汗、咽干、舌红、苔黄、脉弦数。晚期因病久，或调摄不当，或素体虚弱可致血虚，引起头晕、视物模糊、神疲、消瘦、恶心、呕吐、唇甲苍白、舌淡、脉沉细。

【治疗原则】以活血祛瘀为主，辅以和胃止呕、理气止痛。

【杵针取穴】穴取太阳、外关配风池、四渎，印堂、合谷配上星、列缺、哑门、后溪配昆仑、曲池，涌泉、哑门配足三里、合谷，呃逆不止，加中脘，失眠严重，加神门、三阴交。

【补泻手法】平补平泻法。

【手法选择】平补平泻法。

【操作流程】①金刚杵圆头一端分别在印堂、百会（泥丸）、脑户、风府、风池上行运转手法20次。②金刚杵圆头一端在百会（泥丸）八阵、风府八阵上行运转手法，依次内八阵、中八阵、外八阵，循环5次。③金刚杵针尖部分别在印堂、百会（泥丸）、脑户、风府、风池行点叩手法，共20次；行开阖手法，共2次。④采用七曜混元杵针尖部在头部河车路印脑段，由印堂到脑户行分理手法，共7条，循环5次。⑤七曜混元杵圆头一端分别在印堂、百会（泥丸）、脑户、风府、风池行运转手法。⑥七曜混元杵圆头一端在百会（泥丸）八阵、风府八阵上行运转手法，依次内八阵、中八阵、外八阵，循环5次。⑦

五星三台杵梅花形五脚一头分别在印堂、百会（泥丸）、脑户、风府、风池行点叩手法，共20次；行开阖手法，共2次。⑧五星三台杵梅花形五脚一头在百会（泥丸）八阵、风府八阵上行点叩手法，依次内八阵、中八阵、外八阵，循环5次。⑨五星三台杵三脚并排的一端在头部河车路脑段，由印堂到脑户行分理手法，共7条，循环5次。⑩奎星笔针尖部分别在百会（泥丸）、脑户、风府、风池行点叩手法，共20次；行开阖手法，共2次。⑪十一星笔针尖部在印堂、太阳行点叩手法，共20次；行开阖手法，共2次。⑫奎星笔另一头刮痧刀蘸取少许介质，由印堂至太阳轻刮拨。

【时间及疗程】每次30分钟，20次1个疗程，共3个疗程。

【穴位加减】主穴加配穴。

【疗效及随访】连续治疗3个疗程后，患者晕厥次数明显减少。应继续治疗，巩固治疗效果。

【按语】脑震荡，中医学称"脑震伤"或"脑气震动"等，是由直接或间接暴力冲击头部而致，后遗症以晕厥为主。脑为髓之海，髓会为悬钟，针补悬钟，可填髓益脑，使脑有所养，再配以其他穴位，益气活血，化痰祛浊，以便清阳升、浊阴降。头为"诸阳之会"，百会（泥丸）乃手足三阳与督脉之会，灸之可提升全身阳气，治百病，有画龙点睛之用。针灸疗法主穴：百会（泥丸）、太阳、风池、合谷、悬钟、血海。针法：太阳、血海用提插捻转泻法，悬钟用补法，余穴平补平泻。配穴：气血亏虚者，配气海、足三里，用补法；肝阳上亢者，配太冲、曲池，用泻法；痰浊阻滞者，配丰隆，用泻法，足三里，用平补平泻法；气滞血瘀者，配膻中、膈俞，用泻法，留针20分钟，中间行针1次。

（二）上呼吸道感染

李某，男，50岁，初诊日期：2021年10月1日。

【主诉】咳嗽、流涕、发热7天。

【病史】7天前出现咳嗽，间断口服药物治疗，具体药物不详，未愈。今淋雨后咳嗽加重，口服头孢克肟、止咳糖浆等药物，当天下午高热，遂来我科就诊。发病以来精神差，饮食不佳，大小便正常。

【查体及实验室检查】无皮疹、皮下出血点，咽充血，扁桃体Ⅰ度肿大，颈软，双肺呼吸音粗，右肺可闻及少量散在哮鸣音，未闻及湿啰音。舌苔厚腻，脉滑。

【西医诊断】上呼吸道感染。

【中医诊断】感冒。

【疾病认识】上呼吸道感染简称上感，是鼻腔、咽或喉部急性炎症的总称。广义的上感不是一个疾病诊断，而是一组疾病，包括普通感冒、病毒性咽炎、喉炎、疱疹性咽峡炎、咽结膜热、细菌性咽-扁桃体炎。狭义的上感又称普通感冒，是最常见的急性呼吸道感染性疾病，多呈自限性，但发生频率较高。成人每年发生 2~4 次，儿童发生频率更高，每年 6~8 次。全年皆可发病，冬春季较多。

【病因病机】感冒是感受风邪或时行疫病，引起肺卫功能失调，以鼻塞、流涕、喷嚏、头痛、恶寒、发热、全身不适、脉浮等为主要临床表现的一种外感病证。病因主要为气候突变，六淫肆虐，冷热失调，卫外之气未能及时固护人体，以致虚邪贼风伤人。外邪侵袭人体，是否引起发病，主要取决于正气的强弱，同时与感邪轻重密切相关。若内外相因，则发病迅速。

【治疗原则】解表达邪、宣通肺气、照顾兼证。

【杵针取穴】身柱八阵、至阳八阵、太渊、太白和丰隆。

【补泻手法】平补平泻法。

【手法选择】平补平泻法。

【操作流程】取身柱八阵，用泻法依次施用点叩手法 4~7 分钟、运转手法 6 分钟、开阖手法一个循环；再取至阳八阵，用补法依次施用运转手法 4~7 分钟、开阖手法一个循环；最后太渊、太白和丰隆以补法点叩 3 分钟。

【时间及疗程】每天 1 次。

【穴位加减】主穴加配穴。

【疗效及随访】首次治疗后症状明显改善，原方继续治疗 5 次，病症基本消失而痊愈。

【按语】杵针治疗感冒，以颈背部的风府八阵、大椎八阵和身柱八阵为主，从督脉入手调整全身阳气，再配合全身辨证取穴施术，加强整体调节作用。风府八阵：以风府为中宫（项后正中，枕骨粗隆下两筋之间凹陷，入发际 1 寸处），从风府到后发际边缘的长度为半径，画 1 个圆圈，在圆圈上取八个点，形成八阵，即为外八阵；再把圆心到外八阵的距离分为三等份，分别画 2 个圆圈，即为中八阵和内八阵。内、中、外八阵上的穴位就形成了风府八阵。《素问·骨空论》："风从外入，令人振寒，汗出，头痛，身重恶寒，治在风府，调其阴阳，不足则补，有余则泻。大风，颈项强，刺风府，风府在上椎。"故风府八阵的主要作用为疏风解表、通关开窍。太阳主表，大杼为清解暑热要穴，外可助消暑，内可助化湿。

（三）三叉神经痛

张某，女，48岁，初诊日期：2021年11月1日。

【主诉】右面部发作性疼痛6年，加重4天。

【病史】6年前，患者不明原因出现右面部剧烈性疼痛，呈刀割样，每次发作持续15～30秒，每天发作数次，说话、刷牙、进食等均可引起疼痛发作，间歇期无任何症状，不伴有头昏、头痛。在院外诊断为"三叉神经痛"，给予卡马西平0.1g，每天3次，疼痛明显缓解。4天前，患者疼痛加重，每天发作数十次，每次持续1分钟。为寻求治疗，今来我院就诊。

【查体及实验室检查】面部及牙齿未见明显异常，可查及扳机点，舌淡，苔薄白，脉沉细微。

【西医诊断】三叉神经痛。

【中医诊断】痛证。

【疾病认识】三叉神经痛是最常见的颅神经疾病，以一侧面部三叉神经分布区内反复发作的阵发性剧烈痛为主要表现，国内统计的发病率为52.2/10万，女性略多于男性，发病率随年龄增加而增长。三叉神经痛多发生于中老年人，右侧多于左侧。该病的特点如下：为头面部三叉神经分布区域内，骤发、骤停、闪电样、刀割样、烧灼样、顽固性、难以忍受的剧烈性疼痛。说话、洗脸、刷牙或微风拂面，甚至走路时都会导致阵发性剧烈疼痛。疼痛历时数秒或数分钟，呈周期性发作，发作间歇期同正常人。

【病因病机】中医学认为三叉神经痛是三阳经筋受邪所致。古云："巅顶之上，唯风可到。"本病疼痛发作的特点，与风邪善行而数变的特性相似。明《景岳全书》曰："凡诊头痛者，当先审久暂，次辨表里。盖暂病者，必因邪气；久病者，必廉元气。以暂病言之，有表邪者，此风寒外邪于经也，治宜弥散，最忌升散，此治邪之法也。"

【治疗原则】通经活络，以清热、涤痰、活血为主。

【杵针取穴】内关（双）、神门、三阴交、大陵、合谷、太冲及内庭。

【补泻手法】平补平泻法。

【手法选择】平补平泻法。

【操作流程】①金刚杵圆头一端分别在印堂、百会（泥丸）、脑户、风府、风池上行运转手法20次。②金刚杵圆头一端在百会（泥丸）八阵、风府八阵上行运转手法，依次内八阵、中八阵、外八阵，循环5次。③金刚杵针尖部分别在印堂、百会（泥丸）、脑户、风府、风池行点叩手法，共20次；行开阖手法，共 2 次。④采用七曜混元杵针尖部在头部河车路印脑段，由印堂到脑户行分理手法，共 7 条，循环 5 次。⑤七曜混元杵圆头一端分别在印堂、百会（泥丸）、脑户、风府、风池行运转手法。⑥七曜混元杵圆头一端在百会（泥丸）八阵、风府八阵上行运转手法，依次内八阵、中八阵、外八阵，循环 5 次。⑦五星三台杵梅花形五脚一头分别在印堂、百会（泥丸）、脑户、风府、风池行点叩手法，共 20 次；行开阖手法，共 2 次。⑧五星三台杵梅花形五脚一头在百会（泥丸）八阵、风府八阵上行点叩手法，依次内八阵、中八阵、外八阵，循环 5 次。⑨五星三台杵三脚并排的一端在头部河车路印脑段，由印堂到脑户行分理手法，共 7 条，循环 5 次。⑩奎星笔针尖部分别在百会（泥丸）、脑户、风府、风池行点叩手法，共 20 次；行开阖手法，共 2 次。⑪十一星笔针尖部在印堂、太阳行点叩手法，共 20 次；行开阖手法，共 2 次。⑫奎星笔另一头刮痧刀蘸取少许介质，由印堂至太阳轻刮拨。

【时间及疗程】每次 30 分钟，20 次 1 个疗程，共 3 个疗程。

【穴位加减】主穴加配穴。

【疗效及随访】3 个疗程后症状明显改善，继续巩固治疗。

【按语】三叉神经痛以单侧面部的阵发性、电击样、短促而剧烈的疼痛为特征，临床可分为原发性三叉神经痛与症状性三叉神经痛两类，其中原发性三叉神经痛多在 40 岁以上人群中发生，女性较为多见。中医认为病因虽然多种，但以风、热、痰、虚四者为害最多。新病，由外邪引起者，以疏风为主；久病，由痰火瘀血所致者，以清热、涤痰、活血为主。疼痛既然是闭阻不通所致，因而在治疗上应以通经活络为主，并以此为原则：如因风邪引起者，宜疏风通络；因寒邪引起者，宜散寒温经；因热邪引起者，宜清热通络；因湿邪引起者，宜除湿通络；因气滞引起者，宜理气活血；因血瘀引起者，宜活血化瘀等。

（四）郁证（抑郁症）

张某，女，45 岁，初诊日期：2017 年 10 月 6 日。

【主诉】入睡困难 2 年余。

【病史】患者 2 年前因家庭事务引起情绪波动，出现入睡困难，夜间躺下后，辗转反侧，难以入睡，需要 2~3 小时方可入眠，甚则彻夜难眠，或入睡后眠浅易醒，醒后难再入眠，平素性格敏感，情绪低落，郁郁寡欢，多疑。西医诊断为抑郁症，予药物治疗后症状改善不明显。

【查体及实验室检查】神志清楚，睡眠障碍，抑郁悲观，对事物提不起兴趣，健忘，表情淡漠，饮食及二便正常，舌淡苔薄白，脉沉细。

【西医诊断】抑郁症。

【中医诊断】郁证。肝脾不调，神失所养。

【疾病认识】抑郁症是现在常见的一种心理疾病，以连续且长期的心情不好为主要的临床特征，是现代人心理疾病最主要的类型。患者情绪长时间地低落消沉，从一开始的闷闷不乐到最后的悲痛欲绝，自卑、痛苦，悲观、厌世，感觉活着每一天都是在绝望地折磨自己，消极，逃避，最后甚至有自杀倾向和行为。抑郁症患者有躯体化症状，可表现为胸闷、气短，呼吸急促、困难。抑郁症每次发作，度日如年，持续至少2周以上甚至数年，大多数病例有复发的倾向。

【病因病机】郁证患者多有因郁怒、思虑、悲哀、忧愁等情志不遂，导致肝失疏泄、脾失运化、心神失常、脏腑阴阳气血失调。初起多见实证，可因气滞而夹痰、夹食、夹热；久病由气转血，由实转虚，可见到久郁伤心神、心脾气血两虚、阴虚火旺等。

【治疗原则】通督启神，疏肝理脾。

【针灸取穴】主穴：百会（泥丸）、印堂、水沟、神庭、本神（双侧）、膻中、四关（双侧合谷、太冲）。

配穴：心俞（双）、肝俞（双）、胆俞（双）、脾俞（双）、胃俞（双）、足三里（双）、三阴交（双）、内关（双）、神门（双）、劳宫（双）。

【补泻手法】平补平泻法。

【手法选择】平补平泻法。

【操作流程】先在背俞开穴，针体与头皮成45°角斜刺进针，得气后留针10分钟，百会（泥丸）、印堂、水沟操作同前。针刺神庭、本神时，针体与皮肤成45°角，对准穴位将针快速刺入帽状腱膜下后，调整针尖角度，使针体与头皮成15°角，向脑后方向平刺10～15mm，行小幅度捻转手法得气，患者有酸胀感。针刺膻中时，针体与皮肤成15°角平刺进针，采用捻转泻法；劳宫、神门直刺；四关、内关、足三里、三阴交等穴直刺并施以提插补法，使患者有酸、麻、重、胀感。诸穴得气后留针20分钟。

【时间及疗程】每周治疗5次，连续治疗1个月。

【穴位加减】主穴加配穴。

【疗效及随访】第二次治疗结束后，患者睡眠改善，心情放松。治疗1个月后，患者症状缓解，可以正常工作和生活。随访半年，未复发。

【按语】抑郁症属于中医学"郁证"范畴，主要病机为脏气受损、髓海亏虚、神机紊乱，累损五脏之元神。其病位在脑，涉及肝、心、脾、肾等，主要的病机为气机失调，导致气机郁滞、痰瘀内阻，扰及脑神，或病久气血精微不能上荣于脑，脑失调控，而出现心境低落等情志症状及能力下降表现；七情失制，使五脏气机失调，痰瘀阻滞经络，则出现各种躯体症状。治疗时应根据主症辨证论治，针灸治疗本病的根本原则是调神理气，取督脉经穴以健脑调神，取肝经穴以疏肝解郁调情志。抑郁症的发病率与日俱增，其病机未知尚多。中医药治疗抑郁症虽有一定疗效，但仍多存不尽如人意之处，如对中重度抑郁症疗效较差，故尚需不断探索。

（五）中风（脑梗死恢复期）

张某，男，75岁，初诊日期：2015年12月6日。

【主诉】右侧肢体活动不利2个月。

【病史】现病史：患者于2个月前无明显诱因感右侧肢体活动不利，伴头晕，无视物旋转，无恶心、呕吐，送当地医院，当时测血压200/100mmHg，查头颅CT示脑干、右侧丘脑、双侧基底节及左侧小脑梗死灶及软化灶。住院经活血溶栓、降压等治疗，病情好转后出院。现仍有右侧肢体活动不利，为求进一步康复，故来本院就诊。

既往史：高血压病史10余年。无吸烟史。否认肝炎、结核等传染病史，否认手术、外伤、输血史，否认药物过敏及其他过敏史。预防接种史不详。

【查体及实验室检查】体温36.5℃；脉搏85次/分；呼吸频率21次/分；血压140/80mmHg（1mmHg=0.133kPa）。神志清醒，舌淡，苔白腻，脉弦。伸舌基本居中，右侧鼻唇沟变浅，嘴角无偏斜，悬雍垂基本居中，偏瘫步态，言语无明显障碍，左侧肌力Ⅴ级，右侧上肢肌力Ⅱ级，右侧下肢肌力Ⅳ级，右侧上肢屈肌张力增高，右侧下肢伸肌张力增高，右膝腱反射亢进，双侧肢体浅感觉存在，右侧Babinski征阳性。

【西医诊断】脑梗死恢复期。

【中医诊断】中风。

【疾病认识】脑卒中后遗症是指急性脑血管病发病后，遗留的以半身不遂、口歪斜、言语不利为主要表现的一种病症。中风是脑卒中的中医学疾病名称，出血性脑卒中早期死亡率很高，约有半数患者于发病数日内死亡，幸存者中多数留有不同程度的运动障碍、认知障碍、言语吞咽障碍等后遗症。缺血性脑卒中患者临床上以偏瘫为主要后遗症。

【病因病机】年老体衰，元气既虚，气虚不能鼓动血脉运行，血行乏力，脉络不畅而形成气虚血瘀之证。瘀阻脑脉，则见半身不遂，肢体瘫软；血行不畅，经脉失养，故见肢体麻木；瘀血内停，气虚血不上荣故面色㿠白；心脉失养，故心自悸动；气虚不摄，则自汗，短气乏力。舌淡，苔白腻，脉弦为气虚血瘀之象。

【治疗原则】益气活血，扶正祛邪。

【杵针取穴】主穴：分2组。甲组：内关、水沟、极泉、委中、三阴交、尺泽；乙组：肩髃、曲池、外关、合谷、环跳、阳陵泉、足三里、太冲、悬钟。

配穴：分2组。甲组：吞咽困难加风池、翳风；手指屈曲不能加合谷；失语加金津、玉液；乙组：肢瘫加肩贞、后溪、风市、秩边、昆仑、丰隆；面瘫加颊车、地仓；失语加哑门、廉泉。

【补泻手法】平补平泻法。

【手法选择】普通针刺。

【操作流程】每次取一组，主、配穴对应选用。第一组穴，内关，直刺1~1.5寸，用提插捻转手法（泻法）1分钟；继刺人中，向鼻中隔下斜刺5分，用雀啄法（泻法），至流泪或眼球湿润为度。三阴交，与皮肤成45°角进针1~1.5寸，采用提插补法，以患者下肢抽动为度。极泉，宜直刺进针1~1.5寸，提插泻法，至肢体连续抽动3次为度。尺泽、委中针法与极泉同。风池、翳风，以快速捻转手法运针半分钟。合谷用提插泻法。金津、玉液以三棱针点刺。第二组穴，针刺得气后，持续捻转提插2分钟，留针15~20分钟。每5分钟运针1次。亦可接通电针仪，以断续波，强度以患者肢体抽动并感舒适为度。

【时间及疗程】每天1次，10~15次为1个疗程。

【穴位加减】每次取一组，主、配穴对应选用。

【疗效及随访】治疗后，肢体功能基本恢复，肌张力降低，语言表达基本正常，肌力基本恢复正常，可以正常工作和生活。

【按语】中风初起，病情危重者，应尽快在原地抢救，避免搬运颠簸，以防病情恶化。凡老年形盛气虚，或肝阳亢进，自觉手指麻，偶有语涩者，可能是中风的预兆，应保持情志平静，饮食清淡，起居有常，积极治疗。可针灸风市、足三里等穴。中脏腑经抢救后，往往出现后遗症，可参照中经络治疗，并指导患者进行瘫痪肢体的功能锻炼；也可配合推拿、理疗治疗。

针刺治疗中风另有许多独特经验，如初起半身不遂可取患侧井穴，刺出血可接续经气；上肢还可轮流取肩髃、阳池、后溪等穴；下肢轮流取风市、阴市、悬钟等穴。病程日久，上肢可配大椎、肩外俞，下肢可配腰阳关、白环俞等。如病侧筋屈曲拘挛者，肘部加刺曲泽，腕部加刺大陵，膝部加刺曲泉，踝部加刺太溪，阳病取阴。言语不利加刺哑门、廉泉、通单。肌肤不仁，可用皮肤针叩刺患部。口角歪斜可按部位选刺牵正、水沟、四白、下关等穴。

（六）痿证（脊髓炎后遗症）

张某，男，8岁，初诊日期：2019年1月6日。

【主诉】下肢无力、感觉减退3个月。

【病史】患儿于3个月前淋雨后出现发热和全身不适，自行口服"感康"，症状略有缓解，后出现双腿无力麻木，症状逐渐加重，起床时发现不能行走，到当地医院治疗，诊断为急性脊髓炎。经激素治疗病情好转，逐渐减量，病情好转后出院。现仍有双下肢活动不利，感觉异常，为求进一步康复，故来本院就诊。

【查体及实验室检查】神志清楚，面色润泽，形体中等。体格检查：体温39℃，脉搏110次/分，呼吸频率24次/分，血压120/83mmHg。颅神经阴性，双上肢肌力正常，双下肢肌力减退，左侧Ⅰ级，右侧Ⅱ级，腱反射迟钝，针刺觉存在，病理征阴性，左侧T_{10}以下、右侧T_{12}以下针刺觉减退。

【西医诊断】脊髓炎后遗症。

【中医诊断】痿证。

【疾病认识】脊髓炎是感染或病毒侵及脊髓所致的疾病。因在脊髓的病变常为横贯性，故又称横贯性脊髓炎。病毒感染所致的急性脊髓炎多发生在青壮年，无性别差异，散在发病，起病较急。多有轻度前驱症状，如低热、全身不适或上呼吸道感染的症状。受凉、过劳、外伤等常为发病诱因。脊髓炎症状急骤发生，多为双下肢的麻木和麻刺感、脊髓病变相应部位的疼痛、病变节段围绕躯体的束带状感觉，在2～3天内进展至高峰，病变水平以下肢体瘫痪、感觉缺失和括约肌障碍。若起病急且病变广泛而严重，则瘫痪侧肌张力低，腱反射消失。一般休克期为2～4周，如发生泌尿系统感染或压疮则可延长至数月，影响预后。如无重要合并症，3～4周后进入恢复期。通常自发病后3～6个月可基本恢复，少数病例有程度不等的后遗症。

【病因病机】中医学认为本病的发生与湿邪、热毒关系密切。或因外感湿热之邪，或因久居潮湿之地，或因涉水、淋雨而感受湿邪，稽留不去，日久化热，发为本病。因此，感受湿热之邪或湿邪是本病的主要病因。而筋脉失养则是本病的主要病机。湿热痹阻经脉，可致筋脉失养，或邪热稽留，日久伤阴；

肝肾亏虚，亦能致筋脉失养，发而成痿。湿热下注，阻滞膀胱，气化不利，则见癃闭不溲；湿热稽留大肠，传导失司，便秘不下；湿热壅肺，邪热伤肺，而致肺热叶焦，还可以出现呼吸困难。

【杵针取穴】选取肾俞、肝俞、脾俞、曲池、合谷、手三里、髀关、伏兔、足三里、阳陵泉、悬钟、血海等穴，每次 6～10 穴，每次留针 20～30 分钟。

【补泻手法】平补平泻法。

【手法选择】补虚泻实。

【操作流程】选取穴位，均深刺，用大幅度提插结合捻转手法，予以强刺激，反复运针 1 分钟后留针 15 分钟，每周治疗 2 次，20 次为 1 个疗程。

【时间及疗程】每周治疗 2 次，20 次为 1 个疗程。

【穴位加减】下肢瘫痪可加髀关、梁丘、阴陵泉、阳陵泉、足三里、昆仑、太冲；$L_2～L_5$ 夹脊、上髎、次髎、环跳。

【疗效及随访】治疗后，肢体功能基本恢复，肌力基本恢复正常，可以正常学习和生活。

【按语】经过积极治疗，多数急性脊髓炎患者预后良好。但部分类型的急性脊髓炎患者预后较差，如弥漫性和上升性脊髓炎预后较差；合并压疮、泌尿系统或肺部感染者预后较差，是脊髓炎致死的主要原因。另外，病前有发热等先兆症状者预后良好；接受激素治疗者，预后也较不用激素者好。同时，加强体育锻炼，增强体质，预防上感，对于预防本病具有重要的意义。

（七）呃逆（膈肌痉挛）

张某，男，45 岁，初诊日期：2015 年 12 月 6 日。

【主诉】喉中呃声持续 1 周。

【病史】患者 1 周来喉中呃声持续不已，影响进食，食入即吐，睡眠时可止，醒后持续。服用甲氧氯普胺和肌内注射盐酸甲氧氯普胺注射液，始终未能见效，因而为病所苦，心胸烦闷，现焦虑不安，求助针灸治疗。

【查体及实验室检查】神志清楚，面色润泽，形体中等，行动自如，胸部 X 线透视及腹部超声检查未见异常。舌淡，苔薄白，脉弦细。

【西医诊断】膈肌痉挛。

【中医诊断】呃逆。

【疾病认识】呃逆在生活中极为常见，是消化内科常见症状之一，是指一种不自主的膈肌间歇性收缩运动，并伴有吸气期声门突然关闭而发出的一种特别的短促声响。膈肌连续收缩使胸腔内压力减低，可产生胸腔内的不适感。健康人受精神刺激或快速吞咽干燥食物同时较少饮水时可发生呃逆，但能自行消失。

【病因病机】呃逆之病位在膈，病变的关键脏腑在胃，还与肝、脾、肺、肾诸脏腑有关。基本病机是胃失和降，膈间气机不利，胃气上逆动膈。病性有虚实之分，实证多为寒凝、火郁、气滞、痰阻，胃失和降；虚证每由脾肾阳虚，或胃阴耗损等正虚气逆所致。

【治疗原则】疏肝理气，和胃降逆。

【杵针取穴】至阳八阵、脊中八阵、中脘八阵；河车路阳命段。足三里、合谷、膻中、胃俞、膈俞。

【补泻手法】平补平泻法。

【手法选择】平补平泻法。

【操作流程】在命门八阵、河车路阳命段处选用七曜混元杵、五星三台杵作为工具，以右手拇指和其余四指相对握住杵身，如握拳样。将杵针尖接触施术腧穴的皮肤，但不刺破皮肤。先寻按行杵，即以左手拇、示二指寻按腧穴部位，右手循左手寻按部位行杵，在命门八阵上用七曜混元杵逆太极运行方向行运转手法7次；再指压行杵，即以左手拇指前端寻压腧穴旁，右手持杵针紧靠左手拇指行杵，最后再次寻按行杵，将七曜混元杵的杵尖在河车路阳命段上循7条线由上向下行升降手法，每条线各4次。

【时间及疗程】每次治疗20分钟，每天1次，5天为1个疗程，疗程间休息2天，共治疗2个疗程。

【穴位加减】主穴加配穴。

【疗效及随访】仅治疗1次，呃逆即停止。复诊时，患者自诉呃声一直未作，为巩固疗效，依前法再针1次。

【按语】尽管许多呃逆都由胃肠道问题引起，但最近研究者们把注意力更多地放在中枢神经系统，其反射中心在第3~4节颈髓，受延髓中枢控制，膈神经是膈肌唯一的运动神经，并接受星状神经节发出的交感纤维，定位在大脑组织的损伤，特别是许多不同髓质区的病变都可能产生呃逆，故选用双侧胃区和胸腔区至阳八阵、脊中八阵配中脘八阵，河车路阳命段杵针补法，有补益脾胃、降逆止呃的作用。胃俞配中脘为俞募配穴法之意义；膈俞能缓解肌痉挛；足三里属于足阳明胃经之合穴，可温经培元，健脾和胃，疏风祛湿，中阳足，脾运健，气血运行通畅，胃气得以和降，呃逆自止；膻中是八会穴之气会，具有和胃降逆行气之功效，为治疗呃逆的要穴；翳风是手少阳三焦经之穴，为治疗呃逆的经验穴；内关是心包经之络穴，为八脉交会穴；合谷可镇静通经；背俞穴之胃俞、膈俞可理气活血，诸穴合用，可清胃、降逆、止呕。

二、外科杂症

（一）半月板损伤

李某，男，47岁，初诊日期：2016年2月20日。

【主诉】右膝疼痛伴活动受限2个月。

【病史】2个月前，患者不慎扭伤右膝，未做处理，出现右膝疼痛伴活动受限，步行后出现右膝疼痛加重、右下肢无力等症状，故来我院就诊。

【查体及实验室检查】双膝关节未见明显肿胀，右膝关节外侧副韧带压痛，外侧间隙压痛，浮髌试验阳性，右膝外侧半月板麦氏征阳性，左膝未见阳性体征，左右足背动脉搏动正常，左右足各趾屈伸正常。磁共振成像显示右膝关节半月板外侧前角损伤。舌质黯，苔白，脉弦涩。

【西医诊断】半月板损伤。

【中医诊断】筋伤。

【疾病认识】半月板损伤是最常见的运动创伤之一，多见于足球、篮球、体操等项目运动员，在武术演员中也较多见。运动时小腿固定、股骨内外旋或内外翻位，再突然伸直或下蹲时，半月板处于不协调的运动中，如果半月板受到强烈挤压则可能造成撕裂。

【病因病机】半月板损伤后，络脉随之受伤，气滞血瘀，致使经络不通，故早期可出现局部肿胀、疼痛、活动障碍。数周后虽肿胀消退，但因气血凝滞，血不荣筋，筋骨失养，故筋肉挛缩或萎缩，膝关节不稳，疲软乏力。膝关节在伸屈过程中，破裂的半月板前端或后端被嵌挤于股骨与胫骨关节面之间，故可出现关节交锁和弹响。

【治疗原则】养血活血，舒筋活络。

【杵针取穴】取阿是穴为八阵穴，取犊鼻、梁丘、膝阳关、曲泉、阳陵泉、阴陵泉等穴。

【补泻手法】平补平泻法。

【手法选择】平补平泻法。

【操作流程】取穴血海即以血海为中宫，旁开0.5寸、1寸为半径所形成的八阵穴，河车路梁足段（即从梁丘到外膝眼，外膝眼到足三里的2条连线）。在血海八阵穴用金刚杵的杵尖运转手法7次，约3分钟；在血海处用奎星笔的杵尖行点叩手法，点叩49次，约3分钟；在河车路梁足段用七曜混元杵和五星三台杵的杵尖沿梁丘到外膝眼、外膝眼到足三里的 2 条连线进行操作，这 2 条连线如同 2 条通路，需要从下到上和从上到下行升降手法，升降手法可以各行 9 次，约 6 分钟，在内膝眼、外膝眼处需要较大的刺激，这时候一般常用奎星笔与金刚杵，因为杵尖较为尖锐，刺激强度大，顺太极方向或者逆太极方向（即顺时针或者逆时针）行点扣手法，约 5 分钟，至皮肤潮热发红即可，其他单独穴位刺激均可采取此法。

【时间及疗程】每天 1 次，每次 30 分钟，5 天为 1 个疗程，一共治疗 3 个疗程。

【穴位加减】主穴加配穴。

【疗效及随访】治疗 2 个疗程之后患者症状明显减轻，无不良症状。

【按语】膝关节半月板为纤维软骨组织，承受膝关节的部分应力，具有一定的移动性，其最容易受伤的姿势是膝关节由屈曲位向伸直位运动，同时伴旋转，此时关节周围肌肉和韧带都比较松弛，关节不稳定，可发生内收外展和旋转活动，容易造成半月板损伤。除此之外，半月板自身改变也是其损伤的重要原因，如半月板囊肿、先天畸形，尤其是盘状半月板，稍受外力即可损伤。中医认为半月板损伤属于"筋伤"范畴。初期多由于跌扑损伤所致，局部气血瘀滞运行不畅，闭阻经脉关节，筋脉拘急，不通则痛，累积日久则致肝肾亏虚，肝主筋，肝肾亏虚则关节失去濡养，经脉弛废，屈伸不能。治疗本病的关键在于活血化瘀，通经活络，补益肝肾。

（二）踝关节扭伤

冯某，男，20 岁，初诊日期：2015 年 3 月 14 日。

【主诉】右踝疼痛伴活动不利 1 周。

【病史】患者 1 周前跑步时扭伤右踝，自行冰敷消肿，未做后续处理，现右踝外侧疼痛，外踝处皮下有瘀斑，活动、步行时右踝关节疼痛加重。

【查体及实验室检查】外踝处有局限性压痛点，右踝关节跖屈位加压，使足内翻或外翻时疼痛加重，抽屉试验阳性，内翻应力试验阳性。左踝无阳性体征。X 线排除踝关节骨折，磁共振成像显示右距腓前韧带损伤。舌红，边有瘀点，脉弦。

【西医诊断】踝关节扭伤、右距腓前韧带损伤。

【中医诊断】扭伤。

【疾病认识】踝关节侧副韧带损伤是较为常见的软组织损伤之一，约占所有运动损伤的 15%，若处理不当会导致踝关节不稳定或慢性疼痛。下楼踏空楼梯，篮球、排球、足球、现代舞、芭蕾舞等活动中跳起落地不稳，或脚被踩被绊等引起足内翻、内旋或过度的外翻、外旋，常导致踝关节外侧或内侧韧带损伤，以外侧韧带损伤多见，尤其以距腓前韧带损伤最常见。

【病因病机】慢性踝关节扭伤从其致病机理及临床表现来看，属于中医学"伤筋病变"的范畴。清代将"伤筋病变"分为筋强、筋柔、筋歪、筋正、筋断、筋走、筋粗、筋翻、筋寒、筋热十小类，慢性踝关节扭伤的临床表现则对应"筋歪、筋走、筋强、筋柔"。骨正筋自柔，筋伤则骨不正，因此，中医学认为，踝关节扭伤后周围组织结构平衡遭到破坏，从而出现经络闭阻，出现局部软组织肿胀、疼痛伴随活动受限等临床表现。踝关节扭伤的辨证也多为血瘀气滞证。

【治疗原则】活血祛瘀，消肿止痛。

【杵针取穴】阳陵泉、昆仑、丘墟、解溪、足三里、阿是穴。

【补泻手法】平补平泻法。

【手法选择】平补平泻法。

【操作流程】详见"半月板损伤"病例。

【时间及疗程】每天1次，每次30分钟，5天为1个疗程。

【穴位加减】主穴加配穴。

【疗效及随访】连续治疗2个疗程，患者疼痛、活动受限明显减轻。

【按语】《灵枢·经脉》曰"筋为刚"，言筋之刚韧的特性。《杂病源流犀烛·筋骨皮肉毛发病源流》中指出"筋也者，所以束节络骨，绊肉绷皮，为一身之关纽，利全身之运动者也"，这就说明了筋具有约束骨骼的功能，主司关节运动，一旦损伤筋，那么肢体活动就会受到一定影响。气血运行全身，周流不息，《血证论》中言"气为血之帅，血随之而运行，血为气之守，气得之而静谧"，这就说明了"气"与"血"关系密切。"有形之血"的运行需要"无形之气"的推动，但是"无形之气"同时还需要"有形之血"的濡养。《素问·阴阳应象大论》提到"气伤痛，行伤肿"，气本无形，损伤之后产生瘀血，瘀血凝聚，阻滞气机，不通则痛，故而出现损伤局部疼痛、肿胀。因此，踝关节扭伤的辨证也多为血瘀气滞证。取阳陵泉、昆仑、丘墟、解溪、足三里等穴可起到行气活血化瘀、舒筋通络止痛的作用。

（三）腕三角软骨盘损伤

林某，女，36岁，初诊日期：2021年10月3日。

【主诉】右腕关节疼痛3$^+$年，持续加重1$^+$天。

【病史】患者 3$^+$ 年前游泳时扭伤致右腕关节肿胀、活动受限，休息后自行缓解，未行特殊治疗。1$^+$ 天前患者再次游泳以右手掌拍击水面致右腕疼痛，疼痛持续 1$^+$ 天，右腕关节肿胀伴活动受限，自诉疼痛不可忍，为求进一步诊治，遂来我处就诊。

【查体及实验室检查】神志清楚，表情痛苦，形体偏瘦，右腕关节肿胀，活动受限，局部压痛明显，进行腕部尺侧研磨试验、腕三角软骨挤压试验均为阳性。磁共振成像示右腕关节积液、三角软骨盘损伤。

【西医诊断】腕三角软骨盘损伤。

【中医诊断】痹证。

【疾病认识】腕关节在上肢各种运动中承担着较大的负荷，在体育运动中很容易受到损伤，而腕关节中较为薄弱的三角软骨盘出现损伤的情况较常见。腕三角软骨盘损伤常见于体操、球类运动员及需要手腕活动较多的工作人员，游泳运动员出现腕关节损伤的临床报道罕见。传统治疗多采取局部手法、针刺、理疗、冰敷等。

【病因病机】中医学认为本病属"痹证""伤筋"的范畴。《素问·调经论》曰"病在筋，调之筋"，筋之病，以知为数，以痛为腧，局部处理阿是穴、筋膜结点可以起到舒经通络止痹痛、行气活血濡养筋骨的作用。营卫之气行走于脉管、肌肤、表层，而营卫之气与人体的水谷精微运输关系密切，具有调五脏、入六腑、温分肉、充皮肤、司开合等作用。对皮下进行刺激，可以调节人体的营卫之气，抵御外邪侵袭，并激发机体的自我修复能力。此外，筋膜介于分肉之间，且筋膜层神经纤维等痛觉感受器分布较少，不易产生疼痛等不适感。

【治疗原则】化瘀通络，行气活血。

【补泻手法】平补平泻。

【手法选择】平补平泻。

【操作流程】在肩髃八阵、大椎八阵、至阳八阵行开阖手法，由外向内，每个八阵 14 次；用七曜混元杵的杵尖在河车路脑椎段行升降、分理手法各 14 次；以五星三台杵的杵尖在肩髃八阵、大椎八阵及河车路脑椎段行点叩手法各 49 次；用金刚杵的杵柄在肩髃八阵、河车路脑椎段行运转手法各 49 次；用金刚杵的杵尖在肩贞、肩髎、外关、曲池、合谷等穴行开阖手法。

【时间及疗程】每 5 天 1 次，3 次为 1 个疗程。

【穴位加减】主穴加配穴。

【疗效及随访】治疗 1 个疗程后，患者自诉腕关节活动程度较前明显增加，疼痛减轻，压痛消失，腕三角软骨挤压试验阴性，为巩固疗效，按前法再治疗1个疗程。

【按语】腕三角软骨盘损伤是一种常见病和多发病，易误诊和漏诊，不仅影响患者的日常生活和工作，且长时间无法痊愈。临床上主要表现为腕尺侧部位的疼痛，尤其腕关节旋前或是旋后活动时疼痛会明显加重。

（四）肱骨外上髁炎

高某，男，30岁，初诊日期：2020年2月3日。

【主诉】右侧肘部疼痛伴活动不利1$^+$年。

【病史】1$^+$年前，患者于羽毛球运动后出现右侧肘部剧痛伴活动受限，停止运动后疼痛减轻，近一年右侧肘部持续钝痛伴活动受限，握拳时疼痛加重不可忍，现为求进一步诊治，遂入我院。

【查体及实验室检查】神志清楚，面色润泽，形体偏胖，行动自如，右侧肘部外侧疼痛，握拳时疼痛加重，腕部活动受限。右侧肘关节磁共振成像示右侧肩袖损伤。

【西医诊断】肱骨外上髁炎。

【中医诊断】痹证。

【疾病认识】肱骨外上髁炎又称网球肘，是一种累及肘关节肱骨外上髁及局部肌肉、筋膜等软组织的无菌性炎症。该病最常见于网球、乒乓球、羽毛球运动员，以及家庭妇女、水泥工等体力劳动者。右手发病率高于左手，以35～50岁的人群多发，起病缓慢，是一种常见病、多发病，且易复发。本病临床表现为肱骨外上髁及肘关节周围的酸胀痛、压痛等，进行腕背伸、用力抓握、旋转、提重物等动作时可导致疼痛加重，在前臂外侧伸肌上可触及筋膜结点、压痛点，若不及时治疗可导致顽固性疼痛，严重影响上肢抓握、背伸、旋转等功能，甚至导致局部肌肉萎缩等，影响患者的生活质量，降低幸福生活指数。目前，本病治疗方法较多，现代医学以药物治疗、物理治疗、封闭治疗等非手术治疗为主，虽可取得一定的效果，但具有不良反应大、较易复发等缺点，中医治疗以针灸、推拿、中药等为主。

【病因病机】肱骨外上髁炎是前臂伸肌总肌腱起点受到反复牵拉，导致肘关节肱骨外上髁局限性疼痛，影响伸腕和前臂旋转功能的慢性劳损性疾病，又称"网球肘"。肱骨外上髁炎是反复用力伸腕、旋转前臂活动导致的肘部筋伤，属于中医"肘劳""伤筋"的范畴。本病易反复发作，迁延难愈，影响患者日常生活。

【治疗原则】化瘀通络，行气活血。

【补泻手法】平补平泻。

【手法选择】平补、平泻。

【杵针取穴】患侧曲池、肘髎、手三里、合谷、阿是穴。

【操作流程】令患者仰卧，患肘置于按摩床上，肘下垫一脉枕。医者一手固定患肘，另一手持五星三台杵在压痛点处施以点扣、动转的手法，操作 3 次，同时嘱患者前臂做屈曲、旋后、旋前、伸直运动，以达到舒筋活络、剥离粘连的作用。也可以患肘曲池外 0.5 寸处为中心，在其上下各 0.5 寸处找 2 个配穴，分别用五星三台杵的三脚并排的一端施以点扣和点压手法。然后沿前臂外侧肱桡肌及伸肌由近及远施以开阖、分离的手法，操作 1 分钟，以皮肤发红、发热为宜，手法要轻柔，以患者不感疼痛为度。再嘱患者放松肌肉，用七曜混元杵沿手太阴经及手阳明经的走行施以分理的手法进行梳理 3 分钟，动作宜稍用力，频率要求均匀一致，以达理气镇痛、补益气血之目的。最后用金刚杵沿上述二经取尺泽、合谷、手三里、曲池等穴施以点按、震颤手法，运转 3 次，以达祛风除痹、活血祛瘀、温通经脉、减轻肌肉疲劳的功效，加强自然治愈的能力。

【时间及疗程】每 5 天 1 次，3 次为 1 个疗程。

【穴位加减】主穴加配穴。

【疗效及随访】治疗 1 次后，患者肘部外侧疼痛减轻；持续治疗 1 个疗程后，腕关节活动度明显加大，握拳时疼痛减轻。为巩固疗效，按前法再治疗 1 个疗程。

【按语】中医学认为本病属"痹证""伤筋"的范畴。《素问·痹论》指出："痹在于骨则重，在于脉则血凝而不流，在于筋则屈不伸，在于肉则不仁。"本病内因是正气不足、营卫不固，外因是风寒湿等外邪夹杂侵入人体，外邪积聚于关节之间。本病病位在筋骨，外邪侵袭使经脉瘀阻，气机阻滞，筋挛节痛，关节不利而产生疼痛，气滞血不可以行则血不养筋，宗筋失养，不荣则痛，如《素问·生气通天论》云："有伤于筋，纵，其若不容。"其筋脉束骨而利关节，筋伤则易使筋脉弛纵、关节不利。因此，治疗应以调筋理气、舒经通络、行气活血等为原则。西医学认为该病使前臂过度旋转与牵拉，必将影响肌张力平衡与筋膜链的稳定性，肌张力平衡及筋膜链的稳定性破坏是肌纤维损伤的前提，也是肌腱性能改变的基础，而稳定的结构、平衡的肌张力、肌腱的完整性等均是正常解剖生物力学的关键。此外，神经与血管在骨骼、肌肉、筋膜之间穿行，后者之间的结构稳定性变化，会使局部压力性负荷增加，继而压迫周围的神经、血管，产生炎症反应、神经卡压性疼痛与放射性疼痛。因此，治疗时需要处理神经、血管、骨骼、肌肉、筋膜之间的解剖力学关系，消炎镇痛、增加血运、促进软组织的恢复。

（五）肋间神经痛

李某，男，47岁，初诊日期：2018年2月6日。

【主诉】胸腹前壁及背部疼痛3周。

【病史】患者3周以来胸腹前壁及背部疼痛。发病时，可见疼痛由后向前，沿相应的肋间隙放射，呈半环形，为刺痛或烧灼样痛。咳嗽、深呼吸或打喷嚏时疼痛加重。患者服用卡马西平始终未能见效，为病所苦，心胸烦闷，焦虑不安，求助针灸治疗。

【查体及实验室检查】神志清楚，面色润泽，形体中等，行动自如，胸部X线及腹部超声检查未见异常。舌淡，苔薄白，脉弦细。

【西医诊断】肋间神经痛。

【中医诊断】肋痛。

【疾病认识】肋间神经痛是指肋间神经由于不同原因的损害而产生的一个或多个肋间神经支配区的疼痛，表现为阵发性或持续性疼痛，多在胸部或腹部呈条带状分布。

【病因病机】患者发生胸椎退行性变、胸椎结核、胸椎损伤、胸椎硬脊膜炎、肿瘤、强直性脊柱炎等疾病，或肋骨、纵膈、胸膜病变时，肋间神经易受到压迫、刺激，出现炎症反应，导致疼痛。病毒感染如带状疱疹病毒感染也是肋间神经痛的常见病因，疼痛可先于疱疹出现。中医学将之归属于痹证、胸痹证范畴。中医学认为病机多为气血不足、筋脉闭阻、外感风寒。

【治疗原则】散寒止痛，舒筋活血。

【杵针取穴】期门八阵、章门八阵。肝俞、胆俞、太冲、行间。

【补泻手法】平补平泻法。

【手法选择】升降、分理、点扣、开阖、运转。

【操作流程】用七曜混元杵及五星三台杵在期门八阵、章门八阵行升降、分理、点扣的手法。用金刚杵再选取了肝俞、胆俞、太冲、行间做点扣、开阖手法。

【时间及疗程】每次30分钟，每天1次，每周5天，2周1个疗程。

【穴位加减】如果患者夹有痰湿、痰火，可以选取远端的丰隆、阴陵泉，以利湿化痰作为辅助治疗。

【疗效及随访】患者仅治疗 2 次，疼痛症状有显著改善。1 个疗程后症状完全消失。复诊时，患者自诉疼痛一直未发作。为巩固疗效，依前法再针 1 个疗程。

【按语】肋间神经由脊髓胸段向两侧发出，经肋间到胸前壁，支配相应胸椎旁背部和胸壁肌肉的运动分支及沿肋间走行的感觉分支。因此肋间神经痛从胸背部沿肋间向斜前下放射至胸腹前壁中线，呈带状分布。期门八阵、章门八阵有疏肝理脾、调气活血的功效，可以把人体内肝气的郁结疏散开，有效治疗胸胁痛。肝俞、胆俞、太冲、行间可以疏肝利胆，还有理气、明目、理气的作用，对肋间神经痛有较好的治疗效果。

三、妇科疾病

（一）经期延长（多囊卵巢综合征）

李某，女，45 岁，初诊日期：2016 年 3 月 6 日。

【主诉】经期延长 7$^+$ 天。

【病史】半年前无明显诱因出现经期延长，7~11 天，量、性、色、质均可，周期基本正常。外院行 B 超提示"多囊卵巢"，患者未予重视，未系统治疗。1 个月前患者出现腰酸，神疲乏力，多梦，经行前 3 天带下夹少量血，量中，无臭。患者有怀孕诉求，故就诊于本院。现经行 9 天，月经量少，色淡红，质稀，伴腰酸，神疲乏力，精神纳眠欠佳。

【月经史】17 岁来潮，周期 25 天，经期 5 天，末次月经 2 月 27 日，平时月经规律，血量中等。

【查体及实验室检查】一般情况可，阴道畅，少量血迹，宫颈光滑，举痛、摆痛不明，宫体水平位，大小正常，活动可，无压痛，未扪及明显包块，双附件未扪及异常。舌淡胖，苔黄腻干，脉沉细滑而无力。

【西医诊断】多囊卵巢综合征。

【中医诊断】经期延长。

【疾病认识】多囊卵巢综合征是生育年龄女性常见的一种复杂的内分泌及代谢异常所致的疾病，以慢性无排卵（排卵功能紊乱或丧失）和高雄激素血症（女性体内雄激素产生过剩）为特征，主要临床表现为月经周期不规律、不孕、多毛和（或）痤疮，是常见的女性内分泌疾病。

【病因病机】本病的病机多为气虚冲任失约；或热扰冲任，血海不宁；或瘀阻冲任，血不循经。临床常见证型：①气虚，素体虚弱，或饮食不洁、劳倦、思虑过度伤脾，中气不足，冲任不固，不能制约经血，以致经期延长；②血热，素体阴虚，或久病伤阴，或多产房劳致阴血亏耗，阴虚内热，热扰冲任，血海不宁，经血妄行致经期延长；③血瘀，素性抑郁，暴怒伤肝，气郁血滞，或外邪客于子宫，邪与血相搏成瘀，瘀阻冲任，经血难止。

【治疗原则】治疗以固冲调经为大法，气虚者重在补气升提，阴虚血热者重在养阴清热，瘀血阻滞者以通为止，不可概投固涩之剂，犯虚虚实实之戒。

【杵针取穴】命门八阵、腰阳关八阵、关元八阵。河车路命强段。隐白、血海、足三里。

【补泻手法】杵针用补法，并可加灸法。

【操作流程】可行点叩、运转、开阖、升降手法。嘱患者取坐位或俯卧位，行杵前用75％乙醇将杵针消毒，先对命门八阵行点叩手法3～5分钟、运转手法5分钟、开阖手法1个循环，再取关元八阵依次施用运转手法3～5分钟、开阖手法1个循环，然后取腰阳关八阵依次施用运转手法3～5分钟、开阖手法1个循环，最后取河车路命强段施用升降手法1个循环。以达到调理脏腑、平衡阴阳的目的，并注意行杵时的高度、角度、轻重、徐疾。

【时间及疗程】每天1次，5次为1个疗程，疗程间休息2天，共12个疗程。

【穴位加减】出血量多者，加百会八阵，杵针补法加温，或重灸；纳差便清者，加至阳八阵、中极八阵。

【疗效及随访】仅治疗12个疗程，月经周期恢复正常，诉腰酸、神疲乏力、多梦等症状有所缓解。

【按语】本证主要由中虚不摄、冲任失固所致，治宜补气固冲、摄血调经，故取命门八阵、腰阳关八阵、河车路命强段以调补肝肾，固冲摄血。隐白为足太阴脾经井穴，足三里为足阳明胃经合穴，又冲脉并于阳明，其别入于大趾间，故取隐白、足三里可调理脾胃，补中益气，摄血固冲。"冲脉起于关元"，又属任脉经穴，故关元八阵可调理冲任，摄血调经。血海为足太阴脾经腧穴，有止血调经的作用。

（二）产后风（产后关节痛）

田某，女，35岁，初诊日期：2017年7月27日。

【主诉】产后身痛恶风6月余。

【病史】患者于产后1周夜间如厕受风，之后出现恶风、恶寒，全身骨关节疼痛、酸楚难忍，如开裂状，求治于当地县医院，各项实验室检查均未见异常，诊断为产后风，予以激素类药物治疗，症状改善不明显，后到养生馆做沙疗1个月，恶寒症状有所改善，但骨关节依然酸痛难忍，自觉身体冒凉气，头部胀痛难忍，为求进一步治疗遂来我院。刻下：全身恶寒、疼痛，伴全身出汗增多，面色萎黄晦暗，精神萎靡，全身乏力。

【查体及实验室检查】一般情况可，睡眠一般，饮食差，小便清冷，大便溏薄，舌体胖大，边有齿痕，舌质淡，苔水滑，脉细弱。

【西医诊断】产后关节痛。

【中医诊断】产后风（气血亏虚，风寒湿入经络）。

【疾病认识】产褥期内，出现肢体或关节酸痛、麻木、重着者，称为"产后身痛"，亦称"产后遍身疼痛""产后关节痛"，俗称"产后风"。中医学认为本病的发生与产后营血亏虚、筋脉失养或风寒湿邪稽留关节、经络有关。由于产后气血损伤，虚损未复，经脉失养，营卫不和，不荣则痛。产后余血积滞，或胞衣残留，致败血内阻，或由风寒湿邪趁虚而入，不通则痛。常见的病因有血虚、外感、血瘀、肾虚。西医学产褥期中因风湿、类风湿引起的关节痛、产后坐骨神经痛、多发性肌炎、产后血栓性静脉炎出现类似症状者，可参照本病辨证施治。

【病因病机】中医认为本病的主要病机是产后营血亏虚，经脉失养或风寒湿邪乘虚而入，稽留关节、经络。常见病因有血虚、风寒、血瘀、肾虚。

【治疗原则】扶正祛风，散寒除湿。

【杵针取穴】百会八阵、命门八阵、关元八阵。河车路命强段。百会（泥丸）、风池、风府、气海、关元。

【补泻手法】杵针用补法，可加灸法。

【操作流程】可行点叩、运转、开阖、升降手法。嘱患者取坐位或俯卧位，行杵前用75％乙醇将杵针消毒，先对百会八阵行点叩手法3~5分钟、运转手法5分钟、开阖手法1个循环，取关元八阵依次施用运转手法3~5分钟、开阖手法1个循环，然后取命门八阵依次施用运转手法3~5分钟、开阖手法1个循环，最后取河车路命强段施用升降手法1个循环。以达到调理脏腑、平衡阴阳的目的，并注意行杵时的高度、角度、轻重、徐疾。

【时间及疗程】每天1次，10次为1个疗程，疗程间休息2天，共治疗3个疗程。

【穴位加减】出血量多者，加百会八阵，杵针补法加温，或重灸；纳差便清者，加至阳八阵、中极八阵。

【疗效及随访】治疗3个疗程以后，患者自觉身痛明显减轻，背部有温热感出现，疲乏无力感明显减轻。

【按语】本病多由产时或产后失血过多，或产褥期起居不慎、当风感寒、居住环境潮湿阴冷等引起，若能及时治疗，调摄得当，大多可以治愈，预后较好。若失治、误治，日久不愈，正气愈虚，经脉气血瘀阻愈甚，虚实夹杂，可致关节肿胀不消，屈伸不利，僵硬变形，甚则肌肉萎缩，筋脉拘紧，痿痹残疾。本病应以预防为主，注意产褥期护理，避风寒，注意保暖，避免居住在寒冷潮湿的环境；加强营养，增强体质，适当活动，保持心情舒畅。临床治疗本病善用风穴，体现了重用补法、轻用泻法的思想；配合灸法，可发挥药物与艾灸的双重治疗作用，增强治疗效果，为妇科临床治疗该病提供了新的思路与方法。

四、儿科疾病

（一）慢性扁桃体炎（石蛾）

陈某，男，10岁，初诊日期：2016年4月7日。

【主诉】反复咽痛发热2年。

【病史】患儿于2年前因受凉感冒后出现咽痛发热，予抗感染治疗后好转，之后每受凉感冒后，症状反复发作伴吞咽困难，每年4~5次，每次发热体温均在37.5℃以上，无呼吸困难，无心悸、胸闷。

【查体及实验室检查】发育正常，营养良好，神志清楚，查体合作。咽部略充血，少许淋巴滤泡增生，扁桃体Ⅱ度肿大，表面不光滑，隐窝见干酪样分泌物，悬雍垂居中，咽反射灵敏。舌质红，苔薄黄，脉浮数。

【西医诊断】慢性扁桃体炎。

【中医诊断】石蛾，慢蛾。

【疾病认识】慢性扁桃体炎是耳鼻喉科常见的一种疾病，好发于儿童，临床主要表现为扁桃体及其周围脓肿、扁桃体肥大，患儿常有咽痛、吞咽困难、低热等症状，严重者可出现呼吸困难。由于扁桃体含有大量淋巴组织，有一定的免疫调节功能，慢性扁桃体炎患儿外周T淋巴细胞亚群水平常比健康儿童低，导致其机体免疫功能下降，这也是该疾病易反复发作的原因之一。

【病因病机】中医学认为小儿慢性扁桃体炎多为急性扁桃体炎反复发作所致，有虚实之分，其病因病机主要有以下三点：一为外邪侵袭，脏腑失调，肺肾阴虚；二为食积日久，脾胃虚弱；三为痰瘀互结。若小儿处于扁桃体炎的恢复期，正虚邪恋，热毒渐去而痰湿未清，脉络受阻，则可致痰瘀互结于喉核，病情反复。

【治疗原则】清热泻火，消肿止痛。

【杵针取穴】风府八阵、大椎八阵。河车路风府至大椎段。少商、商阳、合谷、天容、关冲。

【补泻手法】泻法多用。

【手法选择】泻法。

【操作流程】取身柱八阵用泻法依次施用点叩手法 4~7 分钟、运转手法 6 分钟、开阖手法 1 个循环，再取至阳八阵用补法依次施用运转手法 4~7 分钟、开阖手法 1 个循环，最后太渊、太白和丰隆以补法点叩 3 分钟。

【时间及疗程】每天 1 次。

【穴位加减】主穴加配穴。

【疗效及随访】治疗 1 个疗程后，患儿临床症状消失，扁桃体明显缩小，无充血、无脓液。

【按语】慢性扁桃体炎由急性扁桃体炎未治愈发展而来，属中医学虚火石蛾范畴，由病程日久，邪热伤阴而致，主要病机为脏腑虚损、虚火上炎，脏腑虚损以肺肾阴虚多见。风府八阵、大椎八阵、河车路祛风清热，泻火解毒，消肿散结止痛。少商系手太阴肺经井穴，能清泄肺热，为治喉证主穴。商阳泄阳明邪热。合谷疏风解表，清热解毒。天容消肿散结止痛。关冲是手少阳三焦经井穴，能解上焦郁热，加强消肿止痛作用。

（二）小儿喘嗽（小儿哮喘）

张某，男，5 岁，初诊日期：2017 年 9 月 6 日。

【主诉】咳嗽、喘息、胸闷 2 天，气促半天。

【病史】患儿母亲述 2 天前患儿无明显诱因出现咳嗽咳痰、活动气喘等。口服"感冒冲剂"后无明显缓解。半天前，患儿咳嗽加重，并出现气促等症状，遂来我院就诊。

【查体及实验室检查】神志清楚，形体中等。双肺可闻及呼气相哮鸣音，呼气相延长。胸部 X 线检查示双下肺呈间质性改变，未见肺气肿或肺不张。支气管舒张试验阳性。面色晦滞，舌淡红，脉浮缓。

【西医诊断】小儿哮喘。

【中医诊断】小儿喘嗽。

【疾病认识】小儿哮喘是儿童常见的慢性呼吸道疾病。哮喘是由多种细胞特别是肥大细胞、嗜酸性粒细胞和 T 淋巴细胞参与的气道慢性炎症，引起气道高反应性，导致可逆性气道阻塞性疾病。临床表现为反复发作性喘息，呼吸困难、胸闷或咳嗽。

【病因病机】哮喘的病机极为复杂，尚未完全研究清楚，与免疫、神经、精神、内分泌因素和遗传学因素密切相关。

【治疗原则】①发作期：冷哮应用小青龙汤治疗，温肺散寒，化痰平喘；热哮应采用清肺祛痰、止咳的麻杏石甘汤治疗；冷热混合型哮喘宜用大青龙汤治疗，能平喘止咳。外治法为肺穴拔罐疗法。②缓解期：肺气虚证宜采用玉屏风散治疗，可补肺、补表、祛痰；脾虚则用健脾六君子汤治疗，健脾祛痰；肾气虚弱应用金匮肾气丸治疗。外治法主要是穴位敷贴。

【补泻手法】泻法。

【手法选择】泻法。

【操作流程】取身柱八阵用泻法依次施用点叩手法4~7分钟、运转手法6分钟、开阖手法1个循环，再取至阳八阵用补法依次施用运转手法4~7分钟、开阖手法1个循环，最后太渊、太白和丰隆以补法点叩3分钟。

【时间及疗程】每天1次，每次25分钟，7天为1个疗程。

【穴位加减】主穴加配穴。

【疗效及随访】治疗1个疗程后，患儿临床症状消失。

【按语】小儿哮喘见于肾虚气短者多较年长，日久发病，导致肾虚，失纳之功所致的气短成为临床的主证。缓解期肺脾肾之虚，虽各有所偏，三者常相互并存，故治疗共性是益气，益气之剂以黄芪为优，所以在缓解期治疗中黄芪是首选药物。在肾虚证中，黄芪与女贞子、芡实、补骨质等为伍，可增加固肾效果。苏子、白芥子、川芎等可调理肺的气血，兼用止咳化痰。

五、五官科疾病

（一）梅核气（咽部异感症）

张某，男，45岁，初诊日期：2021年12月6日。

【主诉】喉中异物梗塞感1周。

【病史】患者1周以来喉中有异物梗塞感，症状轻重变化频繁而无规律。对饮食无影响，一般在进食、工作、学习、谈笑等精神移至他处时，异物梗塞症状明显减轻乃至消失。为寻求治疗，来我院就诊。

【查体及实验室检查】神志清楚，面色润泽，形体中等，行动自如，胸部X线及腹部超声检查未见异常。舌淡红，苔薄，脉弦细。

【西医诊断】咽部异感症。

【中医诊断】梅核气。

【疾病认识】咽部异感症多属功能性，症状时轻时重，甚至时有时无；情绪欠佳时症状明显，心情愉快，病情也随之转轻；但也有器质性与功能性疾病同时存在的情况。主要症状是咽部有异物梗塞感、发烫感、虫爬感，有时波及耳部、颈部及头部，但无吞咽困难，能照常进食，呼吸也无异常。咽部检查无特殊发现。对于此病，主要应向患者解释清楚，消除顾虑。

【病因病机】梅核气主要因情志不畅，肝气郁结，乘脾犯胃，运化失司，津液不得输布，凝结成痰，循经上逆，痰气结于咽喉引起。

【治疗原则】疏肝解郁，理气化痰。

【杵针取穴】命名八阵、河车路阳命段。

【补泻手法】平补平泻法。

【手法选择】平补平泻法。

【操作流程】在命门八阵、河车路阳命段处选用七曜混元杵、五星三台杵作为工具，以右手拇指和其余四指相对握住杵身，如握拳样。将杵针尖接触施术腧穴的皮肤，但不刺破皮肤。先寻按行杵，即以左手拇、示二指寻按腧穴部位，右手循左手寻按部位行杵，在命门八阵上用七曜混元杵逆太极运行方向行运转手法 7 次；再指压行杵，即以左手拇指前端寻压腧穴旁，右手持杵针紧靠左手拇指行杵，最后再次寻按行杵，将七曜混元杵的杵尖在河车路阳命段上循7 条线由上向下行升降手法，每条线各 4 次。

【时间及疗程】每天 1 次。

【穴位加减】主穴加配穴。

【疗效及随访】患者经过 2 个疗程，咽部异感症稍有好转。复诊时，患者自诉咽部异感症一直未发作。为巩固疗效，依前法再治疗 1 次。

【按语】梅核气临床症状较典型，病因为气和郁，就经络而言，首责之于足厥阴肝经为病，故重取厥阴经穴位以疏调阴阳气血，再随症配穴针灸，对本病疗效可靠。治疗时应注意开导患者，耐心倾听其诉说，经治疗病情好转后要继续治疗，防止反复，从根本上治愈本病。

（二）慢性咽炎

陈某，男，33 岁，初诊日期：2011 年 4 月。

【主诉】出现咽喉不适、异物感、咽干 3 个月。

【病史】平素嗜烟酒，3 个月前因用声过度，出现咽喉不适、异物感、咽干，口臭。服用消炎利咽的药物后症状好转，但停药后症状反复。

【查体及实验室检查】神志清楚，面色润泽，形体中等，行动自如，相关检查提示咽部充血，咽后壁有滤泡，其余未见异常。胃口欠佳，大便不成形，睡眠尚可，舌淡红、苔厚腻，脉弦滑。

【西医诊断】慢性咽炎。

【中医诊断】阴虚喉痹。

【疾病认识】慢性咽炎是临床常见病，患者自觉咽部不适、异物感或者灼热感，相关检查除咽部充血、咽后壁有滤泡外，无其余阳性表现，服用消炎药、清热药，效果均不明显。中医学认为，手阳明大肠经"络肺……从缺盆上颈"，手少阳三焦经"上出缺盆，上项"，手太阳小肠经"循咽下膈，抵胃"，足阳明胃经"循喉咙……属胃，络脾"，手太阴肺经"起于中焦……还循胃口……从肺系"，足太阴脾经"属脾，络胃，上膈，夹咽"，足少阴肾经"入肺中，循喉咙"。

【病因病机】多为本虚标实之证，肺肾阴虚、脾肾阳虚为本，寒湿、风热、痰湿、血瘀等为标，正邪搏结于咽喉，正虚邪恋，久病不愈。

【治疗原则】疏通经络，活血行气，祛邪外出。

【杵针取穴】尺泽、鱼际、足三里、丰隆、中脘、阴陵泉。

【补泻手法】泻法。

【手法选择】泻法。

【操作流程】取身柱八阵用泻法依次施用点叩手法4~7分钟、运转手法6分钟、开阖手法1个循环；再取至阳八阵用补法依次施用运转手法4~7分钟、开阖手法1个循环，最后太渊、太白和丰隆以补法点叩3分钟。

【时间及疗程】每天1次，每次25分钟，7天为1个疗程。

【穴位加减】主穴加配穴。

【疗效及随访】1个疗程后，患者咽部不适感逐步减轻，痰湿渐退。继续针刺1周，内服中药在原方基础上去大青叶、板蓝根，加法半夏、厚朴各10g，砂仁5g，再服5剂。药毕咽部炎症消退，胃口转佳，大便恢复正常。

【按语】本例患者用声过度后，咽部经脉受损，故见咽部不适、异物感、咽干；平素嗜烟酒，湿热内盛，久而累及脾胃，脾虚湿困，故胃口欠佳，大便不成形；邪热上炎，故见口臭；脾胃受损，气机运行不畅，上扰咽喉，故自觉有气上冲咽喉，咽痒而作咳；脾为生痰之源，肺为贮痰之器，故有黄白痰；舌淡红、苔厚腻，脉弦滑，亦提示脾虚湿盛。因此，针刺取尺泽、鱼际（手太阴肺经）梳理咽部经脉，配伍足三里、丰隆（足阳明胃经）、中脘（任脉）、阴陵泉（足太阴脾经）健脾除湿。同时配合中药大青叶、板蓝根、连翘清热利咽；牡丹皮、赤芍凉血活血，清热泻火，兼通经活络；白术、茯苓、苍术健脾利湿，利于脾胃对药物的吸收；麦冬、沙参滋补肺胃，防止清热药物损伤阴液；甘草调和诸药。咽部不适感好转，说明湿热逐渐消退，此时以健脾和胃为主，故去大青叶、板蓝根，而配伍法半夏、厚朴、砂仁理气醒脾。如此针药结合，共奏健脾除湿之功。

（三）急乳蛾（急性扁桃体炎）

患者，男，25岁，初诊日期：2021年10月6日。

【主诉】咽痛伴恶寒发热1$^+$天。

【病史】1天前始觉咽部疼痛，吞咽时尤重，继而恶寒发热，头痛，周身不适，未经任何治疗，次日晨起诸症加重。

【查体及实验室检查】体温38.5℃，两侧扁桃体充血肿大，无脓性渗出物，前后腭弓、软腭和悬雍垂充血水肿；舌尖红、苔薄黄，脉数。

【西医诊断】急性扁桃体炎。

【中医诊断】急乳蛾。

【疾病认识】乳蛾是以咽喉两侧喉核（即腭扁桃体）红肿疼痛，形似乳头，状如蚕蛾为主要症状的疾病。发生于一侧的称单乳蛾，双侧的称双乳蛾。乳蛾多由外感风热，侵袭于肺，上逆搏结于喉核；或平素过食辛辣炙煿之品，脾胃蕴热，热毒上攻喉核；或温热病后余邪未清，脏腑虚损，虚火上炎等引起。

【病因病机】风热邪毒搏结咽喉。

【治疗原则】疏风泄热，解毒消肿。

【杵针取穴】两侧耳穴扁桃体用三棱针点刺出血，另取双侧少商穴亦点刺出血。

【补泻手法】泻法。

【手法选择】泻法。

【操作流程】取身柱八阵用泻法依次施用点叩手法4~7分钟、运转手法6分钟、开阖手法1个循环，再取至阳八阵用补法依次施用运转手法4~7分钟、开阖手法1个循环，最后太渊、太白和丰隆以补法点叩3分钟。

【时间及疗程】每天1次。

【穴位加减】主穴加配穴。

【疗效及随访】经过1次治疗，次日复诊，体温37.2℃，咽痛已不甚，充血水肿明显减轻。又如上法点刺1次而愈。

【按语】急乳蛾多为风热邪毒循肺经上搏咽喉所致。耳穴为经外奇穴，具有清热消炎的作用，某些实热证用之多效。少商为肺经井穴。用点刺出血的方法，可使风热得散、邪毒得解，故获消肿止痛之捷效。

第三节 学术成果

一、《杵针学（上）——杵针源流与李仲愚学术经验辑要》

《杵针学（上）——杵针源流与李仲愚学术经验辑要》由晋松教授及钟磊教授等共同撰写而成，这本书介绍了杵针的流派源流，杵针是李氏家族入川始祖李尔绯老太祖公少年时师从如幻真人学到的。当时如幻真人是武当山岩居道士，他精武艺、善导引。修炼之暇，他常以杵针为穷苦山民治病。李尔绯老太祖公侍奉真人十又三载，一日真人抚臂谓老太祖公曰："汝世缘尚深，应广救良民，拔民于水火之中，不能如我岩居穴中，与草木同腐，汝速下山安家立业，与世人多结良缘，汝当自珍！师徒之情永不磨灭。"李尔绯老太祖公跪拜膝前，恳求侍师终生，师不允，祖因凤慕天府山川雄秀，故翌日泣别真人，卖艺入川。李氏祖籍麻城孝感乡，从李尔绯老太祖公算起，在四川已经十七代，李仲愚先生为第十四代传人。直至二十世纪七八十年代，李仲愚先生为广大群众考虑，逐渐公开了此方法。在国家中医药管理局、四川省中医药管理局、国家中医药管理局中医学术流派传承推广基地及成都中医药大学附属医院领导的高度重视下，通过工作室全体人员共同努力，李氏杵针学术流派传承才得以有序地建立。流派目前已在中国中医科学院广安门医院、广汉市中医医院、安溪县中医院、德国慕尼黑张小彦中医馆、广州中医药大学第一附属医院、上海泰坤堂中医医院、成都三道堂康复服务有限公司、四川大学体育学院、四川大学华西第四医院、北京中医药大学东直门医院等建立了十余个二级工作站。

李仲愚老先生是杵针传承中最重要的一环。李仲愚老先生从初入医门到悬壶济世，从实践医理到振兴中医，无不体现着其对于医学事业的奉献精神。李仲愚 1920 年 2 月 21 日出生于四川省彭县九尺乡仁凤里，彭县属蜀中天府，人杰地灵，名医辈出。李仲愚 13 岁时初入医门，即拜堂叔、晚清秀才李培生先生研读岐黄，先生亲授《黄帝内经》《难经》《伤寒杂病论》《针灸甲乙经》等经典医籍，并要求其熟读《珍珠囊药性赋》《神农本草经》等医药著作。在李仲愚熟读背诵的基础上，李培生先生授其奥秘。李仲愚 17 岁时即悬壶于该县医馆，其间，凡有一技之长的医药者，其皆以师礼相待。李仲愚在深研儒、释、道、医诸家理论之时，皆扬其长而弃其短。在药物治病的同时，李仲愚尤善用针灸治病，最喜用长针灸痪起痹，故当地有"李长针"之称。李仲愚 19 岁时获当时的中医师资格。次年，刘锐仁先生举荐其入成都国医学院学习深造。李仲愚结合临床实践探索伤寒学术理论，认为《伤寒论》成书年代久远，错误之处在所难免。李仲愚注重将临床实践与理论相结合，不被古人错简束缚，宗师古而不泥古，深得同仁钦佩。李仲愚在多年的针灸临床工作中，发现一些老弱妇孺病虽应该用针灸治疗，但因患者畏针而失去了治疗的机会。1981年，李仲愚将自己祖传的指针疗法应用于临床。该疗法以指代针，患者不觉痛苦，但指针疗法非要有一定指力才能达到治疗的效果。李仲愚自练噫字内功，功底深厚，指力能直达腧穴深部，在指针方面确实已进入高深的境界。指针疗法对头部及五官疾病效果较好，如头痛、眼疾、耳鸣耳聋等。在振兴中医药事业的大好形势下，李仲愚不顾年过花甲，在患慢性疾病的情况下，为使自己五十多年的临床诊疗经验不致失传，能广泛地应用于临床，为患者解除痛苦，李仲愚亲自组建了针灸指针研究室，承担了国家和省级多项中医药科研课题，开展了对李仲愚诊治经验的整理和临床研究。1986 年，国家"七五"重点攻关项目"李仲愚杵针疗法研究"获得立项，这是李氏家族十四代的治病技巧，李仲愚无私地奉献出来，并口述讲解，亲自操作示范，指导临床研究。李仲愚杵针疗法在 1989 年获四川省科技进步二等奖。李仲愚对医疗技术精益求精，一丝不苟，不自我炫耀，态度谦恭，实事求是，不故步自封，无门户之见。在繁忙的诊务和科研工作之外，李仲愚孤灯寒夜，秉笔疾书，总结经验，出版专著，传授知识，毫不保守。李仲愚已在四川科学技术出版社出版《气功灵源发微》《杵针治疗学》等专著，并有多篇论文发表在各类报刊上。1991 年他被国务院授予有突出贡献专家称号，享受政府特殊津贴。1993 年，李仲愚应德国针灸学会邀请，到德国讲授中医、针灸、杵针等，很受欢迎。李仲愚于 2003 年元月去世，享年 83 岁。

李仲愚老先生虽已仙逝，但留下来的学术思想却是值得后人们深入探讨和研学的。他认为中医学的发展受易理哲学思想的影响，中医学强调"人与天地相参""人与天地之气生，四时之法成"。人与自然、社会是一个整体。《易传》曰："是故，易有太极，是生两仪，两仪生四象，四象生八卦。"太极乃天地未分时辰时的混沌元气，先太极混然一气运行，后生阴阳，阴阳者两仪也，两仪生四象。两仪生四象的含义有二：以阴阳分老少，则有少阴、老阴、少阳、老阳。在自然界，四象代表春、夏、秋、冬四时，少阳为春、老阳为夏、少阴为秋、老阴为冬。李仲愚老先生还提出经络是人体生命力的表现。经络有大有小：大的经络，大而无外；小的经络，小而无内。整个太虚无量无边，一气运行，可以认为是大经络的运行。而人类和其他生物的经络运行也要与大自然的经络运行相一致。这就是中医的"天人合一"观点。就人体而言，经络运行有一定规律，如手之三阴从胸走手，手之三阳从手走头，足之三阳从头走足，足之三阴从足走腹（胸），相交于手三阴经，从而形成了手足三阴三阳、十二经脉的运行。在自然界，地球一年的一气流行规律是：初之气，为厥阴风木之气，象征春天来临，震卦居东，万物震动，阳气上升，动而生风，万物回春。二之气，为少阴君火之气，离卦居南，夏日天气温暖，万物皆荣。三之气，为少阳相火之气，此时为炎热盛暑之季。四之气，为太阴湿土之气，天气转凉，阳气减弱，蒸发水分减少，天气干燥，秋天来临。终之气，为太阳寒水之气，天气变冷，霜冻雪冷，冬天来临。自然界的变化对人体脏腑经络有一定的影响，人体要适应外界环境的变化。李仲愚老先生对于经络腧穴的体会也是值得学习的，他认为经络是自然之道，是精、气、神融合的整体。人体的经络系统内联脏腑，外通皮、肉、筋、骨、脉、四肢、百骸、五官、九窍，使人体各系统、各组织器官相互联系、相互依存、相互协调、相互制约，成为日应万端、井然不乱的有机整体；经络系统还与自然界直接关联，与自然界共同组成一个整体，因此，人身的全貌就是大自然的全貌。天地、太虚具一大经络系统，万物、人身各具一小经络系统，小经络系统运行于大经络系统之中，大经络系统往往注于小经络系统之内。以人体而论，疾病发生于全身，即使身体很小的部分受病，全身均会共同感觉到这种疾苦。俗语说"一脉不和，周身不安"，就是这个道理。为什么会发生这种现象呢？因为身体的各部分都是相互关联的，阴阳五行而生五脏，每脏各得木、火、土、金、水五气中一气的优势。然而每一气之中又各具有木、火、土、金、水五行，各经五行中之优势聚于各经中的井、荥、输、经、合（五输穴）之内。风、火、暑、湿、燥、寒六气流行为六经。如太阳之上寒气主之，中见少阴；少阳之上火气主之，中见厥阴；阳明之上燥气主之，中见太阴；太阴之上湿气主之，中见阳明；少阴之上热气（暑气）主之，中见太阳；厥阴之上风气主之，中见少阳。这说明阴阳、表里、六经、六气互为因果。治阳不当则伤阴，治阴不当则伤阳。治脏不当则伤腑，治腑不当则伤脏。治表不当则伤里，治里不当则伤表。治寒不当则化热，治热不当则化寒。李仲愚老先生的学术思想不局限于医学，而是通过整体观、世界观、人与自然的哲学去探讨，这份宽广的胸襟与理想也是我们在求学道路中应当追求的。

本书完整地讲述了李仲愚老先生的家传绝技、道家秘技——杵针疗法。杵针疗法乃李仲愚先生继承杵针后，经 50 多年精深研究而发展起来的一种独特疗法。该疗法的特点是针具不刺入皮肤、肌肉之内，患者无疼痛伤害之苦、无相互感染之虑，兼针刺与按摩之长，患者易于接受，老弱妇孺皆无惧怯，是一种安全有效的传统物理疗法。杵针疗法治疗疾病有特殊的工具和手法，临床上常取腧穴和杵针疗法的特殊穴位进行治疗。杵针疗法治病时的选穴与针灸疗法选穴基本相同，但杵针疗法有其特殊穴位。

1. 八阵穴。八阵穴以一个脑穴为中宫，以中宫为圆心，以一定距离为半径画一个圆圈，把这个圆圈分为八个等分，即天、地、风、云、龙、虎、鸟、蛇，分别与八卦相应，为乾、坤、坎、离、震、巽、艮、兑，形成八个穴位，即为外八阵。再把中宫到外八阵的距离分为三等份，形成 2 个圆圈，即为中八阵和内八阵。内、中、外八阵上的穴位就形成了八阵穴，包括百会八阵、风府八阵、大椎八阵、身柱八阵等。

2. 河车路。人体气血通过经络运行，周而复始、如环无端地升降运转。杵针在人体河车路上，通过施行各种手法，促进人体气血运行，畅通经脉，从而达到治病的目的。人体的河车路可分为头部河车路、腰背部河车路、胸腹部河车路。各部河车路根据所属脏腑和主治，又可分为若干段。

3. 八廓穴。眼八廓就是在眼眶周围眼眶骨的边缘取天、地、山、泽、风、雷、水、火八个点；耳八廓就是沿耳根周围取天、地、山、泽、风、雷、水、火八个点；鼻八廓是以鼻端的素髎穴平行到迎香穴的距离为半径画一个圆圈，在圆圈上取天、地、山、泽、风、雷、水、火八个点。

4. 面部五轮穴。定位：前发际上从神庭到左右头维，下从两眉之间的印堂至左右眉梢为火轮。上从印堂、下到鼻准，两旁从攒竹到内眼角、从内眼角环行到左右的迎香为土轮。从水沟到迎香，从迎香穴下行到地仓穴，再至颏部为水轮。左颧部为木轮。右颧部为金轮。五轮当中，火轮属心，土轮属脾，水轮属肾，木轮属肝，金轮属肺。

特殊的针具构造及手法操作也是杵针疗法的特色之一。杵针用牛角、优质硬木、玉石、金属等材料制作。杵针的结构可分为 3 个部分：①针身，医者手持处称为针身。②针柄，杵针两头固定针尖的部位称为针柄。③针尖，杵针的尖端部分称为针尖，是杵针直接接触腧穴的部分。

杵针因临床上操作手法和作用不同而名称各异。①七曜混元杵：长 10.5cm，一头呈圆弧形，运转手法多用，另一头为平行的 7 个钝爪，分理手法多用。②五星三台杵：长 11.5cm，一头有三脚并排，另一头为梅花形五脚，多用于点叩、升降、开阖或运转手法。③金刚杵：长 10.5cm，一头为圆弧形，另一头为钝锥形，点叩、升降、开阖手法多用。④奎星笔，长 8cm，一头为椭圆形，另一头为钝锥形，多做点叩、升降、开阖手法之用。李仲愚杵针疗法的操作手法，集针砭、按摩之长，承导引之术，融九宫河洛之法，具有手法简便、易于操作的特点。

常用的杵针操作手法有以下几种：①点叩手法：行杵时，杵尖向施术部位反复点叩或叩击，如雀啄食。点叩叩击频率快，压力小，触及浅者，刺激就小；点叩叩击频率慢，压力大，触及深者，刺激就大。以叩至皮肤潮红为度。此法适宜用金刚杵或奎星笔在面积较小的腧穴（如水沟、少商、商阳等）上施术。②升降手法：行杵时，杵针针尖接触施杵腧穴的皮肤，然后一上一下地上推下退，上推为升，下退为降，推者气血向上，退者气血向下。此法一般宜用金刚杵或奎星笔在面积稍大的腧穴（如环跳、风市、足三里等穴）上施术。③开阖手法：行杵时，杵针针尖接触施杵腧穴的皮肤，然后医者逐渐贯力达于针尖，向下进杵，则为开，进杵程度以患者能忍受为度，达到使气血向四周分散的目的，随后医者慢慢将杵针向上提，但针尖不能离开施术腧穴的皮肤，此为阖，能达到让气血还原的目的。此法一般宜用金刚杵或奎星笔在面积较小的腧穴（如翳风、人中、隐白等穴）上施术。④运转手法：行杵时，七曜混元杵或五星三台杵的针柄，金刚杵或奎星笔的针柄紧贴施术腧穴的皮肤，做从内向外、再从外向内（太极运转）的运转，或做顺时针、逆时针（左右运转）方向的环形运转。临床上施术腧穴部位不同，运转手法亦不同，八阵穴多做太极运转，河车路多做上下或左右运转，一般腧穴多做左右运转。⑤分理手法：行杵时，杵针针柄或针尖紧贴施术腧穴的皮肤，做左右分推，此为分；上下推退，则为理。该法又称分筋理气法，一般多用于八阵穴、河车路，以分理至皮肤潮红为度。

杵针除工具特殊以外，还具有人文关爱、布阵讲究和选穴精简等特点。

人文关爱：杵针不刺破皮肤，既减轻了畏针人群的恐惧感，又根绝了感染的可能。

布阵讲究：以布阵代替配穴，前面已介绍了杵针的几组布阵，其实人体全身的相关部位都可以布阵，如人的耳朵可以布阵，人的眼睛也可以布阵，人的鼻子、口腔、腹部和肢体均可以布阵。阵与阵之间是否会相互制约呢？不会。人体的经络是立体的。所以，杵针布阵，绝不怕此阵与彼阵联通，也不怕此阵与彼阵重复。

选穴精简：临床施治方便，道教祖师马丹阳为了方便更多患者，总结发明了天星十二穴，即选手脚十二正经诸穴，依"本经有病本经求，本经有病他经求"的理念，治疗人体多种疾病。杵针不仅具有取穴的方便，又有选一定的河车路与八阵穴统治一类证候的方便。则不论其细微的辨证辨病清不清楚，只要判明阴阳，即可选泻、平补平泻之法，将治病和强身统一起来，切实提高临床疗效。

同时杵针施术过程中，还应当谨记心法要领：

1. 临症须凝神静气，慈悲恻隐。医家应有慈悲恻隐之心。临症之时，还须凝神静气。凝神即精神专注，静气指除却杂念。从生理而言，气机不乱，而得专注之功；以精神而言，是除却烦恼、减少杂念、调整心态、提高心识能力，而得松静之用。

2. 施治必以意领气，调节阴阳。对医家而言，应按杵针的施治要求，平时坚持习练内养功夫和桩功。凡患者面色呈青、黄、黑、白、红且晦暗无光泽，多属虚寒证，医家可以意领气，观杵身放黄赤之光（或金光），透过指端或杵针针身进入患者脏腑与病灶。凡患者面色呈青、黄、黑、白、红而光亮，多属实热证，医家则观杵身放天蓝色或白色（如清凉明月）之光，透过指端或杵针针身进入患者脏腑与病灶，但凡医家内功得力，患者身心多有很直接的感应，疗效自然就好。

综上所述，杵针不仅涉及生理、心理层面，还体现了深刻的人文关爱特质。同样的杵针工具，选同样的穴位，或效或不效，或效果大不相同，除却医患配合的因素，治疗效果在很大程度上依赖于医家心志与能量的开发。所谓戒、定、慧三学，由戒生定，由定发慧，美在其中而畅于四肢，发于事业。从这个意义上说，真正掌握与运用杵针心法的过程，既是术的积累过程，又是医家相对自由如意人生道路的探索过程，这是李仲愚先生杵针治疗心法给我们的启示。

这本书对李仲愚老先生的学术进行深入探讨，包括了医学与易理之间的辩证统一，对经络及腧穴的体会，对传统医学的几个基本问题的讨论。其后该书概述了李仲愚老先生的家传绝技、道家秘籍——杵针疗法，对杵针常用的特殊穴位，如八阵穴、八廓穴、河车路、面部五轮穴进行了详细的描述；同时还对杵针的针具进行了详细解读，并通过图文形象地描写了杵针操作的具体手法等；不仅突出了杵针疗法的特点与心法，还将不同部位治疗的杵针操作记录了下来。最后，该书总结杵针疗法是以中医基础理论为指导，以经络学说为核心，以针刺和艾灸为手段，遵循辨证施治规律的疗法，提出了针灸论谈，深刻体现了李仲愚老先生在针灸学上的造诣。整本书完整描述了杵针的源流与发展，深刻体现了李仲愚老先生的学术思想，也细致刻画出了杵针在中医治疗上的独特，为杵针的发展与继承添下了浓郁的一笔。

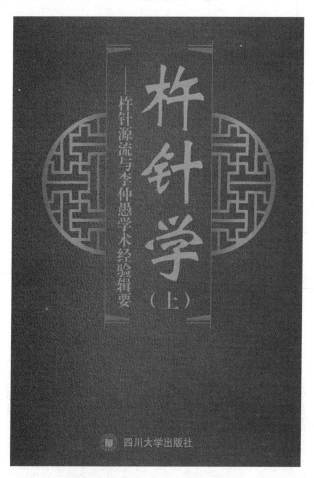

二、《杵针疗法与运动创伤》

《杵针疗法与运动创伤》一书是晋松教授与钟磊教授在继承与发扬"李氏杵针流派"过程中所创作的又一部专著，其内容独到新颖，格式别具特色，针对运动创伤进行了详尽的且具有创造性的理论与实践相结合的论述，将传统中医药运用到了运动创伤的治疗中，对体医融合、体卫融合的发展具有十分重要的理论指导意义。

运动创伤是人们在体育运动过程中发生的损伤，许多人因为缺乏正确的运动训练知识与创伤后急救措施而发生运动损伤，甚至导致不必要的伤情加重，所以普及运动创伤急救乃至后期治疗的知识十分重要。将杵针疗法运用到运动创伤的处理中，是对传统中医药事业的开创性探索。

《杵针疗法与运动创伤》全书共六章，内容包括杵针疗法概述、头面部常见运动创伤及其杵针治疗、脊柱常见运动创伤及其杵针治疗、上肢常见运动创伤及其杵针治疗、下肢常见运动创伤及其杵针治疗、运动创伤的急救策略与特殊护理。该书详尽地阐述了杵针疗法治疗不同种类运动创伤的操作方法，是其传承人晋松教授、钟磊教授等紧跟时代脉搏、不断发展进步的产物，值得广大读者传阅学习。

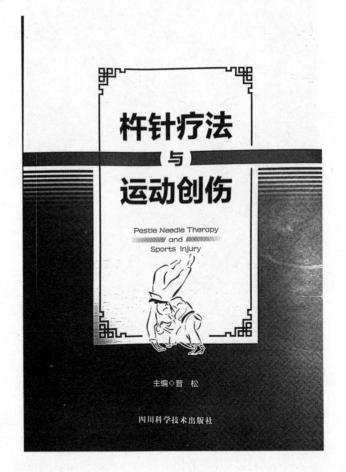

三、专利总结

成都中医药大学附属医院杵针团队致力于对杵针设备、技术进行开发创新，实现杵针产品的科技化、易操作化、便携化，系统探索杵针疗法与现代医学技术的结合点，形成系统化的参考依据与标准化操作流程，推动现有杵针产品的大范围使用。团队研发的实用型新产品包括一种防灼伤的针灸杵、一种磁热扶阳杵针、一种自动储热杵针、一种艾灸扶阳杵针等，均申报了实用新型专利，提升杵针作为非物质文化遗产在医学临床问题上的应用效能，包括在急性运动损伤康复、老年慢性病、亚健康状态调理等方面的探索，增加杵针疗法的疾病适用类别，提高治疗效果，增加杵针疗法的社会公益性价值和贡献。

1. 一种防灼伤的针灸杵。

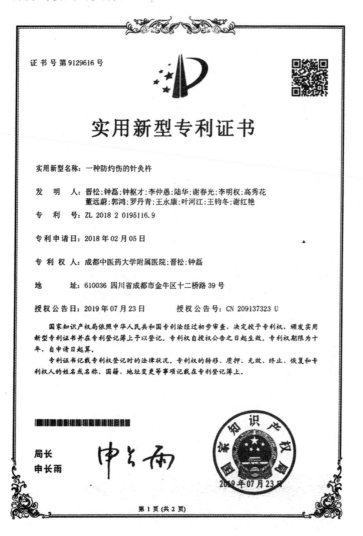

证书号第9129616号

实用新型专利证书

实用新型名称：一种防灼伤的针灸杵

发 明 人：晋松;钟磊;钟枢才;李仲愚;陆华;谢春光;李明权;高秀花董远蔚;郭鸿;罗丹青;王永康;叶河江;王钧冬;谢红艳

专 利 号：ZL 2018 2 0195116.9

专利申请日：2018年02月05日

专 利 权 人：成都中医药大学附属医院;晋松;钟磊

地 址：610036 四川省成都市金牛区十二桥路39号

授权公告日：2019年07月23日 授权公告号：CN 209137323 U

国家知识产权局依照中华人民共和国专利法经过初步审查，决定授予专利权，颁发实用新型专利证书并在专利登记簿上予以登记。专利权自授权公告之日起生效。专利权期限为十年，自申请日起算。

专利证书记载专利权登记时的法律状况。专利权的转移、质押、无效、终止、恢复和专利权人的姓名或名称、国籍、地址变更等事项记载在专利登记簿上。

局长
申长雨

2019 年 07 月 23 日

第 1 页 (共 2 页)

2. 一种磁热扶阳杵针。

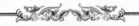

证书号 第7262683号

实用新型专利证书

实用新型名称：一种磁热扶阳杵针

发　明　人：晋松；高秀花；钟磊；彭全

专　利　号：ZL 2017 2 0172163.7

专利申请日：2017 年 02 月 24 日

专 利 权 人：成都中医药大学附属医院

地　　　址：610036 四川省成都市金牛区十二桥路 39 号

授权公告日：2018 年 04 月 27 日　　　　授权公告号：CN 207270473 U

　　本实用新型经过本局依照中华人民共和国专利法进行初步审查，决定授予专利权，颁发本证书并在专利登记簿上予以登记。专利权自授权公告之日起生效。

　　本专利的专利权期限为十年，自申请日起算，专利权人应当依照专利法及其实施细则规定缴纳年费。本专利的年费应当在每年 02 月 24 日前缴纳，未按照规定缴纳年费的，专利权自应当缴纳年费期满之日起终止。

　　专利证书记载专利权登记时的法律状况。专利权的转移、质押、无效、终止、恢复和专利权人的姓名或名称、国籍、地址变更等事项记载在专利登记簿上。

局长
申长雨

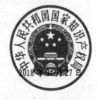

第 1 页（共 1 页）

3. 一种自动储热杵针。

证书号第8758137号

实用新型专利证书

实用新型名称：一种自动储热杵针

发 明 人：晋松;钟磊;钟枢才;李仲愚;陆华;谢春光;李明权;高秀花
董远蔚;郭鸿;罗丹青;王永康;叶河江;王钧冬;谢红艳

专 利 号：ZL 2018 2 0194073.2

专利申请日：2018 年 02 月 05 日

专 利 权 人：成都中医药大学附属医院;晋松;钟磊

地 址：610036 四川省成都市金牛区十二桥路 39 号

授权公告日：2019 年 04 月 23 日 授权公告号：CN 208770396 U

国家知识产权局依照中华人民共和国专利法经过初步审查，决定授予专利权，颁发实用
新型专利证书并在专利登记簿上予以登记。专利权自授权公告之日起生效。专利权期限为十
年，自申请日起算。

专利证书记载专利权登记时的法律状况。专利权的转移、质押、无效、终止、恢复和专
利权人的姓名或名称、国籍、地址变更等事项记载在专利登记簿上。

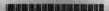

局长
申长雨

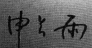
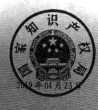

2019 年 04 月 23 日

第 1 页 (共 2 页)

4. 一种艾灸扶阳杵针。

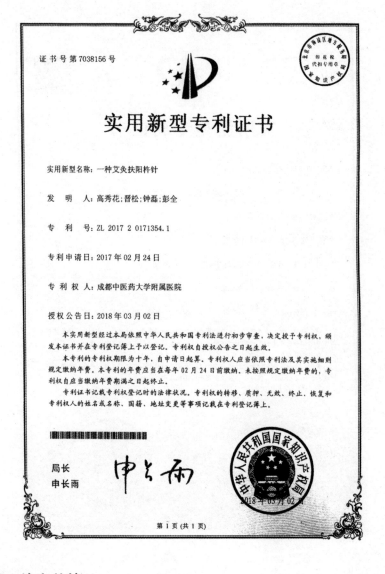

证书号第7038156号

实用新型专利证书

实用新型名称：一种艾灸扶阳杵针

发　明　人：高秀花；晋松；钟磊；彭全

专　利　号：ZL 2017 2 0171354.1

专利申请日：2017 年 02 月 24 日

专　利　权　人：成都中医药大学附属医院

授权公告日：2018 年 03 月 02 日

　　本实用新型经过本局依照中华人民共和国专利法进行初步审查，决定授予专利权，颁发本证书并在专利登记簿上予以登记，专利权自授权公告之日起生效。

　　本专利的专利权期限为十年，自申请日起算。专利权人应当依照专利法及其实施细则规定缴纳年费。本专利的年费应当在每年 02 月 24 日前缴纳。未按照规定缴纳年费的，专利权自应当缴纳年费期满之日起终止。

　　专利证书记载专利权登记时的法律状况。专利权的转移、质押、无效、终止、恢复和专利权人的姓名或名称、国籍、地址变更等事项记载在专利登记簿上。

局长
申长雨

第 1 页（共 1 页）

四、论文总结

　　成都中医药大学附属医院杵针团队致力于对杵针疗效的临床研究，发表相关论文 14 篇（详见附录）。

　　1. 孙剑峰，邓建伟，张迪，等. 通络活血酊联合杵针治疗血瘀气滞型腰椎间盘突出症的疗效 [J]. 实用医学杂志，2022，38（9）：1147−1151.

　　2. 蒋运兰，楚鑫，钟磊，等. 杵针操作规范及质量评价标准 [J]. 西部医学，2021，33（11）：1565－1569.

3. 秦涛，沈音丽，晋松，等. 杵针结合冰袋贴敷法治疗中风后上肢屈肌痉挛临床研究［J］. 四川中医，2020，38（12）：195－197.

4. 吴志鹏，孙剑峰，罗丹青，等. 杵针治疗顽固性呃逆的临床初探［J］. 四川中医，2020，38（2）：48－49.

5. 高秀花，晋松，贾敏，等. 基于循证医学指导的杵针治疗无先兆偏头痛的临床观察［J］. 中医临床研究，2020，12（20）：61－63.

6. 罗丹青，郭鸿，孙剑峰，等. 杵针疗法治疗腰椎疾病临床体会［J］. 四川中医，2019，37（12）：28－30.

7. 邓建伟，罗丹青，晋松. 杵针配合等长收缩运动治疗肩袖损伤临床观察［J］. 四川中医，2019，37（11）：180－181.

8. 郭鸿，罗丹青，孙剑峰，等. 初探三联促通疗法治疗膝关节半月板损伤［J］. 四川中医，2018，36（4）：51－54.

9. 罗丹青，郭鸿，吴志鹏，等. 大椎八阵配河车椎至段杵针治疗交感型颈椎病的临床初探［J］. 四川中医，2018，36（3）：49－51.

10. 孙剑峰，郭鸿，晋松，等. 杵针疗法调治慢性支气管炎迁延期的临床体会［J］. 四川中医，2018，36（2）：49－51.

11. 沈音丽，郭鸿，王洁莹，等. 杵针疗法联合膀胱功能训练干预神经源性膀胱的临床研究［J］. 四川中医，2017，35（9）：175－177.

12. 晋松，孙剑峰，郭鸿，等. 杵针治疗感冒的临床体会［J］. 四川中医，2016，34（9）：32－34.

13. 晋松，孙剑峰，郭鸿，等. 杵针疗法调理背俞穴治疗外感发热［J］. 四川中医，2016，34（8）：38－40.

14. 晋松，苗润青，梁繁荣. 背俞穴杵针疗法调治亚健康状态 30 例临床体会［J］. 四川中医，2010，28（11）：116－117.

中篇 钟磊

第一节 求学及工作经历

钟磊，男，1969年9月生于四川省成都市，为全国名老中医李仲愚老先生之嫡孙。其母为李仲愚老先生嫡长女、针灸专家李淑仁教授，其父为李仲愚老先生学术传承人钟枢才教授。钟磊自幼便受家学熏陶，自初中开始，便侍奉于李仲愚老先生左右，学习闲暇之时照顾李仲愚老先生起居，李仲愚老先生更是视之若珍宝，常常口传心授一些中医理论及辨证施治技巧。

钟磊老师高中毕业之后考入成都中医学院（现成都中医药大学）开启了中医学习之路。大学期间在各大专业老师的严格教导下其谨慎认真地学习，钟磊老师奠定了扎实的中医功底。其在校期间的授课老师有刘敏如、廖方正、张发荣、梁繁荣、蒲英儒、邓中甲等。在此期间，钟磊老师向同学们初次展示了杵针疗法及其工具，这也引起了其同窗好友晋松老师的兴趣。而在毕业后的若干年，他们因为杵针疗法而再次精诚合作，并将杵针疗法推向一个高峰。

钟磊老师天性纯善，性格开朗豁达，先执教于四川省针灸学校，后认为作为医生不能只有理论而没有临床经验，遂就职于成都中医药大学附属医院骨伤科，完成了从讲台到手术台的转变。这一站就是三十余年，其擅长的骨科手术有颈腰椎病的各类开放式手术、髋关节置换术、膝关节置换术、四肢骨折手术等，在骨科手术上的造诣日渐高深。

2012年，在国家大力发展中医、挖掘中医传承和流派的大环境下，国家中医药管理局启动了全国中医学术流派传承建设项目的申报工作。四川李氏杵针流派传承工作室建设项目成功获批，这是全国首批且截至目前的唯一一批全国64家中医学术流派传承工作室建设项目之一。钟磊老师带领团队人员精耕细作，按照要求，逐一圆满完成建设任务，于2016年12月通过项目验收。在此期间，钟磊老师先后多次去其他流派传承工作室考察建设经验，悉心培养传承人梯队，精心打造流派传承工作室的传承人体系，挖掘整理流派典籍和珍贵历史资料，优化杵针疗法的优势病种，开展国家级及省级继续教育项目十余项，分别在中国中医科学院广安门医院、广州中医药大学第一附属医院、北京中医药大学东直门医院、四川大学华西第四医院、四川大学体育学院、广汉市中医院、安溪县中医院、德国慕尼黑张小彦中医馆等十余家医疗机构建立工作站，并借此开展和宣传杵针疗法。钟磊老师以海纳百川的胸怀和无私的精神传播和教学杵针疗法，在近 10 年的时间里，总计培训了约 15000 人次。杵针团队在钟磊老师的带领下，将杵针疗法推广到了更广阔的地方，使得杵针疗法被更多人了解和应用。

在四川李氏杵针流派传承工作室建设项目的建设中，钟磊老师的大学同窗晋松老师一同加入，并肩作战。在团队的努力及四川省中医药管理局、四川省中医药学会的大力支持下，2016 年 9 月 19 日四川省中医药学会杵针专业委员会成立，这是四川省首个以中医适宜技术为主的中医学术专业委员会，也是四川省中医药界对杵针疗法在临床应用的肯定。2018 年成都中医药大学附属医院李仲愚杵针疗法康养中心成立，并于 2020 年成为四川省首批 10 家中医学术经典传承中心之一。在 3 年的建设期间，团队成员先后立项省部级课题 5 项、厅局级课题 8 项，出版书籍 3 部，发表论文 10 余篇。

在钟磊老师带领团队的精心耕耘下，"李仲愚杵针疗法"于 2021 年 5 月 24 日获国务院批准，成为第五批国家非物质文化遗产代表性项目。这是钟磊老师、晋松老师带领团队成员所获得的历史性硕果，使杵针疗法及流派又站立在了更高的高度。

至此，钟磊老师将继续以博大的胸襟、继往开来的气魄带领李仲愚杵针流派团队走向更加辉煌的明天。

第二节　病案集锦

一、腰痛

李某，女，49 岁，初诊日期：2021 年 8 月 3 日。

【主诉】腰痛 18 年，加重 3 个月。

【病史】18 年前患者因腰痛在某医院住院，诊断为"肾积水"，原因不明。治疗近 1 个月未见好转，遂配合中药治疗，患者自觉腰痛明显减轻，出院后继续服中药治疗，半年后腰痛症状消失。又到某医院复查，未见肾积水，饮食、二便、睡眠正常。一直维持到就诊前 4 个月，因过度疲劳，进食火锅等辛辣食物后腰痛复发，伴小腹胀满，小便短少，时有刺痛，尤其是劳累后加重，精神不佳，饮食正常。

【查体及实验室检查】舌质红、苔黄，脉沉而数。

【西医诊断】肾周围炎。

【中医诊断】腰痛，肾气亏损，湿热下注证。

【疾病认识】该病多由肾盂肾炎直接扩展而来（90%），致病菌多是革兰阴性杆菌，特别以大肠埃希菌（大肠杆菌）最常见，小部分（10%）是血源性感染，是由体内其他地方炎症病灶的细菌经血流播散到肾皮质，在肾皮质表面形成小脓肿，脓肿向外穿破进入肾周围组织，引起肾周围炎和肾周围脓肿，致病菌多是革兰阳性球菌。

【病因病机】腰为肾之府，肾脏损伤，久病伤肾，肾气亏耗，脏腑机能减弱，经脉失于濡养，则腰痛。

【治疗原则】补益肾气，清利湿热。

【杵针取穴】命门八阵、腰俞八阵；河车路命强段；委中、昆仑、太溪。

【补泻手法】平补平泻法。

【操作流程】以五星三台杵、金刚杵在命门八阵、腰俞八阵行点叩约 10 分钟，并以七曜混元杵行开阖、升降、运转约 10 分钟；以七曜混元杵在河车路命强段行运转、分理约 10 分钟；以奎星笔在委中、昆仑、太溪行点叩约 5 分钟。

【时间及疗程】每天 1 次，每次 30 分钟，7 天为 1 个疗程。

【疗效及随访】治疗 2 个疗程后，腰痛明显减轻，精神好转，小便畅通；继续治疗 2 个疗程，腰痛基本治愈，小便正常。为巩固疗效，再行杵针治疗 2 个疗程。

【按语】命门八阵、腰俞八阵、河车路命强段皆为局部取穴法，有补益肾气的作用，能清利湿热。委中为膀胱经合穴，昆仑为膀胱经腧穴，能清利膀胱经湿热以利小便，太溪为肾经原穴，配以命门八阵，能加强补肾益气之作用。

二、漏肩风（肩周炎）

马某，女，52 岁，初诊日期：2019 年 5 月 9 日。

【主诉】肩痛半年。

【病史】肩痛以右侧为甚，遇阴雨天加重，冷痛彻骨，右肩关节活动受限，伸臂、抬肩其痛难忍，饮食一般，二便调。

【查体及实验室检查】舌苔薄白，脉沉弦。

【西医诊断】肩周炎。

【中医诊断】漏肩风（寒痹）。

【疾病认识】肩周炎俗称"五十肩"。本病大多发生于 50 岁左右的中老年人，女性发病率高于男性，多见于体力劳动者。以肩部疼痛、夜间尤甚，活动障碍为主要临床表现。

【病因病机】风寒湿三气杂至合而为痹。风寒湿侵袭肩部，闭阻经络，不通则痛，日久郁而化热。

【治疗原则】散寒祛风除湿、通经活络。

【杵针取穴】肩髃八阵、大椎八阵，外关、合谷、手三阳经在手臂部的循行部位。

【补泻手法】泻法。

【操作流程】以五星三台杵在肩髃八阵、大椎八阵行点叩、分理约 10 分钟，以金刚杵行开阖、升降约 10 分钟；以奎星笔于外关、合谷行点叩、开阖约 8 分钟；以七曜混元杵于手三阳经处循经分离、运转约 5 分钟。

【时间及疗程】每天 1 次，每次 30 分钟。

【疗效及随访】连续治疗 7 次后，肩痛明显减轻，肩关节活动基本正常；又继续治疗 7 次，患者只在肩关节活动幅度较大时才有痛感；改为隔天治疗 1 次，又治疗 2 周，肩痛痊愈。

【按语】肩髃八阵、大椎八阵是治疗肩痛的局部有效腧穴，配以外关、合谷有疏通经络、祛风除湿散寒的作用。因手三阳经的循行线路皆要通过肩部，以杵针梳理调节，再配以艾条悬灸痛处，加强祛风散寒作用。全方共奏疏通经络、调和气血、祛风寒、除湿邪之功，则痹证可除。

三、眩晕

郭某，女，55 岁，初诊日期：2019 年 5 月 27 日。

【主诉】眩晕 1 年余，加重 7 天。

【病史】1 年前患者因眩晕兼有头痛于某医院住院治疗，诊断为"高血压眩晕"，经治疗眩晕基本好转，长期服用降压药以维持正常血压。1 周前，因生气情绪急躁而出现眩晕，并伴两侧头痛，眩晕欲吐，胸中满闷，两胁胀痛。

【查体及实验室检查】舌边红、苔薄黄，脉弦数。血压为 180/120mmHg。

【西医诊断】高血压眩晕。

【中医诊断】眩晕。

【疾病认识】高血压通常伴头晕头痛。当血压波动较大、血压明显升高时，对脑血管有一定的冲击或刺激，脑血管一过性扩张，引起头晕头痛。

【病因病机】肝气不舒，郁而化热，肝热循经上冲致两侧头痛。

【治疗原则】疏肝理气，清热平肝。

【杵针取穴】百会八阵、至阳八阵；河车路印脑段、阳命段；外关、阳陵泉、太冲、太溪。

【补泻手法】泻法。

【操作流程】以五星三台杵在百会八阵、至阳八阵行点叩、分理约 10 分钟，以七曜混元杵在河车路印脑段、阳命段行开阖、升降约 10 分钟，以奎星笔或金刚杵在阳陵泉、太冲、太溪行点叩、开阖约 10 分钟。

【时间及疗程】每天 1 次，每次约 30 分钟，5 天为 1 个疗程。

【疗效及随访】连续治疗 7 次，眩晕及头痛减轻，胸闷、胁痛有改善，血压已降至 140/90mmHg。杵针治疗既已见效，再继续治疗 2 周，眩晕、头痛消失，胸闷、胁痛已愈。随后每 3 天进行 1 次杵针治疗，以巩固疗效，保持血压正常。

【按语】至阳八阵、河车路阳命段有肝俞、膈俞等穴，配以肝经原穴太冲、胆经之合穴阳陵泉，能疏肝理气，清热平肝；百会八阵、河车路印脑段，是眩晕病变部位取穴，有平肝镇静的作用，配以外关、阳陵泉、太冲，行杵针泻法，有清肝泻热，平肝潜阳的作用。太溪为肾经原穴，有滋养肾经的作用，取滋水涵木之意，以加强潜阳平肝之功。方穴对证，疗效显著。

四、便秘

刘某，男，62 岁，初诊日期：2021 年 2 月 21 日。

【主诉】大便秘结，干燥如羊屎。

【病史】大便 3~5 天 1 次，长期服用酚酞（果导片）或麻仁丸。近 1 年来服果导片或麻仁丸无效，需使用开塞露或肥皂才能导出干结的大便。就诊时患者精神不振，饮食减少，腹胀，畏寒肢冷，少气懒言，腰膝酸软。

【查体及实验室检查】舌质淡、苔薄白，脉沉细。

【西医诊断】便秘。

【中医诊断】便秘。

【疾病认识】便秘主要表现为排便次数减少、排便困难、大便秘结等，排出粪便硬如羊粪。老年人便秘可诱发高血压、冠心病、疝气等。粪便嵌塞后可产生肠梗阻、粪性溃疡、尿潴留及大便失禁。

【病因病机】脾肾气虚，寒凝气滞，脾胃运化无力，大肠传导失司，不能将停滞于肠道的食物糟粕排出体外。

【治疗原则】益气健脾，温肾助阳，促进大肠的蠕动，使其排出肠道糟粕。

【杵针取穴】命门八阵、腰阳关八阵、关元八阵；河车路至阳至长强段。

【补泻手法】平补平泻法。

【操作流程】以五星三台杵在命门八阵、腰阳关八阵和关元八阵行点叩约10分钟，以七曜混元杵在河车路至阳至长强段行运转、分理约10分钟。

【时间及疗程】每天1次，每次20分钟，5天为1个疗程。

【疗效及随访】治疗1个疗程后，能借助麻仁丸排出大便。再行杵针治疗1个疗程，大便基本保持每天1次，精神佳，腹胀缓解，饮食增加，每天坚持户外活动半小时，腰膝酸软基本消失。后又行杵针治疗4~6周以巩固疗效，维持每天大便1次。以后改杵针治疗隔天或3天1次，一直保持大便通畅。

【按语】命门八阵、腰阳关八阵配伍关元八阵，一前一后，二阴一阳，为俞募配穴之意义（大肠俞、天枢相配），能调节大肠的传导功能。河车路至阳至长强段，有温补脾肾阳气之作用，脾肾阳气旺盛，大肠的传导功能正常，则便秘可痊愈。

五、不寐

文某，男，43岁，初诊日期：2021年12月22日。

【主诉】失眠4年，近3个月加重，整夜不能入睡，伴心烦头昏，耳鸣健忘，手足心热，腰膝酸软，潮热盗汗。

【查体及实验室检查】舌红，少苔，脉细数。

【西医诊断】失眠。

【中医诊断】不寐。

【疾病认识】失眠是指尽管有适当的睡眠机会和睡眠环境，仍然对睡眠时间或质量不满意，且影响日间社会活动的一种主观体验。失眠与生理、心理、环境、药物、生活行为、个性、精神及全身疾病等因素相关。

【病因病机】心肾不交，肾阴亏损而见头昏耳鸣，手足心热，腰膝酸软，潮热盗汗；肾水不足而不能上承于心，心火独亢而见心烦失眠。

【治疗原则】交通心肾，滋养肾阴，清心宁神。

【杵针取穴】神道八阵、百会八阵、命门八阵；河车路大椎至命门段；太溪、神门。

【补泻手法】太溪用补法，神门用泻法，其余平补平泻法治疗。

【操作流程】以金刚杵在神道八阵、百会八阵、命门八阵行点叩、开阖、升降及运转约15分钟，以七曜混元杵在河车路大椎至命门段行运转、分理约10分钟，以奎星笔在神门、太溪行点叩约10分钟。

【时间及疗程】每天1次，每次约20分钟。

【疗效及随访】连续治疗 7 次后，心烦头昏减轻，失眠有改善，每晚能睡 3~4 小时，但多梦。再以杵针治疗 7 次，失眠症状基本改善，每晚能睡 6~7 小时，潮热盗汗、腰膝酸软有所减轻。后改为杵针治疗隔天 1 次，4 周后痊愈。

【按语】百会八阵的百会（泥丸）及四神聪，有镇静安神的作用；神道八阵有心俞，能养心安神；命门八阵配肾经原穴太溪，有滋养肾阴的作用；神门为心经原穴，用杵针泻法，有清心宁神的作用。肾阴充沛则能上承于心，心火不独亢而能下济于肾，心肾相交，水火互济，失眠则愈矣。

六、感冒

张某，男，25 岁，初诊日期：2018 年 7 月 16 日。

【主诉】感冒 15 天。

【病史】曾服感冒清、抗病毒冲剂，未见好转。症见发热（体温 38.5℃），微恶风寒，头痛身痛，无汗，咽喉红肿疼痛，微咳，痰稠黄。遂拟以针灸治疗，但因患者畏针而改为杵针治疗。

【查体及实验室检查】舌尖红，苔薄微黄，脉浮数。

【西医诊断】上呼吸道感染。

【中医诊断】感冒。

【疾病认识】本病以病毒感染为主，临床表现为鼻塞、流涕、咳嗽及发热等。一般预后良好。

【病因病机】风热感冒，热邪壅肺。

【治疗原则】疏风解表，清热宣肺。

【杵针取穴】风府八阵、大椎八阵；河车路脑椎段；少商、曲池、合谷、尺泽。

【补泻手法】泻法。

【疗效及随访】治疗 2 次后，体温降至正常，咳嗽、咽喉痛减轻；4 次后感冒治愈。

【按语】风府八阵、大椎八阵皆有疏风解表的作用，配以河车路脑椎段以加强疏风解表、清利咽喉的作用。曲池、合谷配少商，有疏风清热、利咽消肿的作用。少商善治咽喉痛，若配以尺泽可清热，肃降肺气，能治疗风热引起之咳嗽。杵针用泻法，表邪得解，风热得清，感冒则愈。

七、呕吐

兰某，女，23 岁，初诊日期：2020 年 8 月 13 日。

【主诉】间断持续呕吐 1 个月，加重 3 天。

【病史】1 个月前患者因大量进食雪糕后出现胃脘部疼痛，恶心、呕吐，曾服西药止呕，效果不佳。平时恶心欲吐，饭后常有呕吐出现。曾在某医院检查，诊断为慢性浅表性胃炎。伴胃脘不舒，精神疲惫，饮食减少，大便稀溏，面色不华。

【查体及实验室检查】舌淡，苔白，脉沉细。

【西医诊断】慢性浅表性胃炎。

【中医诊断】呕吐。

【疾病认识】此病为多重因素引起的胃黏膜急慢性炎症，常表现为中上腹疼痛、腹胀、恶心、呕吐、嗳气、食欲不振等。

【病因病机】过食寒凉之物，伤及中阳，虚寒内生，胃气不降而致。

【治疗原则】温中散寒，降逆止呕。

【杵针取穴】至阳八阵、脊中八阵、中脘八阵；河车路阳命段；足三里、三阴交、内关、公孙。

【补泻手法】用补法，并可加艾灸。

【时间及疗程】每天 1 次，每次 30 分钟。

【疗效及随访】连续治疗 1 周后，呕吐止，饮食恢复正常，大便正常，精神好。为加强疗效，再治疗 7 次，呕吐痊愈。

【按语】至阳八阵、脊中八阵配中脘八阵，一前一后，一阴一阳，直接调节脾胃气机，并寓俞募配穴之意（胃俞、中脘）；加上河车路阳命段，则温中补虚之力更强。足三里与三阴交相配为表里经配穴法，可直接调节脾胃功能。内关为手厥阴心包经络穴，通于阴维脉，为八脉交会穴之一，主治心、胸、胃之病症，配以足太阴脾经之络穴公孙，该穴通于冲脉，是八脉交会穴之一，冲脉又隶属手阳明，故该穴与内关相配调节胃气、降逆止呕作用显著。全方配伍，杵针用补法，并加以艾灸，温脾补虚之作用显著，降逆止呕功效卓越。

八、泄泻

阎某，女，41 岁，初诊日期：2020 年 3 月 29 日。

【主诉】腹泻 1 个月余，大便每天 3～4 次。

【病史】大便不成形，有稀涎，便后肛门有灼热感，小腹隐痛，饮食减少，口苦心烦，小便短赤。腹泻初曾在某医院做肠镜检查及大便检查，均未见异常，曾服西药诺氟沙星、多潘立酮等，腹泻未见好转反有加重，精神欠佳。患者不愿再服药物，遂来进行杵针治疗，以恢复肠胃功能。

【查体及实验室检查】舌质红、苔黄腻，脉濡数。

【西医诊断】腹泻。

【中医诊断】湿热泄泻。

【治疗原则】清热利湿止泻。

【杵针取穴】腰阳关八阵；河车路命强段；天枢、足三里、中脘八阵。

【时间及疗程】杵针常规治疗，用泻法，每天1~2次，每次30分钟。

【疗效及随访】连续治疗7次后，腹泻次数明显减少。大便已无涎液，肛门灼热感消失，小腹仍时有隐痛，饮食增加。杵针治疗疗效显著。连续再治疗7次，以巩固疗效。

【按语】腰阳关八阵、河车路命强段，均能调节肠道气机与传导功能，配以天枢，有俞募配穴之意义（腰阳关八阵中有大肠俞），能直接调节大肠的功能。天枢配足三里用杵针泻法，有清热利湿、理气止泻的作用；中脘为胃之募穴，又是六腑之会穴，可调节胃肠功能，增强食欲。运用杵针调节肠胃功能，属于非药物调节，不同于药物要通过胃肠的吸收才能显效。杵针治疗能充分调节患者自身的功能活动，故效果显著。

九、耳鸣

谢某，男，52岁，初诊日期：2015年7月20日。

【主诉】耳鸣，听力下降2$^+$月。

【病史】2个月前患者感冒后即出现眩晕，某医院诊断为梅尼埃病。经治疗，眩晕好转，但随之出现耳鸣如蝉，终日不停，听力逐渐下降，经高压氧及西药治疗未见好转，遂求治于中医。刻下：耳鸣如蝉，鸣声高昂，时伴眩晕，兼见口苦心烦，小便短赤。

【查体及实验室检查】舌质红，苔黄，脉弦数。

【西医诊断】梅尼埃病。

【中医诊断】耳鸣。

【病因病机】肝胆湿热上冲，蒙蔽耳窍。

【治疗原则】清肝泻火，息风通窍。

【杵针取穴】百会八阵、风府八阵、河车路脑椎段；翳风、听会、足临泣、侠溪、听宫、中渚、耳八廓。

【补泻手法】平补平泻。

【时间及疗程】每天1次，每次30分钟。

【疗效及随访】治疗7次后，眩晕、心烦、口苦减轻，耳鸣未见好转。再继续治疗2周，耳鸣减轻。方穴既已对症，继续治疗，3个月后耳鸣愈。

【按语】百会八阵、风府八阵，河车路脑椎段，有泻肝清热、理气通络、息风通窍的作用；手足少阳经脉均绕行于耳前后，故取手少阳三焦经之中渚、翳风，足少阳胆经之听会、侠溪、足临泣，远近相配，能疏导经气，清泄少阳之火，通畅气机，有上病下取之意；听宫为治耳病之有效腧穴，与耳八廓相配，能疏通耳道，耳道通畅，则耳鸣可愈。

十、呃逆

钱某，男，68岁，初诊日期：2016年5月24日。

【主诉】间断呃逆2个月。

【病史】患者于2016年5月21日晚突发呃逆不止，呃声高昂，连续不断，直至入睡后，呃逆方止。次日早晨起床后呃逆又作，遂到医院检查治疗。经胃镜、B超等多项检查，均未发现异常。诊断为胃肠神经症、膈肌痉挛。经调节胃肠功能，缓解膈肌痉挛的中西药治疗，虽呃逆症状减轻，但未见痊愈，遂来诊。因患者年龄大，体质较差，选以杵针治疗。刻下：呃逆不断，10分钟左右1次，呃声低微，食欲不振，精神倦怠，畏寒肢冷。

【查体及实验室检查】舌质淡、苔薄白，脉沉细而弱。

【西医诊断】膈肌痉挛。

【中医诊断】呃逆。

【病因病机】中焦虚寒所致。

【治疗原则】温中散寒，降逆止呃。

【杵针取穴】至阳八阵、脊中八阵、中脘八阵；河车路阳命段；足三里、内关、公孙。

【补泻手法】平补平泻。

【时间及疗程】杵针常规治疗，运用补法，另可配合艾灸。每天1次，每次30分钟。5天为1个疗程。

【疗效及随访】连续治疗7次后症状明显改善，呃逆延至1小时发作1次，而且呃声低微，饮食增进，精神好转；又杵针治疗7次，并配合艾条悬灸膈俞、脾俞、胃俞、中脘、足三里等穴。呃逆症状消失，患者痊愈。

【按语】至阳八阵、脊中八阵配中脘八阵、河车路阳命段用杵针补法，并加艾灸法，有温中散寒、补益脾胃、降逆止呃的作用。胃俞配中脘为俞募配穴之意，膈俞能缓解膈肌痉挛；内关为手厥阴心包经的络穴，通于阴维脉，公孙足太阴脾经的络穴，通于冲脉，两穴相配，是八脉交会穴相配的一对穴位，有补脾健胃、理气降呃之作用。全方配伍，能直接调节肠胃功能，温补中焦虚寒，故见效显著。

第三节　学术成果

一、《李氏杵针流派临床经验辑要》

《李氏杵针流派临床经验辑要》是由钟磊教授主编，晋松、陈延辉、赵文、董远蔚等副主编，樊效鸿、黄勇、邓又新、张小彦、曾婕、杜越、陈日高、王鑫灵、吕品、苟鑫、王延之共同撰写而成。

本书从李氏杵针流派源流入手。李仲愚先生毕生贯通儒、释、道、医四家之学，坚守身心统一的哲学思想，其学术思想以慈悲济世为基础，拔苦予乐为根本，方便达观为究竟，将敬畏生命、摄护生命、修养生命与觉悟生命4个阶次，融会贯通。故李仲愚老先生学术思想的关窍，旨在应机协助患者提升生命品质，拓展生命景观，升华先天、后天经络与功能，和谐身心性命。所谓医不叩诊，随缘即诊，道不轻传，应机亦传，是觉悟转身与转身觉悟无限之大机大用。师法李先生医道，需立足身心统一与人文关爱，从哲学文化积累、医经医理辨析、临床综合治疗等方面下手，以完成医家人格的养成、辨证施治哲学思想的完备及医艺道术的统一。

本书重点阐述了李氏杵针家传绝技、道家秘技中的杵针疗法。杵针疗法是李氏家族入川始祖李尔绯老太祖公少年时师从武当山岩居道士如幻真人学到的。李氏祖籍是湖北麻城县孝感乡，从尔绯老太公算起，在四川已经十七代人了。杵针疗法乃李仲愚老先生继承杵针后，又经60多年精深研究发展起来的一种独特疗法。该疗法特点是针具不刺入皮肤、肌肉之内，无疼痛伤害之苦，无相互感染之虑，兼针刺与按摩之长，患者易于接受，老弱妇孺皆无惧怯，是一种安全有效的物理疗法。临床应用于多种急、慢性疾病的治疗与康复均能收到满意的效果。杵针疗法为历代医经所未载，《道藏》亦未见述。杵针疗法为丹道家养生导引之辅助工具，在秘传过程中，只是口传其方法，没有文字记载。然而，其学术思想源于羲皇古易，具辨证、立法、取穴布阵，多寓有周易、阴符、理、气、象、数之息，和祖国医学理论乳水相融。该疗法曾列入国家"七五"重点科研攻关项目，1990年通过专家鉴定和国家验收，获得1989年度四川省科技进步二等奖，四川省中医药科技进步二等奖。杵针根源指针，以特制的四件套工具——七曜混元杵、五星三台杵、金刚杵、奎星笔，使用点叩、升降、开阖、运转、分理等基本手法，以及升降补泻、开阖补泻、迎随补泻、轻重补泻、徐疾补泻、平补平泻等补泻手法，刺激人体体表腧穴，作用于经络、脏腑，调和阴阳，扶正祛邪，疏通经络，行气活血，从而达到治病强身、康复保健的目的。杵针疗法既有不破皮肤的人文关爱，又有以布阵代替配穴的精简，在临床上有很好的疗效。

李氏杵针常用的特殊穴位如下。①八阵穴：天、地、风、云、龙、虎、鸟、蛇，其中又根据中宫部位分为百会八阵、风府八阵、大椎八阵、身柱八阵、神道八阵、至阳八阵、筋缩八阵、脊中八阵、命门八阵、腰阳关八阵、腰俞八阵等；②河车路：河车印脑段、河车脑椎段、河车椎至段、河车阳命段、河车命强段、河车天膻段、河车膻阙段、河车阙极段；③八廓穴：眼八廓、耳八廓、鼻八廓、面部五轮穴等。该书还对天星十二穴、指针等临床上疗效显著的疗法及相应的配穴（百会八阵、河车路、天元八阵、人元八阵、地元八阵等）进行了详细描述，并且记录了李仲愚老先生的独创奇穴——北辰穴、八荒穴、十鬼穴等穴位的主治病症、操作方法和具体的临床医案。

该书通过总结李仲愚老先生多年针灸临床经验，以经络学说为核心，以针刺和艾灸为手段，通过对经络上的一定腧穴进行适当刺激，从而激发精气，鼓舞正气，疏通经络，祛除邪气，调理脏腑，纠正气血、阴阳的偏盛偏衰，恢复其正常的功能状态，使疾病得以痊愈。李仲愚老先生在长期的针灸临床工作中总结出：全身的疾病都可通过经络的联系表现于体表或五官九窍，或体表一定经穴上，针灸通过对经穴的刺激能达到调节脏腑气血、治疗疾病的目的。其将经穴的作用归纳为发散解表、消炎杀菌、透疹止痒、疗瘫起痹、兴奋强心、镇静安神、息风解痉、镇痛、止血、清肠通便、温中止泻、消瘰散结、降逆止呕、健脾和胃、镇咳祛痰、调经活血、固胎保产、活血化瘀、利水消肿、强身保健等，并详细记录了对应针灸取穴要点；重点强调了运用透穴疗法、迎随补泻、大艾灸等特色疗法的临床诊治心得。透穴疗法可以加强局部的针感，减少进针数，减轻患者痛苦，对畏针患者更为适宜。常用的透穴疗法有四肢部位的直透法，如昆仑透太溪、绝谷透三阴交、外关透内关、阳陵泉透阴陵泉等；头面部的斜透法，如阳白透鱼腰、颊车透地仓、颊车透大迎、大迎透地仓等；以及特殊穴位北辰穴的鱼贯透穴法，都是李仲愚老先生临床上常用的透穴方法。迎随补泻中狭义之迎随，即迎其经气之所以来而针刺者为泻，随其经气之所以从去而针刺者为补。广义之迎随，一曰虚者补其母为随，实者泻其子为迎。二曰从表引至里为随，从里引至表为迎。三曰见其正气之虚而振补之为随，见其邪气实而抑泻之为迎。四曰随吸气时进针，呼气时出针为迎为泻；随呼气时进针，吸气时出针为随为补。五曰轻、快而短暂之刺激为随为补；重、慢而较长之刺激为迎为泻。尚有其重要者，为迎随取穴之法。取穴之法，必知元气之流行，五行之对待，相生、相克、相乘、相侮。随其实而泻之，随其虚而补之。大艾灸是在中医学物理疗法中的热熨、神灯照的基础上发展起来的，是针灸疗法中的灸法。经李仲愚老先生几十年的临床运用，多种疾病都可采用该方法治疗，如呼吸系统疾病、消化系统疾病、泌尿系统疾病、妇科疾病、神经系统疾病、骨骼和肌肉方面的疾病。这种疗法具有功效迅捷、设备简单、易于掌握的优点，为广大患者所欢迎。大艾灸在临床上应用范围广，常能使应用药物和其他疗法效果欠佳的疾病得到治愈或缓解。

在用药方面，李仲愚老先生重视外治，尤其是外科疾病，如疮疡、肿瘤、跌扑损伤、局部疼痛等，都可以在内服药物的基础上配合对症外用药物，能收到显著疗效，并分享了外敷、外洗、外贴、外擦药酒等临床常用的各种经典方。李老长于用古方，尤其是《伤寒论》《金匮要略》所载方药，并很注意这些方中有毒药物的应用，在临床上运用灵活，又不拘泥于古方。该书附有医案一则，可见在临床上运用古方及有毒药物，需深谙其中医理之奥妙，才能不拘泥于古人之方而灵活变通。李仲愚老先生用药精炼，善师古方之法，而组合化裁为新方，但又不失古方之意，再根据临床病证的需要变通。例如，主治面瘫、面风、面瘫后遗症、卒中后遗症、痹证的乌附星香汤，治疗风湿热及风湿性心脏病的三痹饮，治疗各种淋证（包括前列腺炎、前列腺增生、前列腺肥大等）的通淋散，治疗耳鸣耳聋的启聋片和治疗癫痫的镇痫散等。

在医案集锦中，本书以食道憩室、甲状腺肿瘤、慢性纤维增生性乳房疾病、脑震荡后遗症、急性结膜炎、瘰疬、类风湿关节炎、牙周炎、血栓闭塞性脉管炎、慢性子宫内膜炎、麻疹合并肺炎喘嗽、癫痫、慢性胆囊炎、前列腺囊肿、三叉神经痛、面神经麻痹、面肌痉挛等临床医案为例，详细地记录了患者的主诉、症状、中西医诊断、治法方药及复诊效果，分享了李仲愚老先生在数十年的临床经验中总结出的诊疗思路及各种内外治法。

在学术探讨中，本书从易理是宇宙间阴阳的消长、中医学的发展受易理哲学思想的影响、先天八卦与后天八卦、河图与洛书等角度阐释了医易结合、医易相通的临床诊治思维。在医易结合的基础上，本书还系统记录了编者对经络及腧穴之体会，从经络系统的形成、人体与大自然脉络相融、经络是精气神融合的整体，到经络的起源、范畴。阐述了大气流转而有生命，以成经络，人和自然的关系，六经六气，大气流行推动营卫，十二经脉和奇经八脉在太极一气中一脉贯行，乾坤阖辟，以及十二经脉、奇经八脉、十二经离合、十五别络的临床运用经验，还重点介绍了李仲愚老先生在临床工作中总结的具有显著疗效的经脉和 23 个经验穴位置及主治功效。

该书还从传统医学的根本宗旨——济世救人。中国古人早有"上医医国，中医医人，下医医病"的说法。医学现象是与人类共生的一种现象，涉及天文、地理、数学、历法、生理、解剖、病理、药理、诊断、治疗等。

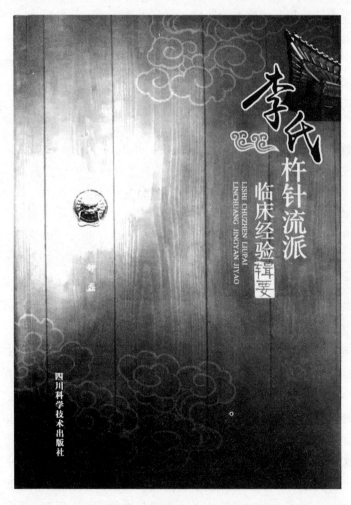

在疾病的预防上，本书从《素问·上古天真论》入手，提出"性命双修"的预防思想，即通过心性的修炼，杜绝七情五志的内伤，全面提高人体自身免疫力，同时适应天地运行，把握阴阳变化，避免"六淫"外伤，以恻隐之心养肝，谦下之心养心，羞恶之心养肺，是非之心养肾，无妄之心养脾，以合和四相，攒簇五行，转识成智，转烦恼为菩提，从而走上一条更加自由如意的人生道路。

在临床研究中，本书还通过背俞穴杵针疗法调治亚健康状态 30 例临床体会、杵针与独活寄生汤结合治疗腰痛的心得体会 2 例临床课题研究成果和杵针手法应用体会、杵针特色穴位浅析，从临床实践的角度阐释杵针疗法的哲学思想源于羲皇古易，其辨证、立法、取穴、布阵均有周易的理、气、象、数之意，这是医哲一体、天人合一的典型表现。

在癌症的防治中，本书还从癌症的致癌因素、临床表现、中医药治疗方法入手，介绍了中医药治疗癌症的辨证论治。通过针刺疗法、中药方剂、饮食调治、气功导引等方法来改善症状、提升生活质量，使患者长期与癌和平共处。

该书的最后通过阐述注重身心合一的整体性、安静冥想有益养生、用食物之偏纠正人体之偏、顺时养生保持恬淡虚无的心境，协助大家快乐过好每一天。

二、《四川李氏杵针流派临床经验全解图》

《四川李氏杵针流派临床经验全解图》一书由四川李氏杵针流派传承工作室的钟磊、钟枢才主编，于 2017 年 5 月由人民卫生出版社出版。

四川李氏杵针流派传承工作室各级医务人员共同努力发掘、整理相关研究及总结临床实践经验，编写完成此书。全书主要介绍了李氏杵针疗法，讲述李仲愚老先生学术思想概述、基本理论、杵针的特点、杵针的治疗效果，并拍摄完成部分病种的治疗操作视频，体现了李氏杵针疗法的特色。全书简明扼要，共三章，分别介绍了四川李氏杵针流派的传承与发展；流派的诊疗特色与技术；杵针疗法在临床上的优势病种的治疗理论，并将处方拍摄成视频供教学参考。

开篇第一章为四川李氏杵针流派概览。杵针疗法是李氏家族入川始祖李尔绯少年时师从武当山如幻真人学到的。李氏祖籍湖北麻城县孝感乡，从李尔绯算起，在四川已经传至第十七代。现文字记载的十二代传人是李春庭公。春庭公为天彭名医，自幼习医，传承了家传之杵针疗法，常奔走于乡间为民疗疾，医馆患者遍布天府之地，为后来杵针的继续传承奠定了坚实的医学基础。春庭公后，第十三代传人李文焕公继承家学，熟读中医典箱，亦习西医学，后声名斐然，被聘请于熊克武军团任军医。治疗手段中西贯通，备受官兵们的尊重和喜爱。后四川军阀混战，动荡不堪，乡里民不聊生，文焕公无意于政途，一心牵挂乡邻，遂辞职回乡，专心培养族人，传至第十四代传人李仲愚老先生。

李仲愚，1920 年 2 月 21 日生于四川省彭县九尺乡仁凤里。5 岁入私塾，13 岁入医门，师从堂叔晚清秀才李培生，后又师从天彭名医刘国南、刘锐仁。17 岁即悬壶于县医馆，针药并用。19 岁考取四川省注册中医师资格，次年入四川国医学院学习。中华人民共和国成立后，曾任彭县卫生工作者协会主任、县人民委员会委员。1955 年奉调成都中医进修学校，次年调入成都中医学院，从事中医、针灸教学和临床工作。1986 年晋升为主任医师。享受政府特殊津贴。1996 年任成都中医药大学附属医院针灸指针研究室主任、康复科主任，四川省政协委员，兼任中国针灸学会常务理事、中国医用气功学会副会长、四川省针灸学会会长等职。

李氏杵针疗法传承过程中秘不外传，只是口授其方法，无文字记载。其学术思想源于羲皇古易，其辨证、立法、取穴、布阵，多寓有周易、阴符、理、气、象、数之意，与中医理论水乳相融。李仲愚先生毕生贯通儒、释、道、医四家之学，坚守身心统一的哲学思想，其学术思想是以慈悲济世为基础，拔苦予乐为根本，方便达观为究竟。李仲愚老先生将敬畏生命、摄护生命、修养生命与觉悟生命四个阶层，彻底融会贯通；立足身心统一与人文关爱，从哲学文化积累、医经医理辨析、临床综合治疗等方面着手，完成医家人格的养成、辨证施治哲学思想的培育以及医艺道术的统一。李仲愚老先生的学术思想旨在应机协助患者生命品质的提升，帮助患者生命景观的拓展。其治学严谨，诲人不倦，带教各层次学生。带教过程中，多从传统中医理论及针灸、气功学说出发，联系儒、佛、道知识，结合临床进行讲授，受到学生好评。1990 年，他荣获"四川省自然科学界精神文明标兵"称号。1991 年，他又被国家人事部、国家中医药管理局确定为继承老中医药专家学术经验的指导教师。在花甲之年，喜收两名高徒，并代表四川赴北京参加了在人民大会堂隆重举行的拜师大会。在指导中，强调知行统一，重视医德教育。

李仲愚老先生长期从事临床工作，深求古训，博采新知，施术时能取各家之长，因时、因地、因人、因症灵活施治。精于方术，善用针灸，多采用杵针、指针之法，收到了满意的疗效。而后受有关部门的重视，经批准成立针灸指针研究室，并主审全国中等中医药学校教材《针灸治疗学》（山东省科学技术出版社，1990）。

李氏杵针流派诊疗特色与技术：杵针具有人文关爱、以布阵代替配穴、选穴精简、临床施治方便的特点。杵针疗法治疗疾病是通过特殊的工具，运用不同的手法，在针灸常用腧穴和杵针疗法的特殊穴位上进行治疗。虽选穴与针灸基本相同，但杵针疗法有其特殊穴位，常用的特殊穴位包括八阵穴、河车路、八廓穴、面部五轮穴。李氏独创北辰穴、八荒穴、十鬼穴奇穴，疗效非凡。

杵针曾以檀木、玉石、银质等作为基本材料，从第十四代至今以铜为基本材料，确定了杵针工具一套四件的标准，奠定了杵针向社会推广的基础。杵针因临床操作手法和作用不同而名称各异，工具包括七曜混元杵、五星三台杵、金刚杵、奎星笔。医者手持处称为针身，两头固定针尖的部位称为针柄，杵针的尖端部分称为针尖，是杵针直接接触皮肤的部分。

杵针针具的选择：应以杵针无缺损，针尖无松动，针身、针柄和针尖光滑圆整，各类杵针的规格齐全者为佳。在临床使用时，还应根据患者的性别、年龄、形体、体质、病情及施治的部位和操作手法选择相应的针具。

对患者施术时采用的体位姿势，应以施术者能取穴准确，操作方便，患者肢体舒适，并能较长时间接受杵针治疗为原则。

杵针治疗时患者的体位主要以仰卧位、侧卧位、俯卧位、仰靠坐位、俯伏坐位、侧伏坐位为主，在临床治疗时，除上述常用体位外，对某些腧穴则应根据具体要求采取不同的体位。同时也应注意，若可能用一种体位取处方所选腧穴时，就不应采用两种或两种以上的体位。而应根据患者体质、病情等具体情况灵活掌握。

杵针因只在腧穴的皮肤表面施治，所以治疗前后的杵针，用清水冲洗后酒精棉球擦拭晾干即可。

一般医者右手持杵针，称为刺手，左手辅助治疗，称为押手。刺手的作用是执持杵针，直接在患者腧穴上施杵。押手的作用是固定腧穴，辅助刺手施杵。

持杵方法简单，有执笔法、直握法2种。行杵方法灵活，如寻按行杵法、指压行杵法。在杵针操作中，正确掌握杵针施术的上下高度、角度、轻重、徐疾对提高杵针治疗效果、防止挫伤皮肤及肢体有着重要意义。临床上同一腧穴，由于杵针操作的高度、角度、轻重、徐疾不同，杵针透达体内的针感亦有差异，并直接影响到杵针治疗的效果。

杵针治疗中，为使患者产生杵针感应而使用一定的手法，称为行杵。杵针刺激部位产生的经气感应，称为得气，或称杵针感应。患者出现杵针感应后，除具有与针刺治疗类似的酸、麻、胀、重等针感外，还会出现刺激部位皮肤潮红和局部的温热感，以及患者特有的全身轻松、舒适、愉悦的感觉。

得气与否及气至的迟速，不仅直接关系到杵针治疗的效果，而且可以借此窥测疾病的预后情况。临床上一般是得气迅速时，疗效较好；得气较慢时，疗效较差；若不得气，可能无治疗效果。

李氏杵针操作手法，集针砭、按摩之长，承导引之术，融九宫河洛之法，具有手法简便、易于操作的特点。常用杵针的操作手法有点叩、开阖、升降、分理、运转。

杵针疗法通过手法补泻，以补虚泻实、祛邪扶正、调理气机、平衡阴阳、防病治病为目的，升降补泻法、开阖补泻法、迎随补泻法、轻重补泻法、徐疾补泻法、平补平泻法与针刺补泻有异曲同工之妙。杵针治疗时间一般为30分钟，对一些特殊病证，如急、慢性痛证、痿证、痹证等，可以适当延长杵针治疗时间。

杵针治疗，一般是用杵针器具在经脉腧穴的皮肤上做不同的手法治疗，不刺入皮肤、肌肉，以达到调理气血、疏通经络、扶正祛邪的目的。因此，无针刺治疗之晕针、滞针、弯针、断针及刺伤内脏，无血肿、气胸等异常情况的发生。在临床施行杵针治疗时要注意以下几点：

1. 患者过于饥饿、疲劳时，不宜立即进行杵针治疗。

2. 治疗前向患者出示杵针工具，说明杵针治疗无痛、无创伤，以消除患者的精神紧张。然后选择好治疗体位和治疗腧穴，开始杵针治疗。总之，以患者神情安静、肌肉松弛、体位舒适为宜。

3. 医者应静心息虑："持针之道，坚者为宝。"（《灵枢·九针十二原》）行杵时医者应留神行杵，使杵力均匀，行杵有度。

4. 怀孕3个月以上者，腹、腰、骶部位禁杵。

5. 小儿囟门未合者禁杵。

6. 皮肤有感染、疮疖、溃疡、瘢痕或有肿瘤的部位禁杵。

7. 杵针治疗时要防止损伤肌肤、挫伤脏腑，如胸胁、腰、背、头枕部等，行杵时用力不宜过重，以免挫伤肝、脾、肺、肾、髓海等。在行杵时，可根据患者的杵针感应，及时调节行杵的轻重缓急。

8. 乳根、食窦、头面部诸穴，均不宜用杵针重刺，对头面、五官及四肢末端面积较小处的腧穴，只宜用奎星笔（或金刚杵）行点叩、开阖手法，一般不用运转、分理手法。

9. 杵针手法过重而引起局部皮肤青紫者，一般无须处理，可以自行消退。

杵针具有操作简便的特点，但医者无一定的指力、腕力、肘力和臂力，难以达到杵针治疗时需要的轻重缓急刺激，起不到补泻的治疗作用。具备一定的指力、腕力、肘力、臂力是正确进行各种杵针手法操作及提高临床疗效的基本条件。

杵针手法的练习：可以先用七曜混元杵或五星三台杵，选一长25cm、宽15cm、厚5cm大的布垫或纸簿（或一本厚书）放在平桌上，做上下点叩或左右、上下分理、运转的手法练习。或将金刚杵（或奎星笔）做点叩、升降、开阖的手法练习。为了确切掌握杵针疗法手法的操作，体验不同杵针手法的各种感觉，还可自身试杵，或学习杵针者之间互相试杵，熟悉杵针手法和治疗部位，提高杵针治疗效果。

杵针不仅包涵人类生理、心理基础，更有深刻的人文关爱特质。杵针心法极为重要，具体如下：

1. 临证须凝神静气，慈悲恻隐。
2. 施治必以意领气，调节阴阳。
3. 救人当医患感通，升华生命。

杵针治疗就是根据脏腑、经络学说，运用四诊诊察病情，进行八纲辨证，将临床上各种不同证候进行分析归纳，以明确病因病机，以及疾病部位之在脏在腑、在表在里；疾病的性质属热属寒、属虚属实及病情的标本缓急。然后根据辨证进行相应的配穴处方，依方施杵，或补或泻。以通其经络，调其气血，使阴阳归于相对平衡。杵针治疗原则就是杵针辨证施治的原则，根据《灵枢·经脉》"盛者泻之，虚者补之"的原则而确定。临床上运用杵针治病时，必须根据中医基础理论，运用望、闻、问、切四诊配合其他方法，确定八纲辨证。

杵针治病，是通过杵针作用于人体经络腧穴来进行的，因此，处方配穴在治疗中有重要作用。

杵针治病范围广泛，腧穴繁多，一穴可治数病，一病可用数穴，初学者难以掌握。我们以脏腑经络为指导，按照"病随经所在，穴随经而取""经脉所过，主治所在""本经有病本经求""循经取穴"等原则：配穴方法既可分别运用，亦可合并处方；配穴多少，应按病情需要而定，一般以2~4穴为宜。

本书的最后从病因病机概述、辨证及治疗、典型医案3个方面总结了头痛、眩晕、耳鸣耳聋、高血压、中风、痛经、颈椎病、漏肩风、腰腿痛、膝关节骨性关节炎等优势病种的杵针治疗方法，并以视频的方式详细介绍了辨证施治的临床诊治方案，供读者学习。

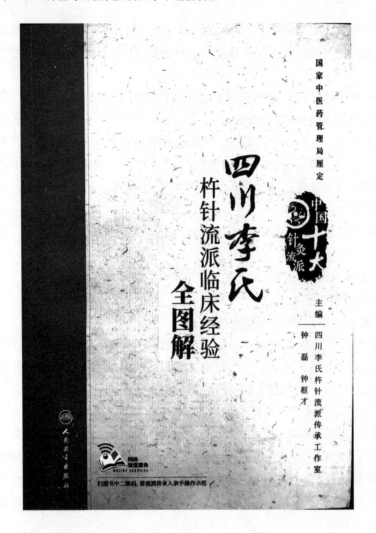

三、《杵针学》

《杵针学》是新世纪全国高等中医药院校创新教材，由中国中医药出版社于 2006 年首次出版。杵针疗法兼有针刺与按摩之长，具有不用药物，针具不刺入皮肤、肌肉等优势，患者不易交叉感染，且工具制作简单，取穴精简，操作简便。杵针疗法在许多疾病的治疗中取得了良好的效果，受到了医者与患者的欢迎。但杵针疗法的操作方法口授秘传，无文字记述，历代医经典籍未有记载。为了推广该疗法，钟枢才、钟磊教授等将杵针疗法源流、杵针疗法的基本理论及操作技术、杵针对各种常见疾病的疗效进行整理加工，编写成《杵针学》，为中医药及针灸推拿乃至康复专业学习杵针疗法提供了专业指导。

全书分为上、下两篇。上篇对杵针疗法的相关腧穴、工具、手法进行了详尽阐述。腧穴部分引入了八阵穴、河车路、八廓学等杵针疗法所需的分别适用于人体不同部位的特殊穴位；工具和手法部分则详细描述了杵针疗法所用到的特殊仪器杵针的构造和规格，以及操作时所用到的升降、运转、开阖、点叩、分理等治疗手法。下篇从不同疾病入手，指出了杵针疗法是在中医辨证论治、脏腑经络学说的指导下进行的，细致描述了应对不同证型疾病所用到的杵针治疗原则与配穴，为内科疾病、妇科疾病、儿科疾病、外科疾病、五官科疾病的杵针治疗提供了全面指导。

《杵针学》一书在中医传统疗法推广、传承方面具有重要意义，让大家明白什么是杵针疗法，如何将杵针疗法运用到临床实践，值得广大中医药学子阅读学习。

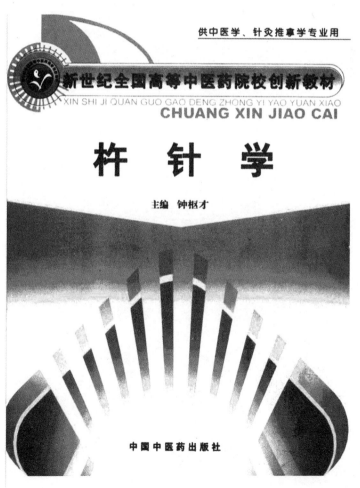

下篇　蒋运兰

第一节　求学及工作经历

　　蒋运兰，1966 年 12 月出生于四川安岳县，1985 年 7 月于内江卫生学校（现四川省内江医科学校）中专毕业，1992 年 7 月于华西医科大学（现四川大学）大专毕业，1999 年 7 月于华西医科大学（现四川大学）本科毕业。1985 年 7 月至 1990 年 8 月在内江第一人民医院从事护士工作，1990 年 9 月至 2001 年 7 月于四川护理职业学院担任护理教研室主任，2001 年 8 月至 2002 年 1 月于四川省成都卫生学校工作，为护理教研室教师。2002 年 2 月于成都中医药大学附属医院工作，2003 年 8 月担任成都中医药大学附属医院护理部主任，2007 年 12 月兼任成都中医药大学护理学院副院长，2011 年 4 月兼任成都中医药大学附属医院副院长，2018 年 7 月担任成都中医药大学附属医院党委副书记。

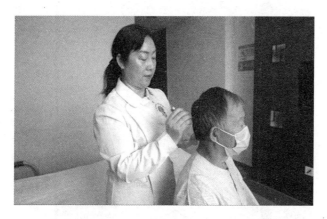

　　蒋运兰于 2002 年起，师从钟枢才教授学习李仲愚杵针疗法，为国家非物质文化遗产——李氏杵针流派第十六代传承人、四川省第七批省级非物质文化遗产代表性传承人，目前担任四川省中医药学会杵针专业委员会副主任委员兼护理专业组组长。蒋运兰将杵针技术与护理工作相融合，牵头申报成立了全国中医护理骨干人才培训基地，培养全国中医护理骨干人才 2000 余人。她在培养人才、传承文化的同时，仍不忘自我提升和对杵针疗法技艺的再创造与深入研究。

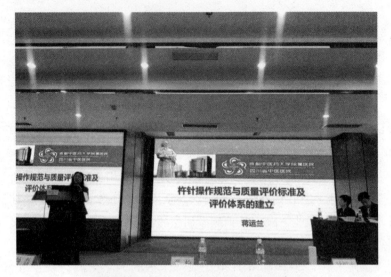

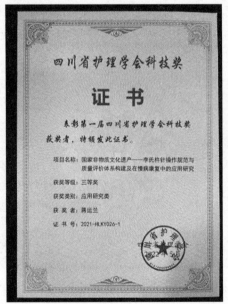

　　近年来，蒋运兰教授主持和参与杵针相关课题 11 项，发表杵针相关论文 19 篇，参与编写《杵针操作规范及质量评价标准》专家共识 1 套。其中论文《杵针操作规范与质量评价标准的构建及临床应用研究》被评为四川省中医药学会优秀论文，"李氏杵针操作规范与质量评价体系构建及在慢病康复中的应用研究"获第一届"四川省护理学会科技奖"，主编的科普读物《传承中医文化——非物质文化遗产李氏杵针实用手册》将由中国中医药出版社出版，将对进一步推动国家非物质文化遗产——李氏杵针的传承及发展发挥积极作用。

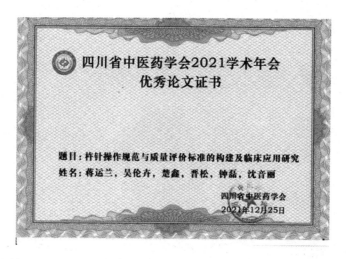

目前李仲愚杵针疗法在慢性病防治及康养中应用良好，达到了"未病先防""已病防变"的功效。蒋运兰教授带领护理团队将其在临床中进行广泛实践，围绕杵针规范操作在脑卒中、失眠、肿瘤、神经源性膀胱、神经源性肠道及其相关症状、焦虑、抑郁、疼痛、癌因性疲乏等一系列慢性病康复中的临床实践研究，构建了杵针操作规范及杵针操作质量评价体系，形成的《杵针操作规范及质量评价标准》专家共识，填补了国内杵针操作标准的空白，为杵针临床操作提供更加科学、规范的依据。

在传承与推广方面，蒋运兰教授通过对李氏杵针相关文献的发掘整理和一系列杵针操作规范及杵针操作质量评价体系与临床实证研究，培养了研究生61名（含第十七代李氏杵针传承人3名）。2016年至今，杵针操作规范已在成都中医药大学附属医院及全国100余家医疗机构中推广使用，涉及脑卒中、失眠、肿瘤、腰腿痛、颈椎病、神经源性膀胱、神经源性肠道等20余种慢性病康复。蒋运兰教授在全国中医护理学术交流会议上做线上、线下杵针专题讲座4次，在省外护理学术会上做杵针专题讲座5次，在省内护理学术会议上做杵针专题讲座30余次，累计培训学员达20万余人次。护理人员将杵针技术服务于广大患者，取得显著的成效。其主编的杵针疗法科普类读物《传承中医文化——非物质文化遗产李氏杵针实用手册》，适合广大群众学习。她立志于让杵针技术被社会和群体持续认同和接受，以更好地服务大众，促进四川省乃至于全国中医药事业的蓬勃发展。

第二节 病案集锦

一、内科杂症

（一）哮证（支气管哮喘）

李某，男，16 岁，初诊日期：2016 年 11 月 12 日。

【主诉】喘息、气促、胸闷 1$^+$ 年，加重 1 周。

【病史】1$^+$ 年前患者无明显诱因出现喘息、气促、胸闷，呈阵发性发作，进行性加重，伴咳嗽、咳痰、心悸、呼吸困难，经解除支气管平滑肌痉挛等治疗后症状可改善。病情反复，频率增加，程度加重，曾多次在多家医院住院，明确诊断为"支气管哮喘"，病程后期使用"沙美特罗替卡松"可完全缓解。1周前上述症状反复发作，今为系统诊治遂入我院。门诊以"支气管哮喘"收入我科。患病以来精神、饮食、睡眠稍差，大小便如常，体重无明显增减，体力无明显下降。

【查体及实验室检查】双侧胸廓对称，无畸形，语音震颤无增强及减弱，双肺呼吸音粗，未闻及干湿啰音。胸部 CT 检查未见明显异常，舌淡、苔薄白，脉弦细。

【西医诊断】支气管哮喘。

【中医诊断】哮证。

【疾病认识】哮喘是一种突然发作的以呼吸喘促、喉间哮鸣有声为临床特点的疾病，俗称齁，又名齁喘，皆以症状命名。就气息而言，气促而连续不能以息者，谓之喘；就声音而言，喘促喉中如水鸡者，谓之哮。哮必兼喘，临床难将两者截然分开。本病多见于儿童和老年人，痰伏于内，遇新邪引动而触发，壅于气道，使肺气宣降失调，是哮喘的基本病因病机。

【病因病机】哮喘初病多属实证，如反复发作，则转为虚证。肺虚则见少气，自汗，形寒；脾虚则中气不足，胸痞便溏；肾虚则摄纳无权，动则喘甚；累及心脏，则心阳不振，出现神昏、烦躁、发绀、肢冷等危象。虚证在急性发作时，可见气郁痰壅、阻塞气道，出现本虚标实证候。实证：先见寒热头痛、鼻痒胸闷等证，突然呼吸急促，喉间哮鸣，咳痰胸闷，甚则出现张口抬肩、不能平卧、心慌、烦躁、唇紫面青、冷汗淋漓等危象。虚证：咳嗽痰多、短气乏力，面色㿠白，自汗恶风，纳呆，便溏，或有腰膝酸软，盗汗，脑转耳鸣，舌淡胖嫩，脉弱。

若喉中痰鸣如水鸡声，咳痰清稀或色白如泡沫，舌质淡、苔白滑，脉浮紧，乃内外皆寒，此为冷哮。若痰鸣之声如电锯，胸高气粗，痰黄稠黏，咯吐不利，口渴喜饮，舌红、苔黄腻，脉浮滑数者，乃为痰火壅盛，此为热哮。

【治疗原则】实证：宣肺祛痰，利气定喘。虚证：调补脾肾以固本，兼健脾化痰。

【杵针取穴】实证：身柱八阵、大椎八阵；河车路大椎至命门段；列缺、尺泽、定喘、丰隆。

虚证：身柱八阵、神道八阵、至阳八阵；河车路大椎至命门段；肾俞、命门、气海、足三里、丰隆、太渊。

【补泻手法】平补平泻法。

【手法选择】点叩、运转、分理、升降、开阖。

【操作流程】实证：身柱八阵行点叩 3～7 分钟、运转 6 分钟、开阖 5 分钟；河车路大椎至命门段行分理手法 5 分钟；再取大椎八阵行运转、开阖手法 3～7 分钟；在列缺、尺泽、定喘、丰隆上行点叩、升降、开阖、运转手法 3 分钟。

虚证：身柱八阵、神道八阵行点叩 3～7 分钟、运转 6 分钟、开阖 5 分钟；河车路大椎至命门段行分理手法 5 分钟；再取至阳八阵行运转、开阖手法 3～7 分钟；在肾俞、命门、气海、足三里、丰隆、太渊上行点叩、升降、开阖、运转 3 分钟。

【时间及疗程】每次治疗 20～30 分钟，每天 1 次，直至症状消失后再维持 5～7 天。

【穴位加减】①膻中，治疗冷哮；②合谷、孔最，治疗热哮；③气海、关元、膻中、内关、百会，治疗哮喘危证。

【疗效及随访】治疗 2 天后喘息、气促、胸闷大减。7 天后诸症消失。再维持上述疗法 7 天。

【按语】本病属于本虚标实，而且以本虚为主。中医学十分重视阳气在人体中的重要作用，故而《黄帝内经》说："阳气者若天与日，失其所则折寿而不彰。"张景岳也说："死生之本，重在阳气。"可见本病病机在于"阳虚饮停"。风寒伤阳，阴阻阳，肾阳为诸阳至本，脾为后天之本，脾气散精以助先天，资肾助阳。所以临床选取身柱八阵、神道八阵、至阳八阵；河车路大椎至命门段；肾俞、命门、气海、足三里、丰隆、太渊等穴，温助阳气，散寒化湿则肺可肃、咳乃止。对于实证者，列缺为肺经络穴，配肺经合穴尺泽，再配以大椎八阵、身柱八阵以宣肺平喘，丰隆为胃经络穴，善于祛痰利气，并配以河车路以宣肺降气，定喘以祛痰平喘。如此则痰出气降，哮喘可止。对于虚证者，身柱八阵、神道八阵，杵针用补法，以培补肺气；配命门、肾俞、气海培补肾气；足三里、丰隆、至阳八阵健脾化痰，加上河车路补益脾肺；太渊为肺经原穴，可培土生金以补肺气。

（二）眩晕（内耳性眩晕）

宋某，男，44 岁，初诊日期：2021 年 12 月 1 日。

【主诉】反复眩晕、耳鸣 10 年。

【病史】患者 10 年前突感眩晕、耳鸣、听力减退、恶心、呕吐、面色苍白、心悸，出汗，需闭目卧床，不敢翻身，经某医院诊断为内耳性眩晕症，服谷维素及镇静药物后，症状稍有减轻，但十年来发作频繁，1～2 天发作 1 次，生活及工作受影响，此次因劳累、情志不舒再次出现上述症状。

【查体及实验室检查】观其内耳无明显异常。舌质淡、苔薄白，脉沉滑，内耳 CT 检查未见明显异常。

【西医诊断】内耳性眩晕。

【中医诊断】眩晕。

【疾病认识】眩晕是一种临床常见病证，临床上多见于中老年人群，随着生活节奏的加快，在青年人群中也常有发生。该疾病具有反复发作的特点，严重时可影响正常工作及生活，甚至危及生命。眩是指眼花或眼前发黑，晕是指头晕甚或感觉自身或外界景物旋转。二者常并见，故统称为“眩晕”。轻者发作短暂，平卧闭目片刻即安；重者如乘坐车船，旋转起伏不定，以致站立不稳。

【病因病机】起病常因体质虚弱、病后体虚、忧思郁怒及饮食厚味等。有因心脾亏损、气血不足，不能上充髓海而发；有因肾阴不足、肝失濡养，肝阳上扰清窍所致；有因湿盛之体、过食厚味、聚湿生痰、上蒙清窍而为；有因情志失调、郁怒动肝、肝阳偏亢、风阳内动而作。

【治疗原则】实则泻之，虚则补之。

【杵针取穴】气血虚弱：至阳八阵、百会八阵；河车路大椎至命门段；足三里、气海。

肾精亏虚：命门八阵、百会八阵；河车路大椎至长强段；太溪、足三里。

肝阳上亢：至阳八阵、百会八阵、命门八阵；河车路大椎至命门段；风池、行间、侠溪。

痰湿中阻：至阳八阵、中枢八阵、百会八阵、中脘八阵；河车路大椎至命门段；丰隆、内关、解溪。

【补泻手法】虚证用补法，实证用泻法。

【手法选择】点叩、运转、分理、升降、开阖。

【操作流程】气血虚弱：至阳八阵、百会八阵行点叩 3～7 分钟、运转 6 分钟、开阖 5 分钟；河车路大椎至命门段行分理手法 5 分钟；在足三里、气海上行点叩、升降、开阖、运转 3 分钟。

肾精亏虚：命门八阵、百会八阵行点叩 3～7 分钟、运转 6 分钟、开阖 5 分钟；河车路大椎至长强段行分理手法 5 分钟；在太溪、足三里上行点叩、升降、开阖、运转 3 分钟。

肝阳上亢：至阳八阵、百会八阵、命门八阵行点叩 3～7 分钟、运转 6 分钟、开阖 5 分钟；河车路大椎至命门段行分理手法 5 分钟；在风池、行间、侠溪上行点叩、升降、开阖、运转 3 分钟。

痰湿中阻：至阳八阵、中枢八阵、百会八阵行点叩 3～7 分钟、运转 6 分钟、开阖 5 分钟；河车路大椎至命门段行分理手法 5 分钟；中脘八阵行点叩 3～7 分钟、运转 6 分钟、开阖 5 分钟；在丰隆、内关、解溪上行点叩、升降、开阖、运转 3 分钟。

【时间及疗程】每次治疗 20～30 分钟，每天 1 次，直至症状消失，再维持 5～7 天。

【穴位加减】心悸加内关、神道八阵；失眠加神门、三阴交；饮食不佳、食后腹胀加足三里、中脘八阵；耳鸣耳聋加翳风、听宫；胁肋胀痛加阳陵泉；头重如裹加头维；食欲不振加足三里。

【疗效及随访】治疗 1 周后眩晕次数减少，继续治疗半年后诸症消失。

【按语】气血虚弱者，取至阳八阵、河车路、足三里能健脾和胃，生精化血；百会八阵、气海能补气以运血，使髓海得以充养而眩晕自止。肾精亏虚者，取命门八阵、河车路大椎至长强段、太溪以补肾气、益肾精，充脑髓；百会八阵补督脉以益髓海；足三里健脾益胃，助生化之源，肾气盛，脑海充，眩晕自止。肝阳上亢者，取至阳八阵、百会八阵、河车路以调理气机，平肝潜阳；风池、侠溪为胆经之穴，与肝经的行间相配，清肝胆上亢的阳气；取命门，以补益肝肾之阴。痰湿中阻者，取至阳八阵、中枢八阵、河车路、中脘八阵、丰隆以健运脾胃，化痰浊；百会平肝治眩晕；内关和胃降逆止呕吐；解溪降胃气化痰浊治眩晕。

（三）胃脘痛（胃痛）

张某，女，39 岁。初诊日期：2021 年 11 月 4 日。

【主诉】反复胃痛 10$^+$ 年，加重 3 个月。

【病史】胃痛 10$^+$ 年，加重 3 个月，胃脘灼痛频发，饥而欲饮，食后脘胀，口干，伴口苦呕苦，口干欲饮，大便干，小便黄，舌边紫、中心苔黄腻，脉弦。

【查体及实验室检查】腹部平软，左上腹压痛阳性，未触及肿块。胃镜检查示萎缩性胃炎。

【西医诊断】胃痛。

【中医诊断】胃脘痛。

【疾病认识】胃脘痛以胃脘部经常发生疼痛为主要表现，由脾胃受损、气血不调引起。因疼痛位于心窝处及其附近，故古称心痛、心下痛，但应与真心痛相鉴别。

【病因病机】胃与脾相表里，肝主疏泄，胃脘痛与肝有密切关系。如胃脘痛属肝气犯胃，多由忧思恼怒，气郁伤肝，肝气失其条达，横逆犯胃，气机阻塞引起。脾胃虚寒，禀赋不足，中阳素虚，内寒滋生；饮食不慎，思虑劳倦；或外受寒邪，邪犯于胃；或偏嗜辛辣肥甘，湿邪内郁，皆可导致胃脘痛。

【治疗原则】和胃止痛。

【杵针取穴】肝气犯胃：至阳八阵、筋缩八阵、脊中八阵；河车路大椎至命门段；期门、足三里、内关。

脾胃虚寒：至阳八阵、筋缩八阵、脊中八阵、中脘八阵；河车路大椎至命门段；足三里、内关。

伤食胃痛：至阳八阵、筋缩八阵、脊中八阵、中脘八阵；河车路大椎至命门段；璇玑、足三里、内关。

【补泻手法】实证用补法，虚证用泻法。

【手法选择】点叩、运转、分理、升降、开阖。

【操作流程】肝气犯胃：至阳八阵、筋缩八阵、脊中八阵行点叩 3～7 分钟、运转 6 分钟、开阖 5 分钟，河车路大椎至命门段行分理手法 5 分钟，在期门、足三里、内关上行点叩、升降开阖、运转 3 分钟。

脾胃虚寒：至阳八阵、筋缩八阵、脊中八阵、中脘八阵行点叩 3～7 分钟、运转 6 分钟、开阖 5 分钟，河车路大椎至命门段行分理手法 5 分钟，在足三里、内关上行点叩、升降、开阖、运转 3 分钟。

伤食胃痛：主穴选穴同脾胃虚寒，河车路大椎至命门段行分理手法 5 分钟，在璇玑、足三里、内关上行点叩、升降开阖、运转 3 分钟。

【时间及疗程】每次治疗 20～30 分钟，每天 1 次，直至症状消失，再维持 5～7 天。

【穴位加减】肝气郁结化热者加太冲、行间、公孙；若病久入络，瘀滞胃络者加膈俞、血海；阳虚复感寒邪，胃痛剧烈者加公孙、梁丘、关元八阵；饮食积滞化热者加内庭、天枢，以清热化食；脾胃虚弱，伤于生冷而致积滞者加公孙、关元八阵。

【疗效及随访】治疗 1 周后胃痛次数减少，程度减轻，继续治疗 2 个月后诸症消失。

【按语】肝气犯胃者，以俞募配穴法，取肝俞（筋缩八阵）、期门相配，并配以至阳八阵、脊中八阵以疏肝解郁，理气通经，条达气机；足三里、内关配河车路，和降胃气，疏通胃络，共奏疏肝和胃止痛之功。脾胃虚寒者，以温补中阳为治。取筋缩八阵、脊中八阵，补中以去中焦虚寒，中脘（八阵）为胃之募穴，与胃俞（脊中八阵）相配为俞募配穴法，可补益脏气，调理胃腑；足三里为胃经合穴，善治胃痛；至阳八阵疏理气机；河车路调理肝、脾、胃功能。从而中阳得补，脏腑功能调和，胃络通畅而胃脘痛可止。伤食胃痛者治疗首当行气导滞，气行滞消则胃和，胃和则络畅而痛止，故选璇玑配胃的募穴中脘（八阵）、至阳（八阵），专调胃腑气机，消导积滞；足三里、内关、筋缩八阵、脊中八阵、河车路善于调理肝、脾、胃之气机，和络而止痛。

（四）便秘（功能性便秘）

李某，女，50 岁。初诊日期：2018 年 12 月 16 日。

【主诉】反复便秘 10 余年。

【病史】患者反复便秘 10 余年，平素大便 5～7 天 1 次，色黄干结，伴有腹胀，排便后可减轻，无腹痛发热，大便无黏液脓血，无恶心、呕吐，无反酸，无嗳气，曾服用"杜密克、麻仁软胶囊"等通便药物，初始效果可，大便 2～3 天 1 次，色黄，长期服用后效果不佳。

【查体及实验室检查】腹软，无压痛、反跳痛，未见肠型，墨菲征阴性，肝脾肋下未触及，肝肾区无压痛，移动性浊音阴性，肠鸣音正常，双下肢无水肿，舌红、苔薄有裂纹，脉沉细。

【西医诊断】功能性便秘。

【中医诊断】便秘，气阴两虚证。

【疾病认识】便秘即大便秘结不通。排便时间延长或虽不延长而排便困难者，古称大便难、后不利、阳结等。

【病因病机】便秘偏实者，多由素体阳盛，嗜食辛辣厚味，以致肠胃积热或邪热内燔，津液受灼，肠燥腑气不通；或因情志不畅，气机郁滞，津不敷布，肠腑传导失常。便秘偏虚者，多由病后、产后气血未复或年迈体弱，气血亏耗，气虚则传运无力，血虚则肠失润下；或下焦阳气不充，阴寒凝结，肠道腑气受阻导致。

【治疗原则】实者泻之，虚者补之。

【杵针取穴】实秘：命门八阵、腰阳关八阵；河车路命门至长强段；天枢、支沟、上巨虚、承山。

虚秘：命门八阵、腰阳关八阵、关元八阵；河车路至阳至长强段；足三里、三阴交。

【补泻手法】实证用泻法，虚证用补法。

【手法选择】点叩、运转、分理、升降、开阖。

【操作流程】实秘：命门八阵行点叩 3~7 分钟、运转 6 分钟、开阖 5 分钟，河车路命门至长强段行分理手法 5 分钟，再取腰阳关八阵运转、开阖3~7分钟，在天枢、支沟、上巨虚、承山上行点叩、升降开阖、运转 3 分钟。

虚秘：命门八阵、腰阳关八阵、关元八阵行点叩 3~7 分钟、运转 6 分钟、开阖 5 分钟，河车路至阳至长强段行分理手法 5 分钟，在足三里、三阴交上行点叩、升降、开阖、运转 3 分钟。

【时间及疗程】每次治疗 20~30 分钟，每天 1 次，直至症状消失后再维持5~7 天。

【穴位加减】热邪壅结者在主穴基础上加曲池、合谷。肝气郁滞者在主穴基础上加行间。气血虚弱者在主穴基础上加筋缩八阵、至阳八阵。阴寒凝滞者在主穴基础上加气海八阵。心悸者在主穴基础上加内关。多汗者在主穴基础上加阴郄。脱肛者在主穴基础上加长强、百会八阵。腰痛者在主穴基础上加委中。

【疗效及随访】治疗 1 周后排便间隔缩短，治疗 3 个月后便秘痊愈。

【按语】虚秘者，取命门八阵、腰阳关八阵、河车路以调补气血，气血充、阴阳调，则便秘自可消失；足三里、关元八阵、三阴交可调补气血，健运脾胃，通调大肠之气，脾胃运化正常，腑气通调，大便自可通畅。

（五）落枕（颈肩肌筋膜炎）

彭某，男，34 岁。初诊日期：2019 年 3 月 21 日。

【主诉】颈背疼痛 2 天。

【病史】2 天前晨起后感颈背部疼痛发胀，右侧为重，说话、抬头、颈背牵拉时疼痛加重，无头晕头痛、视物模糊、耳鸣耳聋等不适。

【查体及实验室检查】颈椎生理曲度存在，颈部压痛阳性，前屈、后伸、左右旋转活动受限。颈部 X 线检查未见明显异常。

【西医诊断】颈肩肌筋膜炎。

【中医诊断】落枕。

【疾病认识】本病常见于成年人，儿童极少发生，老年患者常常由颈椎病变引起，具有反复发作的特征。急性颈部疼痛即落枕，又称为失枕或颈部伤筋，是一类以入睡前无任何症状，醒来后自觉颈部酸痛，甚至酸痛向同侧肩部及上臂放射，颈项部活动受限并有明显压痛为特点的病证。

【病因病机】其发生多由于睡眠时姿势不良，颈项部位置不当，肌肉长时间被牵拉或斜挫，致使局部经脉气血不通；或风寒侵袭于颈项，导致局部气血阻滞引起。

【治疗原则】疏经活络，行气止痛。

【杵针取穴】大椎八阵；河车路风府至身柱段；后溪、阳陵泉、外劳宫。

【补泻手法】平补平泻。

【手法选择】点叩、运转、分理、升降、开阖。

【操作流程】大椎八阵行点叩 3～7 分钟、运转 6 分钟、开阖 5 分钟，河车路风府至身柱段行分理手法 5 分钟，再取大椎八阵运转、开阖 3～7 分钟，在后溪、阳陵泉、外劳宫上行点叩、升降、开阖、运转 3 分钟。

【时间及疗程】每次治疗 20～30 分钟，每天 1 次，直至症状消失，再维持 5～7 天。

【穴位加减】恶风头痛者在主穴基础上加风府八阵、列缺、外关、合谷。肩痛者在主穴基础上加肩髃。背痛者在主穴基础上加身柱八阵。

【疗效及随访】治疗 2 天后颈部疼痛好转，治疗 1 周后诸症消失。

【按语】用大椎八阵、河车路风府至身柱段可疏通经络，行气止痛；后溪与督脉相通，阳陵泉为筋之合穴，故两穴相配可治疗颈部伤筋疾病；外劳宫是治疗落枕的经验穴。

（六）中暑

李某，男，23岁。初诊日期：2022年8月16日。

【主诉】头昏、头痛1小时。

【病史】1小时前患者于打球时突发头昏、头痛，伴面色潮红、心悸等不适，无意识障碍、视物模糊、耳鸣耳聋、肢体无力、恶心、呕吐等。

【查体及实验室检查】神志清楚，精神差，对答切题，心率120次/分，体温38.5℃，血压正常，急诊头颅CT检查未见明显异常。

【西医诊断】中暑。

【中医诊断】中暑。

【疾病认识】中暑多发生于温度或湿度较高且不透风的环境下，以夏季（即6月至8月）为主，易感人群如下：婴幼儿和65岁以上的老年人，肥胖或糖尿病、心血管疾病等慢性病患者，高温天气进行剧烈活动的人群等。

【病因病机】中暑是一种因人体体温调节中枢功能发生障碍或汗腺功能衰竭，导致水、电解质丢失过多，从而发生的以中枢神经和（或）心血管功能障碍为主要表现的急性疾病。本病发生多因感受暑湿、暑浊，或体质虚弱。轻者暑邪郁于肌表，汗出不畅，热不外泄，出现头昏、头痛、身热、少汗、心烦、呕吐。重则暑热炽盛，内犯心包，出现汗闭、高热神昏、抽搐。若热盛而致气阴两竭，出现汗出如珠、呼吸短促、四肢厥冷、脉微欲绝等虚脱症状，为危急证候。

【治疗原则】轻证：解表清暑，和中化湿。重证：清泄暑热，宁心开窍。

【杵针取穴】轻证：大椎八阵、身柱八阵；河车路大椎至命门段；合谷、内关、足三里。

重证：神道八阵、百会八阵；河车路大椎至命门段；水沟、委中、曲池、曲泽。

【补泻手法】杵针用泻法，或平补平泻法。

【手法选择】点叩、运转、分理、升降、开阖。

【操作流程】轻证：大椎八阵、身柱八阵行点叩3～7分钟、运转6分钟，河车路大椎至命门段行分理手法5分钟，在合谷、内关、足三里上行点叩、升降、开阖、运转3分钟。

重证：百会八阵、神道八阵穴行点叩3～7分钟、运转6分钟，河车路大椎至命门段行分理手法5分钟，在水沟、委中、曲池、曲泽上行点叩、升降、开阖、运转3分钟。

【时间及疗程】每次治疗 20~30 分钟，每天 1 次，直至症状消失，再维持 5~7 天。

【穴位加减】头晕、头痛在主穴基础上加百会八阵。呕吐在主穴基础上加中脘八阵。发热在主穴基础上加曲池。抽搐在主穴基础上加阳陵泉。汗出肢冷、脉微欲绝者在主穴基础上加关元八阵、气海八阵、太渊。

【疗效及随访】治疗 1 天后患者病情较前好转，1 周后诸症消失。

【按语】轻证者，大椎八阵为督脉经穴，是诸阳之会，配以河车路、合谷，有解暑清热、疏泄阳明、和中化湿的作用；内关通于阴维脉，行于腹里，分布胃、心、胸之间，配以足三里不仅能和中化湿，而且有益气扶正，防止暑邪内犯的作用。重证者，取百会八阵、神道八阵、水沟以清热开窍，醒脑止痉；河车路大椎至命门段配以曲池，清热解暑，救厥止痉；曲泽和委中两穴相配有泻热凉血，解暑促醒的功效。

（七）咳嗽（慢性支气管炎）

患者，男性，62 岁。初诊日期：2019 年 12 月 19 日。

【主诉】反复咳嗽，咳痰 30^+ 年，再发 5 天。

【病史】患者经常于受凉后咳嗽咳痰，痰为白色泡沫样，多于冬春寒冷时发作 2~3 次，每次发作持续 1~2 个月，每次自行口服消炎药（具体不详）后症状可缓解，未予以重视。5 天前，患者上述症状再次发作，为求进一步治疗遂于我院就诊。

【查体及实验室检查】发育正常，神志清楚，双侧胸廓对称，呼吸节律规则，未触及胸膜摩擦感。双肺叩诊呈过清音，双肺呼吸音减弱，呼吸音延长，双肺上部可闻及干啰音，双肺底可闻及细湿啰音。

【西医诊断】慢性支气管炎。

【中医诊断】咳嗽。

【疾病认识】咳嗽是指肺脏受到病邪侵袭，肺气上逆作声，咳吐痰涎，是肺部疾病主要症候之一。咳嗽有急性和慢性之分，前者多为外感，后者多属内伤。有声无痰为咳，有痰无声为嗽。一般多为痰、声并见，故以咳嗽并称。

【病因病机】六淫侵袭肺部，从口鼻或皮毛而入，使肺气被束，肺失肃降，上逆作声。内邪干肺多为脏腑功能失调，影响及肺。无论是外邪侵袭或脏腑功能失调，还是病及肺脏，导致肺气宣降功能失常，均可发生咳嗽。

【治疗原则】风寒咳嗽：解表散寒，宣肺止咳。

风热咳嗽：透表清热，宣肺止咳。

【杵针取穴】风寒咳嗽：身柱八阵、神道八阵、大椎八阵；河车路大椎至命门段；风池、合谷、列缺。

风热咳嗽：身柱八阵、神道八阵、大椎八阵；河车路大椎至命门段；合谷、曲池、列缺。

痰湿咳嗽：身柱八阵、至阳八阵、中枢八阵；河车路大椎至命门段；太渊、太白、丰隆。

肝火灼肺：身柱八阵、至阳八阵、筋缩八阵；河车路大椎至命门；经渠、太冲。

【补泻手法】杵针用泻法或平补平泻法。

【手法选择】点叩、运转、分理、升降、开阖。

【操作流程】风寒咳嗽：身柱八阵、神道八阵、大椎八阵、河车路大椎至命门段，操作同风热咳嗽；在风池、合谷、列缺上叩击、升降、开阖、运转 3 分钟。

风热咳嗽：身柱八阵、神道八阵、大椎八阵行点叩 3～7 分钟、运转 6 分钟、开阖 5 分钟；河车路大椎至命门段行上下推退、左右分理 5 分钟；在合谷、曲池、列缺上行叩击、升降、开阖、运转 3 分钟。

痰湿咳嗽：身柱八阵、至阳八阵、中枢八阵、河车路大椎至命门段，操作同风热咳嗽；在太渊、太白、丰隆上行叩击、升降、开阖、运转 3 分钟。

肝火灼肺：身柱八阵、至阳八阵、筋缩八阵、河车路大椎至命门段，操作同风热咳嗽；在经渠、太冲上行叩击、升降、开阖、运转 3 分钟。

【时间及疗程】每次治疗 20～30 分钟，每天 1 次，直至症状消失后再维持 5～7 天。

【穴位加减】咳嗽兼喘者在主穴基础上加定喘。咯血者在主穴基础上加孔最。咽喉干痒者在主穴基础上加照海。

【疗效及随访】治疗 3 天后咳嗽好转，2 周后咳嗽等症消失。

【按语】外感咳嗽者，取手太阴肺经、手阳明大肠经、督脉腧穴，有疏风清热、解表宣肺之功。身柱八阵、大椎八阵、神道八阵，有疏风散寒、解表宣肺之功，诸穴相配，使肺气通调，清肃有权，则表邪解而咳嗽止。痰湿咳嗽者，取身柱八阵、至阳八阵、中枢八阵以健脾化湿，补益肺气。阳明胃经之络穴丰隆善化痰湿，再配以太白健脾。如此脾运得健，痰浊得化，肺脏得安，则咳嗽自止。肝火灼肺者，太冲为肝经之原穴，配至阳八阵、筋缩八阵，有清肝泻火之功，肺经之经穴经渠配身柱八阵，有清肺化痰之功，再配以河车路大椎至命门段疏肝理气，气顺则火清，火清则痰化，肺气调而咳嗽止。

二、外科杂症

（一）项痹病（颈椎病）

邓某，56 岁。初诊日期：2018 年 11 月 3 日。

【主诉】颈肩部及右上肢疼痛 10 年余，加重半月。

【病史】患者于 10 年前晨起后出现右前臂疼痛，逐渐发展到上臂、颈肩部，右上臂背伸及向右旋转时症状加重，患者曾口服药物治疗，症状有所缓解，半个月前因劳累出现颈肩部疼痛，自服药物（具体药物不详）效果不佳，患者为进一步治疗，遂来我院就诊，以"颈椎病"为诊断收住我科。入院时见神志清楚，精神可，自发病来饮食、睡眠可，大小便正常。

【查体及实验室检查】颈椎生理曲度变直，颈部肌肉僵硬，活动受限，触诊 $C_4 \sim C_7$ 棘突右侧有压痛，且向右上肢放射，右侧臂丛神经牵拉试验阳性，右侧椎间孔挤压试验阴性，扣顶试验阳性，屈颈试验阴性，双侧肱二头肌反射、肱三头肌反射、桡骨膜反射存在，双手霍夫曼征阴性，上肢肌力正常。双侧上肢皮肤感觉正常。颈椎 DR 示颈椎生理曲度变直，$C_{5/6}$、$C_{6/7}$ 椎间隙变窄，椎体前缘有骨赘形成。

【西医诊断】颈椎病。

【中医诊断】项痹病。

【疾病认识】项痹病又称颈椎综合征，是颈椎骨关节炎、增生性颈椎炎、颈神经综合征、颈椎间盘脱出症的总称，是一种以颈椎退行性病理改变为基础的疾患。

【病因病机】颈椎长期劳损、骨质增生，或椎间盘脱出、韧带增厚，致使颈椎脊髓、神经根或椎动脉受压，出现一系列功能障碍的临床综合征。

【治疗原则】风寒痹阻：祛风活血，通络止痛。

气滞血瘀：舒筋通络，活血止痛。

肝肾亏虚：温补开肾，和络止痛。

【杵针取穴】风寒痹阻：百会八阵、风府八阵、大椎八阵；河车路脑户至大椎段；风池、合谷、列缺、肩井。

气滞血瘀：风府八阵、大椎八阵；河车路风府至身柱段；风池、后溪、阳陵泉、列缺。

肝肾亏虚：百会八阵、至阳八阵、命门八阵、气海八阵；河车路风府至大椎段、命门至长强段；风池、合谷、列缺、三阴交、足三里。

【补泻手法】风寒痹阻、气滞血瘀用泻法，肝肾亏虚用补法。

【手法选择】点叩、运转、分理、升降、开阖。

【操作流程】风寒痹阻：百会八阵、风府八阵行点叩 4~7 分钟、运转 6 分钟、开阖 5 分钟，河车路脑户至大椎段行分理手法 5 分钟，再取风府八阵、大椎八阵行运转、开阖 4~7 分钟，在风池、合谷、列缺、肩井上行点叩 3 分钟。

气滞血瘀：风府八阵、大椎八阵行点叩 4~7 分钟、运转 6 分钟、开阖 5 分钟，河车路风府至身柱段行分理手法 5 分钟，再取风府八阵、大椎八阵行运转、开阖 4~7 分钟，在风池、后溪、阳陵泉、列缺上行点叩 3 分钟。

肝肾亏虚：百会八阵、至阳八阵、命门八阵、气海八阵行点叩 4~7 分钟、运转 6 分钟、开阖 5 分钟；河车路风府至大椎段、命门至长强段行分理手法 5 分钟；再取至阳八阵、命门八阵、气海八阵行运转、开阖 4~7 分钟；在风池、合谷、列缺、三阴交、足三里上行点叩 3 分钟。

【时间及疗程】每次行杵 30 分钟，每天 1 次，每周治疗 5 天，共治疗 4 周。

【穴位加减】颈项僵痛、不能转侧者，在主穴基础上加后溪、天柱；颈项僵痛、牵扯肩部者，在主穴基础上加肩髃、肩髎、肩贞、手五里；背痛者在主穴基础上加身柱八阵；阳气不足者在主穴基础上加膻中、关元八阵；气血虚弱者在主穴基础上加中脘八阵、中枢八阵以益气养血；精血不足者在主穴基础上加太溪、涌泉。

【疗效及随访】治疗 1 周后病情好转，1 个月后诸症消失。

【按语】对于风寒痹阻证，因其为外邪所犯，首当解表，故取百会八阵、风府八阵、大椎八阵、河车路脑户至大椎段以疏风解表，疏通经络，而止颈痛。风池可治诸颈项僵痛。合谷为手阳明经原穴，与手太阴经表里，有祛邪解表的作用。头项诸痛症可寻列缺。肩井通络止痛，调理气血。诸穴相配，表解而痛止。气滞血瘀者以劳伤血瘀痹阻经络为主，故用风府八阵、大椎八阵、河车路风府至身柱段以疏通经络，行气止痛，舒筋活络而缓解劳伤。后溪通于督脉，可治疗督脉经络循行诸症。阳陵泉为筋之合穴，故后溪和阳陵泉配合可治颈部劳伤。面头项诸症皆可寻列缺。肝肾亏虚者以百会八阵梳理脑部气血，通络止痛。至阳八阵、命门八阵、河车路风府至大椎段、命门至长强段以调补脾胃，益气养血，温补肾阳，补益肾精。气海八阵能益下元，温补肾中阳气。三阴经为肝脾肾三阴交之交会穴，以养肝血，足三里以资生化之源。诸穴配伍，补益肝肾，则通筋壮骨，痛症自消。

（二）腰痹病（腰椎间盘突出症）

张某，男，48岁。初诊日期：2021年1月23日。

【主诉】反复腰疼1年，加重伴双下肢疼痛2天。

【病史】患者1年前无明显诱因出现腰部酸胀疼痛，取坐姿时及夜间疼痛加重，影响睡眠，自服"腰痛宁胶囊"并于私人诊所行推拿治疗后症状减轻，此后反复发作，未予以重视。2天前，患者因劳累过度自觉上述症状加重，伴双下肢放射痛，遂于我院就诊，门诊以"腰椎间盘突出症"收入院。神清，精神差，表情痛苦，面色㿠白，手足不温，少气乏力，上述腰痛及双下肢放射痛仍存，纳可，夜寐差，二便调。

【查体及实验室检查】神清，精神差，表情痛苦，手足不温，少气乏力，上述腰痛及双下肢疼痛症状仍存，纳可，夜寐差，二便调。行CT检查示L_4～L_5椎间盘突出，$L_{2/3}$、$L_{3/4}$椎间盘膨出，腰椎退行性改变。

【西医诊断】腰椎间盘突出症。

【中医诊断】腰痹病。

【疾病认识】腰痹病是椎间盘变性、纤维环破坏，髓核突出刺激或压迫神经根引起一系列表现的一种综合征。

【病因病机】腰痹病主要和椎间盘退变、损伤、遗传、发育异常等因素相关，腰部外伤、姿势不当也能引起腰痹病。其好发于青壮年、工作姿势不良者、肥胖者、孕妇及更年期女性等。

【治疗原则】寒湿痹阻：温经散寒，祛湿止痛。

血瘀气滞：舒筋通络，活血化瘀。

肝肾亏虚：补益肝肾。

【杵针取穴】寒湿痹阻：命门八阵；河车路命门至长强段；委中、昆仑。

血瘀气滞：命门八阵、腰俞八阵；河车路至阳至长强段；委中、膈俞。

肝肾亏虚：命门八阵、关元八阵；河车路至阳至长强段；太溪、委中。

【补泻手法】实证用泻法，虚证用补法。

【手法选择】点叩、运转、分理、升降、开阖。

【操作流程】寒湿痹阻：命门八阵行开阖5分钟；命门八阵及河车路命门至长强段行点叩手法5～7分钟；河车路命门至长强段行分理手法5～7分钟；命门八阵及河车路命门至长强段行运转手法5～7分钟。

血瘀气滞：命门八阵、腰俞八阵行开阖5～7分钟；河车路至阳至长强段行点叩手法5～7分钟、分理手法5～7分钟；命门八阵、腰俞八阵、河车路至阳至长强段行运转手法 5～7 分钟。

肝肾亏虚：命门八阵、关元八阵行开阖 5～7 分钟；河车路至阳至长强段行点叩手法 5～7 分钟、分理手法 5～7 分钟；命门八阵、关元八阵、河车路至阳至长强段行运转手法 5～7 分钟。

【时间及疗程】治疗时间共 4 周，每天 1 次，每次治疗 30 分钟，每周连续治疗 5 天，休息 2 天。

【穴位加减】寒湿重者在主穴基础上加阳陵泉、丰隆。阳气不足者在主穴基础上加膻中、关元八阵。气虚血弱者在主穴基础上加中脘八阵、中枢八阵。

【疗效及随访】治疗 1 周后，腰痛好转，治疗 4 周后，诸症消失。

【按语】寒湿痹阻者，腰为肾之府，故用命门八阵、河车路命门至长强段以温肾助阳、温经散寒。委中疏通足太阳经经气，为治疗腰背疼痛之要穴。昆仑为足太阳膀胱经之腧穴，有温经散寒、祛湿止痛的功效。血瘀气滞者，取命门八阵、腰俞八阵、河车路至阳至长强段行气活血，化瘀通络，理气止痛；血会膈俞，可以活血散瘀；委中祛瘀止痛；诸穴配伍，行气瘀化，经络通利，腰痛自止。肝肾亏虚者，取命门八阵、河车路至阳至长强段补益肾气；关元八阵温补肾气；太溪有滋阴清热之功，以治疗肾阳虚之腰痛，若该穴用灸法则可温肾助阳，以治肾阳虚之腰痛。委中疏通足太阳膀胱经经气，为治腰背痛之要穴。

（三）扭伤（右踝关节损伤）

宋某，32 岁。初诊日期：2022 年 6 月 25 日。

【主诉】右踝关节肿痛，跛行 2 个月。

【病史】2 个月前患者剧烈活动时，不慎扭伤右踝关节，导致右踝关节肿胀、疼痛，不能行走，活动后加重，休息后减轻，无右下肢体无力、发麻，无发热、咳嗽、咳痰，无心悸、气短，先后到当地多家医院诊治（具体药物不详），疼痛无明显缓解，为求进一步治疗遂来我院。

【查体及实验室检查】右下肢体无畸形，踝关节肿胀，局部皮肤无发红，未见瘀斑，皮温稍高，内外踝压痛，踝关节活动受限，未触及骨擦感，末梢血运、感觉良好，右下肢体肌力、肌张力正常，膝髋关节活动未见异常，余肢体亦未见异常。生理反射存在，病理反射未引出。

【西医诊断】右踝关节损伤。

【中医诊断】扭伤。

【疾病认识】扭伤又名抵伤，是指躯体或四肢关节受外界扭转、牵拉等，而使筋脉、肌肉损伤，出现受伤部位肿胀疼痛、关节活动障碍等，现代医学称为软组织损伤，如皮肤、肌肉、韧带、血管等损伤，而无骨折、脱臼等损伤者。

【病因病机】患者多有持重不当，或运动失度、不慎跌倒、牵拉及过度扭转等，引起筋经、络脉及关节损伤，以及经气运行受阻，气血瘀滞。

【治疗原则】活血通络，行气止痛。

【杵针取穴】颈部：大椎八阵、风池、后溪。

肩部：肩髃八阵、肩髎、肩贞。

肘部：曲池八阵、天井、小海。

腕部：阳溪八阵、阳池、阳谷。

腰部：命门八阵、腰阳关八阵、委中。

髀部：环跳八阵、秩边、承山。

膝部：内膝眼、梁丘、阳陵泉。

踝部：解溪、昆仑、丘墟。

【补泻手法】杵针用平补平泻法，陈旧性扭伤可加灸法。

【手法选择】点扣、运转、分理、升降、开阖。

【操作流程】用七曜混元杵在损伤部位主穴行分理手法 2 分钟；用五星三台杵在损伤部位主穴行点叩手法 9~15 分钟；用五星三台杵在损伤部位主穴行分理手法，运转、点叩手法各 2~3 分钟；用奎星笔在扭伤相应的穴位进行开阖、分理、运转、点叩 2~3 分钟。

【时间及疗程】每天 1 次，每次行杵 30 分钟，直至症状消失后再维持 5~7 天。

【疗效及随访】治疗 1 周，右踝肿痛缓解，治疗 1 个月后行动恢复正常。

【按语】扭伤一般多在关节部位，多在损伤部位附近取穴，以达到行气血、通经络的作用，使损伤部位的组织功能恢复正常。若伤势较重，常配合循经取穴的方法。

（四）伤筋病（屈肌腱腱鞘炎）

赵某，男，35 岁。初诊日期：2020 年 4 月 20 日。

【主诉】反复右手拇指疼痛 3[+] 月。

【病史】3[+] 月前患者无明显诱因出现右手拇指疼痛，无麻木、活动障碍，屈指活动时加重，休息后可稍缓解。患者未予以重视，未予以特殊治疗。此后反复发作，曾于当地医院就诊，诊断"右手拇指屈肌腱腱鞘炎"，予以针灸治疗后症状稍缓解。现患者仍偶感右手拇指疼痛，为求进一步治疗遂于我科就诊。

【查体及实验室检查】右手拇指掌骨头处可摸到一结节状物，手指屈伸时可感到结节状物滑动，压痛明显。

【西医诊断】屈肌腱腱鞘炎。

【中医诊断】伤筋病。

【疾病认识】伤筋病又称弹响指，是指手指屈肌腱在其环形纤维腱鞘与掌骨头构成的纤维性骨管中受到束缚而发生的病症。本病好发于掌侧，以拇指、示指、中指、无名指的屈肌腱多见，表现为患指疼痛、发僵，活动时有弹响，多见于妇女及手工操作者，如纺织工人、木工和抄写员等，亦可见于婴儿及老年人。

【病因病机】局部劳作过度、积劳伤筋，或由受寒凉、气血凝滞，气血不能濡养经筋而发病。掌骨颈和掌指关节掌侧的浅沟与鞘状韧带组成骨性纤维管，屈肌腱从该管内通过。手指活动频繁，使屈肌腱与骨性纤维管反复摩擦、挤压，致骨性纤维管发生局部充血、水肿，继之纤维管变性，使管腔狭窄，屈肌腱受压，发为本病。

【治疗原则】风寒痹阻：温经散寒，祛湿止痛。

瘀血痹痛：舒经活络，活血化瘀。

【杵针取穴】风寒痹阻：合谷八阵，阳溪、阳池、曲池、外关。

瘀血痹痛：阳溪八阵，列缺、阳池、阿是穴、曲池、手三里。

【补泻手法】风寒痹阻：杵针用平补平泻法。瘀血痹痛：杵针用泻法。

【手法选择】点叩、运转、分理、升降、开阖。

【操作流程】先以奎星笔在合谷八阵分别行使 7 次为 1 个周期，进行 3~5 个周期；用点叩手法叩击阳溪、阳池等 6~7 分钟，最后运转放松。

【时间及疗程】治疗时间共 4 周，每天 1 次，每次 30 分钟，每周 5 次。

【疗效及随访】治疗 1 周后右手拇指疼痛好转，治疗 4 周后疼痛消失。

【按语】合谷八阵可舒经活络，理气止痛。阳溪、阳池为局部取穴，有祛风散寒、活血通络的作用。曲池、外关可疏导阳明、少阳经气，可以除痹止痛。

（五）癃闭（神经膀胱源性）

刘某，男，55 岁，初诊日期：2021 年 9 月 6 日。

【主诉】近 4 个月感下腹胀痛，不能自行排尿。

【病史】患者因车祸伤导致脊髓损伤，不能自行排尿，近 4 个月自感下腹部胀痛不适，并逐渐加重。需插入导尿管辅助排尿，为病所苦，心胸烦闷，现焦虑不安。

【查体及实验室检查】神志清楚，面色润泽，形体中等，膀胱明显膨胀、压痛，触诊下腹及膀胱区感腹肌紧张。行 B 超见膀胱扩张明显，膀胱壁变薄，并有大量尿液潴留。舌淡、苔薄白，脉弦细。

【西医诊断】神经源性膀胱。

【中医诊断】癃闭。

【疾病认识】神经源性膀胱，多为脊髓或颅脑损伤、中枢神经手术或广泛盆腔手术、脑炎、脑卒中、脊髓炎、糖尿病、药物作用及先天性疾病等引起控制排尿功能的中枢神经系统或周围神经受到损害而引起的膀胱尿道功能障碍，可伴有尿意、膀胱膨胀等感觉的减退或丧失，排便功能紊乱等。

【病因病机】①中枢神经系统因素：包括脑血管意外、颅脑肿瘤、压力正常的脑积水、脑瘫、智力障碍、基底节病变、多系统萎缩、多发性硬化、脊髓病变、椎间盘病变及椎管狭窄等。②外周神经系统因素：糖尿病、酗酒、药物滥用，以及卟啉病、结节病等其他不常见的神经病变。③感染性疾病：获得性免疫缺陷综合征、感染性多发性神经根炎、带状疱疹、人 T 淋巴细胞病毒感染、莱姆病、脊髓灰质炎、梅毒及结核病等。④医源性因素：脊柱手术、根治性盆腔手术如直肠癌根治术、根治性子宫全切术、前列腺癌根治术、区域脊髓麻醉等。

【治疗原则】温阳益气，扶正固本，温通脏腑。

【杵针取穴】命门八阵；河车路至阳至长强段；足三里、三阴交。

【补泻手法】平补平泻。

【手法选择】点叩、开阖、运转、升降、分理。

【操作流程】在命门八阵用金刚杵的球台体杵针头顺太极运转方向行运转；用五星三台杵的杵尖行点叩手法；用金刚杵的杵尖行开阖手法，再将金刚杵的针柄顺太极运转方向行运转。在河车路至阳至长强段用七曜混元杵的杵尖由上向下行升降手法，及左右分推、上下推退的分理手法，以皮肤微红为度。足三里、三阴交处用金刚杵的针尖行点叩手法，再用奎星笔的杵柄顺太极运行方向行运转手法。

【时间及疗程】每次杵针治疗 30 分钟，行各对应手法的次数以 7 的倍数为宜。每天 1 次，每周治疗 5 次，连续治疗 4 周为 1 个疗程，共干预 2 个疗程。

【穴位加减】根据不同症状，选取适当穴位治疗。肾阳不足者在主穴基础上加关元八阵。肺脾气虚者在主穴基础上加足三里、太渊。尿频数者在主穴基础上加腰俞八阵。

【疗效及随访】仅治疗1个疗程，患者能自行解出小便，查膀胱残尿量小于100毫升，现未感腹部胀痛不适。

【按语】脊髓损伤后，出现膀胱功能障碍，从而发生尿闭，故而在具体操作中，取命门八阵、河车路至阳至长强段，可调理膀胱气机。配以足三里、三阴交可扶正，通调下焦之气机以利小便。由于外伤血瘀阻滞，施杵完毕配合关元、气海、中极轮灸，可温阳益气，扶正固本，温通脏腑。

（六）伤筋病（腕管综合征）

王某，女，45岁，初诊日期：2020年12月6日。

【主诉】双手指麻木无力持续1+年。

【病史】患者"双手指麻木1+年"，门诊以"腕管综合征"收入院治疗。

【查体及实验室检查】双手拇指、示指、中指感觉减退，以中指明显，右侧略重，双手拇指外展及对掌活动略迟钝，其余各指屈伸活动无明显异常。Phalen征右侧阳性，Tinel征右侧阳性。舌质黯、苔薄白，脉弦细。

【西医诊断】腕管综合征。

【中医诊断】伤筋病。

【疾病认识】腕管综合征是正中神经在腕管内受压而引起的手指麻木等症状。局部骨折脱位、韧带增厚或管内的肌腱肿胀、膨大引起腕管相对变窄，致使腕部正中神经慢性损伤，产生腕管综合征。腕管综合征又称为迟发性正中神经麻痹，属于"累积性创伤失调"，好发于30～50岁年龄段的女性职工。

【病因病机】腕管综合征是一种很常见的疾病，主要和以手部动作为主的职业有关。鼠标是最常见的"腕管杀手"。随着开车族的日渐增多，方向盘也成为一大"腕管杀手"。其他频繁使用双手的职业，如音乐家、教师、编辑、记者、建筑设计师、装配工等，都有可能遭遇腕管综合征。

【治疗原则】活血化瘀，通经活络。

【杵针取穴】太渊八阵、大陵八阵、内关八阵、合谷八阵、外关八阵；孔最、经渠、合谷、三间、阳溪、内关、外关、二白、大陵、鱼际。

【补泻手法】泻法，或用平补平泻法。

【手法选择】点叩、运转、分理、升降、开阖。

【操作流程】先用五星三台杵的杵尖，在太渊八阵、大陵八阵、内关八阵、合谷八阵、外关八阵行点叩手法，手三里至三间段用七曜混元杵的杵尖先上下、后左右做分理手法 2 分钟，以皮肤微红为度。继续用七曜混元杵的杵尖于主穴部位行反复点叩手法，如雀啄食，操作开始 3~5 分钟点叩频率快（约 200 次/分），压力小，操作 6~10 分钟或者局部皮肤出现微微红软时，即可使点叩频率放慢（约 100 次/分），加大压力，使红进一步透出。此步骤注意事项：操作时手法轻快，移动迅速，以防损伤皮肤。用五星三台杵的杵尖在手三里至三间段实施分理、开阖手法；用金刚杵圆弧形的一头于主穴部位做从内向外，再从外向内（太极运转）的运转手法 2~3 分钟，再做一上一下、上推下退的升降手法 2~3 分钟；选择金刚杵或者奎星笔在阳溪、合谷及配穴处行点叩手法 2~3 分钟。

【时间及疗程】每天 1 次，每次行杵 30 分钟，直至症状消失，再维持 5~7 天。

【穴位加减】根据不同症状，选取适当穴位治疗。伴拇指麻木、疼痛者，可配孔最、经渠；伴示指麻木、疼痛者，配合谷、三间、阳溪等；伴中指麻木、疼痛者，可配内关、外关、二白。

【疗效及随访】仅治疗 3 次，患肢麻木无力较前缓解，为巩固疗效，再依前法治疗近 1 个疗程。

【按语】腕管综合征不但"电脑族"易患，其他一些频繁使用双手的工作者也可能患此病。资料显示，女性群体是腕管综合征的高发群体，这是因为女性手腕管通常比男性小，正中神经更容易受到压迫。故选取太渊八阵、大陵八阵、内关八阵、合谷八阵、外关八阵，再辨证配穴孔最、经渠、合谷、三间、阳溪、内关、外关、二白、大陵、鱼际，以梳理经筋，松解腕管周围软组织，滑利关节。在急性期要讲究休息，避免腕关节过度活动、劳累，局部要注意保暖，避免风寒湿邪的侵袭。

三、五官科疾病

（一）近视病（近视）

刘某，男，23 岁，初诊日期：2017 年 3 月 10 日。

【主诉】视力下降 1 年。

【病史】工作长期接触电脑，双眼近视，没有相关遗传病史。右眼视力于 1 年前无明显诱因出现弱光下视力及锐度下降，眼部检查未见特殊，眼运动、视野、眼位正常，验光配镜－2.5DS 可纠正到 1.0，行眼底检查、眼底造影、眼压检查、眼 OCT、眶部及脑部磁共振成像检查均未发现异常。近 1 年来予以改善微循环、营养神经药物，维生素 A、维生素 D，中成药（明目片、地黄丸类药物）等治疗无效果。求助针灸治疗。

【查体及实验室检查】神志清楚，视力右－230.6、左－246.6。舌淡、苔薄红，脉滑。

【西医诊断】近视。

【中医诊断】近视病。

【疾病认识】近视是一种屈光不正。外观眼部一般无明显异常，只是患者对远距离事物存在辨认困难，即看近清楚、看远模糊，古称"能近怯远症"，常见于青少年。

【病因病机】近视之病位在眼，病变的关键脏腑在肝，还与心、脾、肾功能失调和经络气血阻滞有关。青少年工作学习中用眼过度，久视伤血，血伤损气，目中神光勿能发越于远处；或禀赋缺乏，先天遗传；或心阳衰弱，神光不得发越于远处；或肝肾两虚，精血不足，光华不能远及而仅能近视。

【治疗原则】滋补肝肾，益气明目。

【杵针取穴】风府八阵、至阳八阵、命门八阵；河车路风府至大椎段；眼八廓；睛明、攒竹、承泣、光明。

【补泻手法】补法，或平补平泻法。

【手法选择】点叩、运转、分理、升降、开阖。

【操作流程】先用五星三台杵杵尖在风府八阵、至阳八阵、命门八阵行点叩手法，用奎星笔在眼八廓行点叩手法，用七曜混元杵杵尖在河车路风府至大椎段先上下、后左右做分理手法，以皮肤微红为度。继续用五星三台杵杵尖于八阵、河车路风府至大椎段行点叩手法。选择用五星三台杵梅花形五脚的一头，在河车路风府至大椎段行分理、开阖手法，用金刚杵圆弧形的一头于除眼八廓以外的主穴部位做从内向外，再从外向内（太极运转）的运转手法2~3分钟，再做一上一下、上推下退的升降手法 2~3 分钟。选择奎星笔在眼八廓行点叩、运转、升降手法 2~3 分钟，用奎星笔或金刚杵在睛明、攒竹、承泣、光明及配穴进行点叩手法 2~3 分钟。

【时间及疗程】每天 1 次，每次行杵 30 分钟，直至症状消失，再维持 5~7 天。

【穴位加减】根据不同症状，选取适当穴位治疗。脾胃虚弱者在主穴基础上加脊中八阵、足三里、三阴交。

【疗效及随访】仅治疗 1 个疗程，患者弱光下视力及锐度较前恢复，为固定疗效，依前法再针 1 次。

【按语】近视是一种屈光不正。形成近视的原因很多，以阅读、书写、近距离工作时照明不足、姿势不正、持续时间过久为主要因素。肝藏血，开窍于目，目得血而能视。久视伤血，目失所养，则发为本病。此外，禀赋不足也是本病的原因之一。近视的主要症状是视物模糊，视力减退。近视在进展期主要表现为双眼球痛，远距离视物模糊不清。近视较重者视力在 0.1~0.3，轻度近视者视力一般在 0.5~0.7。目为司视之窍，五脏六腑之精血皆上注于目而能视。若肝肾阴虚则视物昏花，并有失眠、健忘、腰酸、舌质红、脉细等。故选取风府八阵、至阳八阵、命门八阵、河车路风府至大椎段、眼八廓，以调理经络之气，有滋补肝肾、益气明目之功；睛明、攒竹、承泣为治眼疾之常用穴，有养肝明目的作用；光明为胆经腧穴，肝胆互为表里，取之有调补肝肾、益气明目的作用。

（二）急喉风（急性咽炎）

周某，男，47 岁，初诊日期：2018 年 10 月 8 日。

【主诉】咽喉不适伴声嘶 1 周。

【病史】患者于 1 周前出现不明诱因的咽喉不适，伴声嘶，既往有胃酸反流病史。

【查体及实验室检查】神志清楚，咽喉部黏膜充血，双侧声带充血。

【西医诊断】急性咽炎。

【中医诊断】急喉风，风邪外袭。

【疾病认识】咽喉肿痛是口咽和喉咽部疾病的一个主要症状，急性咽炎以咽喉部红肿疼痛、吞咽不适为特征，其他常见合并症状有鼻塞、咽干、咽痒、咳嗽咳痰、发热、声嘶、异物感、呼吸不畅等。

【病因病机】咽接食管而通于胃，喉连气管而通于肺，咽喉肿痛有以下几种原因。①外感风邪：因风热之邪，熏灼肺系，喉为肺之前卫，易受其邪；②饮食不节：因嗜食肥甘，辛辣煎炒，损伤阳明，引动胃火上熏，直达咽喉，造成肿痛；③情志郁怒：由于肝胆之火，上扰咽喉，气血郁结，令人咽喉肿痛；④阴虚火旺：因肾阴亏损，阴液不能上润咽喉，虚火上炎，致使咽喉肿痛。

【治疗原则】疏风泄热，解毒消肿。

【杵针取穴】风府八阵、大椎八阵；河车路风府至大椎段；少商、商阳、合谷、天容、关冲。

【补泻手法】泻法，或用平补平泻法。

【手法选择】点叩、运转、分理、升降、开阖。

【操作流程】先用七曜混元杵杵尖在河车路风府至大椎段先上下、后左右做分理手法 2 分钟，以皮肤微红为度。然后用五星三台杵杵尖在风府八阵、大椎八阵、河车路风府至大椎段处反复行点叩手法，如雀啄食，操作开始 3～5分钟，点叩频率快（约 200 次/分），压力小，操作 6～10 分钟或局部皮肤出现微微红软时，即可使点叩频率放慢（约 100 次/分），加大压力，使红进一步透出。然后可选择用五星三台杵梅花形五脚的一头，在河车路风府至大椎段行开阖、分理手法 2～3 分钟。用金刚杵圆弧形的一头于主穴部位做从内向外、从外向内（太极运转）的运转手法 2～3 分钟，再做一上一下、上推下退的升降手法 2～3 分钟。选择金刚杵或者奎星笔在少商、商阳、合谷、天容、关冲及所需配穴进行点叩，操作时间 2～3 分钟。

【时间及疗程】每天 1 次，每次行杵 30 分钟，直至症状消失后再维持 5～7天。

【穴位加减】根据不同症状，选取适当穴位治疗。声音嘶哑者在主穴基础上加列缺。大便秘结者在主穴基础上加上巨虚。

【疗效及随访】仅治疗 3 次，咽喉不适症状消失，固在主穴的基础上添加列缺以改善患者声音嘶哑症状，持续以前法维持治疗 3～5 次，巩固疗效。

【按语】咽喉肿痛是口咽和喉咽部病变的一个主要症状，主要表现为咽喉肿痛、吞咽不适，其他常见合并症状有鼻塞、咽干、咽痒、咳嗽咳痰、发热、声嘶、异物感、呼吸不畅等。实热证多为外感风热与肺胃实热。咽喉红肿灼热，疼痛较重，吞咽困难，兼有寒热头痛、咳嗽、口渴、便秘等，舌苔薄白或薄黄，脉浮数或洪数。故选取风府八阵、大椎八阵、河车路风府至大椎段以祛风清热，泻火解毒，消肿散结止痛。少商是手太阴肺经井穴，能清泻肺热，为治喉证主穴。商阳泻阳明热邪，合谷疏风解表，清热解毒。天容消肿散结止痛。关冲是手少阳三焦经井穴，能泻上焦郁热，加强消肿止痛之作用。

（三）鼻渊（鼻窦炎）

罗某，男，43 岁，初诊日期：2016 年 6 月 24 日。

【主诉】鼻塞伴流脓涕 1 年。

【病史】患者 1 年前无明显诱因出现鼻塞、流脓涕，当时未予以重视，上述症状进行性加重，故前来医院就诊。

【查体及实验室检查】神志清楚，双侧鼻黏膜慢性充血，鼻中隔偏曲，双侧中鼻甲见黏脓涕，鼻窦区无明显压痛。舌苔薄白，伸舌居中。

【西医诊断】鼻窦炎。

【中医诊断】鼻渊。

【疾病认识】鼻窦炎是耳鼻喉科的常见病和多发病，具有反复发作的特征，属难治病之一，以流脓涕、鼻塞、头痛为主要症状。鼻窦是头骨和面骨中围绕在鼻腔周围的一些含气空腔，包括上颌窦、额窦、筛窦和蝶窦，鼻窦炎是指化脓性球菌感染鼻窦黏膜引起的化脓性炎症，有急性和慢性之分。

【病因病机】鼻渊之病位在鼻窦，与肺、胆、脾、胃诸脏腑有关。基本病机是邪犯鼻窦、窦内湿热蕴积。实证多由外邪侵袭肺胃，或胆腑郁热所致。虚证多认为是由于久病正气虚表，不足以祛邪外出，至鼻窍不利。

【治疗原则】升清降浊。

【杵针取穴】风府八阵、至阳八阵、命门八阵；河车路脑户至大椎段；鼻八廓；印堂、鼻准、攒竹、内眼角、水沟。

【补泻手法】补法，或平补平泻法。

【手法选择】点叩、运转、分理、升降、开阖。

【操作流程】先用五星三台杵杵尖在风府八阵、至阳八阵、命门八阵行点叩手法，用奎星笔在鼻八廓行点叩手法，用七曜混元杵杵尖在河车路脑户至大椎段先上下、后左右做分理手法，以皮肤微红为度；继续用五星三台杵杵尖于八阵、河车路脑户至大椎段行点叩手法；选择用五星三台杵梅花形五脚的一头，在河车路脑户至大椎段行分理、开阖手法，用金刚杵圆弧形的一头于除鼻八廓以外的主穴部位行从内向外，再从外向内（太极运转）的运转手法 2~3 分钟，再行一上一下、上推下退的升降手法 2~3 分钟；选择奎星笔在鼻八廓行点叩、运转、升降手法 2~3 分钟，用奎星笔或金刚杵在印堂、鼻准、攒竹、内眼角、水沟及配穴进行点叩手法 2~3 分钟。

【时间及疗程】每天 1 次，每次行杵 30 分钟，直至症状消失，再维持5~7 天。

【穴位加减】根据不同症状，选取适当穴位治疗。呼吸不畅者在主穴基础上加少商、鱼际、太渊、尺泽、孔最。风邪入侵者在主穴基础上加通天、风池、风府。

【疗效及随访】仅治疗 2 次，鼻塞流脓涕症状得到很好的控制，为了巩固疗效，依前法再治疗 3~5 次。

【按语】鼻渊是以鼻流浊涕、鼻塞、嗅觉减退、头痛为特征的病证。患鼻渊后，应及时治疗，防止表邪入里，实证转虚。故选取风府八阵、至阳八阵、命门八阵、河车路脑户至大椎段、鼻八廓，再配合印堂、鼻准、攒竹、内眼角、水沟等治鼻渊之常用穴，以疏风清热，芳香通窍。

（四）牙宣（牙周炎）

王某，男，48岁，初诊日期：2018年7月8日。

【主诉】下前牙处常有脓液溢出1个月余。

【病史】患者近一年来时常刷牙时牙龈出血，有口臭。近1个月来下牙处有脓液渗出，遂求进一步诊治。

【查体及实验室检查】神志清楚，面色润泽，形体中等，行动自如，右下12、左下12排列不齐，牙石Ⅱ度，牙龈红肿，探诊出血，牙周袋深4～5mm，探之根面粗糙有牙石。松动Ⅰ度。X线检查水平吸收达根长1/3左右。舌淡、苔黄腻，脉弦细。

【西医诊断】牙周炎。

【中医诊断】牙宣。

【疾病认识】牙周炎是以牙周软硬组织炎症为特征的一种慢性炎症性疾病，临床上主要表现为牙龈出血、牙周袋形成、牙槽骨吸收、牙齿松动等。

【病因病机】牙宣之病位在齿龈，与肾、脾、胃、大肠等脏腑密切相关。若肾精亏虚，上充无能，则齿骨失养，继而萎缩，齿根易露，齿摇松动；或饮食不节，肠胃积热，循经上蒸，灼伤龈络，致齿龈肿痛；或平素体弱多病，以致气血亏虚，气虚则无力摄血，血虚则不得荣上，又逢外邪侵袭，客于齿龈，致齿痛齿衄，齿龈萎缩，牙根浮露。

【治疗原则】清胃泻火，消肿止痛。

【杵针取穴】风府八阵；河车路风府至大椎段；颊车、下关、合谷、内庭。

【补泻手法】泻法。

【手法选择】点叩、运转、分理、升降、开阖。

【操作流程】可先用七曜混元杵的杵尖在河车路风府至大椎段处先上下、后左右做分理手法2分钟，以皮肤微红为度。继续用五星三台杵杵尖于八阵及河车路风府至大椎行反复点叩手法，如雀啄食，操作开始3～5分钟点叩频率快（约200次/分），压力小，操作6～10分钟或者局部皮肤出现微微红软时，即可使点叩频率放慢（约100次/分），加大压力，使红进一步透出。选择五星三台杵的杵尖在河车路风府至大椎段行分理、开阖手法；用金刚杵圆弧形的一头于主穴处做从内向外、从外向内（太极运转）的运转手法2～3分钟，再做一上一下、上推下退的升降手法2～3分钟。选择金刚杵或者奎星笔在颊车、下关、合谷、内庭及配穴部位行点叩2～3分钟。

【时间及疗程】每天1次，每次行杵20～30分钟，直至症状消失，再维持

5～7天。

【穴位加减】根据不同症状，选取适当穴位治疗。实火牙痛者在主穴基础上加太阳、颧髎。虚火牙痛者在主穴基础上加照海、太溪、行间。风火牙痛者在主穴基础上加外关、大椎八阵。龋齿者在主穴基础上加二间、三间、阳谷。

【疗效及随访】仅治疗 2 次，患者牙龈出血症状得到缓解，继续依前法再针 2 次。

【按语】牙痛为口腔疾患中常见的症状，常见于各种牙病，如龋齿、牙髓炎、牙周炎等。中医学认为，牙痛主要与胃经郁火和肾阴不足有关，并分为虚证和实证两类。手足阳明经均循行于上下齿中，多由于过食辛辣烟酒，郁于肠胃而化火，循经上犯于齿；或风寒之邪侵袭阳明经络所致。肾主骨，齿为骨之余，虚火炎于上；或嗜食甘酸之物，口齿不洁，垢秽蚀齿而作痛。取风府八阵、河车路风府至大椎段以祛风泻火，调气止痛。合谷清手阳明大肠之热。颊车、内庭、下关疏泄足阳明之热邪。

四、儿科疾病

(一) 遗溺（小儿遗尿病）

袁某，男，12 岁，初诊日期：2017 年 8 月 21 日。

【主诉】遗尿 6 年。

【病史】从 5 岁左右夜间遗尿至今，曾患肺炎、肠炎等，均住院治疗。夜里遗尿 3 次以上，曾用补中益气丸、金匮肾气丸等药物，遗尿均无改善。

【查体及实验室检查】神志清，面白，两眼呆滞，形寒畏冷，手足凉，舌淡红、苔薄白，脉沉细而紧。

【西医诊断】小儿遗尿病。

【中医诊断】遗溺。

【疾病认识】小儿遗尿症以 3 周岁以上的小儿睡眠中小便自遗、醒后方觉为临床特征，属于小儿较常见的疾病，其发病率在 5%～10%。遗尿严重危害孩子的身心健康，易使孩子大脑及身心系统发育迟缓，智力降低，记忆力差，多动等。

【病因病机】遗溺多与肺、脾、肾、膀胱三焦功能失调有关，尤其以肾气不足、膀胱虚寒多见。病机是膀胱失约。病性有虚实之分：实证多为寒凝、火郁、气滞、痰阻，致胃失和降；虚证每由脾肾阳虚，或胃阴耗损等正虚气逆所致。

【治疗原则】温肾固涩。

【杵针取穴】至阳八阵、命门八阵、气海八阵、百会八阵；河车路至阳至长强段；中极、三阴交。

【补泻手法】杵针用补法，并可加灸法。

【手法选择】点叩、分理、运转、开阖、分理。

【操作流程】至阳八阵、命门八阵、气海八阵、百会八阵从内向外、从外向内做点叩和环形运转；河车路至阳至长强段行上下推退、左右分理。用奎星笔针尖在中及、三阴交上进行反复叩击、升降、开阖、运转。

【时间及疗程】每天 1 次，每次治疗 30 分钟，直至症状消失，再维持 5~7 天。

【穴位加减】根据不同症状，选取适当穴位治疗。肾阳不足者在主穴基础上加关元八阵。肺脾气虚者在主穴基础上加足三里、太渊。尿频数者在主穴基础上加腰俞八阵。

【疗效及随访】仅治疗 2 周，患儿夜间遗尿症状得到缓解，继续依前法再治疗 2 周。

【按语】尿液正常的排泄，主要取决于肾的气化及膀胱的制约功能。若小儿先天禀赋不足，肾气虚弱，或既往使用寒凉药物过度而使肾阳不足，膀胱虚冷，均可导致遗尿；或后天发育迟缓，肺脾气虚，膀胱不约，也可引发遗尿。主要表现为经常性睡梦中出现小便排出，重者可达每夜 1 次或每夜数次。肾虚引发者，尿量多，小便清长，畏寒肢冷，精神疲惫，舌质淡、苔白滑，脉沉无力；肺脾气虚引发者，尿频量少，纳差便溏，面色少华或萎黄，神疲乏力，声低息微，自汗、动则多汗，经常感冒，舌质淡红、苔薄白，脉虚弱无力。取至阳八阵、命门八阵、河车路至阳至长强段可补益脾肾，温摄下元；百会八阵升提阳气，能固摄而治遗尿；气海八阵补气，与脾经三阴交相配，可益肺脾之气，温补下焦及诸阴经；中极为膀胱经募穴，可温补下元，能治肾与膀胱虚冷，助气化，制水液。

（二）小儿消化不良、营养不良（泄泻）

李某，女，1 岁，初诊日期：2019 年 4 月 24 日。

【主诉】腹泻 1 天。

【病史】患者 1 天前出现大便溏薄，大便 3 次以上，无脓血、无里急后重。

【查体及实验室检查】神志欠佳，腹胀拒按，泻后腹胀减轻，舌苔白，脉滑数。

【西医诊断】小儿消化不良。

【中医诊断】泄泻。

【疾病认识】小儿消化不良多由饮食不当、胃肠受凉或其他疾病所导致，消化不良表现为纳差、不思饮食，进食即解大便，大便次数多，大便量也多，大便呈稀糊状或水样，无黏液浓血，有少量不消化食物残渣及油脂样物。在便前常有腹痛，同时伴有腹胀、食欲不振、脸色差，长期腹泻儿童可有明显消瘦。

【病因病机】泄泻之病位在脾胃。基本病机是脾胃运化失权、水谷不化、升降失司、清浊不分、泄泻不止。病因为饮食不当、过食生冷、肥甘油腻、冷热失调使肠胃功能紊乱，脾胃功能失调；或素体虚弱、气血不足、脾胃虚寒，因大病过后耗伤气血，正气未复。

【治疗原则】消食导滞，醒脾和中。

【杵针取穴】至阳八阵、脊中八阵、中脘八阵；河车路大椎至长强段；足三里、内庭、天枢。

【补泻手法】囟门未合者禁杵。杵针用补法，并可加灸法。

【手法选择】点叩、升降、开阖、运转、分理。

【操作流程】八阵从内向外、从外向内行点叩和环形运转；河车路大椎至长强段行上下推退、左右分理。用奎星笔针尖在足三里、内庭、天枢进行反复叩击、升降、开阖、运转。

【时间及疗程】每天1次，每次治疗30分钟，直至症状消失后再维持5～7天。

【穴位加减】呕吐加内关；腹胀满疼痛加公孙、下脘八阵。

【疗效及随访】治疗1个疗程，小儿消化不良情况明显改善，大便规律，2天1次，质软色棕，食欲增加，体重增加1kg。

【按语】本病多由于饮食无节、喂养不当，损伤脾胃正常运化；或受多种慢性疾病影响，或食物清洁不够、感染诸虫，致使精血被夺，脏腑筋肉不能濡养而成。各种原因引起的疳积，均可出现身形羸瘦、面色萎黄、毛发干枯稀疏、肌肤甲错、精神疲惫等。该病发病比较缓慢，初始身微发热，或午后潮热，偏食香甘酸味等，口干喜饮，便泻臭秽，如米泔，烦躁易怒。进而腹部膨胀，青筋暴露，面色萎黄，毛发干枯稀疏，身形消瘦，甚者有解颅、囟陷、鹤膝、陷胸、腹凹如舟等，舌绛、苔腻或光剥，脉沉细无力，指纹色淡带青。久之则出现神疲肢软、气乏等虚败症状。取至阳八阵、脊中八阵，以疏通经络、调理气机、补益脾胃、消积除疳；中脘八阵可调和营卫、健脾助运、升清降浊；河车路大椎至长强段疏通经络、调理气机、补益脾胃、消积除疳；商丘健脾化痰、消积化滞、和胃降逆、升降气机；足三里为胃经合穴，可扶土补中；天枢和内庭均属足阳明胃经穴，两者搭配可调中理气、健脾和胃、通降胃气，可改善周边上冲、胸腹胀满等症状。

五、妇科疾病

（一）带下病（慢性盆腔炎）

李某，女，38 岁，初诊日期：2021 年 4 月 16 日。

【主诉】患者下腹部疼痛反复发作 1 年，加重 1 个月。

【病史】患者以伴随月经周期规律性发作的小腹疼痛为主诉。腹痛多发生在经前 1~2 天，行经第 1~2 天达高峰，呈阵发性、痉挛性，为胀痛伴下坠感，严重者可放射到腰骶部、肛门、阴道、股侧，甚至可见面色苍白、出冷汗、手足发凉等。

【查体及实验室检查】精神差，纳差，下腹部压痛，拒按，坠胀，活动后月经期疼痛加重，反复发作，性生活淡漠。B 超检查示直肠子宫陷凹积液，右侧附件囊性包块。住院 10 天后复查 B 超示子宫内膜增厚，直肠子宫陷凹未见积液，双侧附件未见明显异常。舌红、苔黄腻，脉弦数。

【西医诊断】慢性盆腔炎。

【中医诊断】带下病，湿热毒蕴。

【疾病认识】慢性盆腔炎即慢性盆腔炎性疾病，是指女性上生殖道器官及其周围组织（子宫、输卵管、卵巢、宫旁组织及盆腔腹膜）发生的慢性炎症，并常累及邻近组织 。

【病因病机】本病属于常见的女性上生殖道感染性疾病，大多发生于性活跃的育龄女性，可有下腹痛、发热或阴道分泌物增多等表现，多由于经期、产褥期或流产后湿浊热毒乘虚侵入而发病；或因肝经、脾胃湿热邪毒，循经下行，影响冲任而发病。湿浊热毒蓄积下焦，气血壅滞不行，正邪相争，则属实属急性；若病情迁延日久，则气滞血瘀，湿热残存，或湿热转化为寒湿，则属虚，属慢性。

【治疗原则】清热解毒，凉血化瘀，健脾利湿。

【杵针取穴】根据不同症状，选取适当穴位治疗。带下量多者在主穴基础上加腰俞八阵。便溏者在主穴基础上加天枢、足三里。

【补泻手法】泻法，或用平补平泻法。

【手法选择】点叩、运转、开阖、升降、分理。

【操作流程】先用五星三台杵的杵尖，在中枢八阵、命门八阵、中脘八阵、气海八阵、百会八阵行点叩手法，河车路至阳至命门段用七曜混元杵的杵尖先上下、后左右做分理手法 2 分钟，以皮肤微红为度。继续用七曜混元杵的杵尖于主穴部位行反复点叩手法，如雀啄食，操作开始 3~5 分钟点叩频率快（约200 次/分），压力小，操作 6~10 分钟或者局部皮肤出现微微红软时，即可使点叩频率放慢（约 100 次/分），加大压力，使红进一步透出。此步骤注意事项：操作时手法轻快，移动迅速，以防损伤皮肤。用五星三台杵的杵尖在河车路至阳至命门段实施分理、开阖手法；用金刚杵圆弧形的一头于主穴部位做从内向外、从外向内（太极运转）的运转手法 2~3 分钟，再做一上一下、上推下退的升降手法 2~3 分钟；选择金刚杵或者奎星笔在带脉、三阴交及配穴处行点叩手法，操作时间 2~3 分钟。

【时间及疗程】每天 1 次，每次行杵 30 分钟，直至症状消失，再维持 5~7天。

【穴位加减】根据不同症状，选取适当穴位治疗。带下量多者在主穴基础上加腰俞八阵。便溏者在主穴基础上加天枢、足三里。

【疗效及随访】经过 1 个疗程的治疗，患者月经周期规律，小腹疼痛得到明显缓解。

【按语】慢性盆腔炎病程较长，往往反复发作，甚至影响生育。此例以少腹痛为主，伴有腰痛和带下异常，为湿浊蕴结日久，以致气滞血瘀之证。故脾虚湿盛者多由脾虚湿泛、下伤任带所致，故治以健脾运湿，调理任带。取中枢八阵、命门八阵、河车路至阳至命门段以理脾运湿，调理任带；中脘八阵、三阴交为足太阴脾经穴位，能加强健脾运湿之功，以治其本；气海八阵理气化湿，调理任脉；带脉能固摄本经经气；百会八阵能升提阳气，可以止带。

（二）痛经（原发性痛经）

李某，女，37 岁，初诊日期：2021 年 2 月 6 日。

【主诉】患者经期前后或行经期间，出现下腹部痉挛性疼痛，并伴有全身性不适。

【病史】患者经期出现小腹胀痛明显，行经量少、淋漓不畅，血色紫黯有血块，或呈腐肉样物，压下则疼痛加重，得热痛减，时有腰部作胀不适。

【查体及实验室检查】神志清楚，面色润泽，形体中等，妇科检查无阳性体征，排除生殖器官质性疾病。舌质黯，有瘀斑、瘀点，脉弦或孩涩。

【西医诊断】原发性痛经。

【中医诊断】痛经。

【疾病认识】原发性痛经，是指女性生殖器官没有任何器质性病变，仅仅是激素波动而造成痛经。继发性痛经，是指女性盆腔内的器官出现了器质性疾病，如子宫内膜异位症、腺肌病等造成了痛经。

【病因病机】继发性痛经往往由生殖器官器质性病变所致，常见原因如子宫内膜异位症、子宫肌腺症、慢性盆腔炎、子宫畸形等。原发性痛经主要由月经来潮前后局部前列腺素、白三烯类物质、血管紧张素、催产素等物质的增加致使子宫异常收缩引起，还与个人生理和精神因素、生活习惯、环境因素等有关。

【治疗原则】温经散寒，化瘀止痛。

【杵针取穴】命门八阵、腰俞八阵；河车路命门至长强段；中极、太冲、三阴交。

【补泻手法】用泻法或平补平泻法，寒湿者可加灸法。

【手法选择】点叩、开阖、运转、升降、分理。

【操作流程】用金刚杵尖在命门八阵及腰俞八阵行开阖手法。用五星三台杵的杵尖在命门八阵、腰俞八阵及河车路命门至长强段行点叩手法。用七曜混元杵的杵尖在河车路命门至长强段行分理手法。用金刚杵的杵柄在命门八阵、腰俞八阵及河车路命门至长强段行运转手法。用奎星笔针尖在中极、太冲、三阴交行点叩手法。

【时间及疗程】每天 1 次，每次治疗 20～30 分钟，直至症状消失，再维持5～7 天。

【穴位加减】根据不同症状，选取适当穴位治疗。寒湿者在主穴基础上加水道、地机、内庭。血瘀者在主穴基础上加血海。

【疗效及随访】仅治疗 1 周，患者痛经症状明显缓解，全身未见特殊不适，为巩固疗效，再依前法治疗 5～7 次。

【按语】本证主要由气血运行不畅所致。实证者，由于七情不调，肝郁气滞，气机不利，血行受阻，而冲任不利，经血滞于胞中；或经期感寒饮冷，寒湿伤于下焦，客于胞宫，经血运行不畅，滞而作痛。虚证者，多为体质素虚或久病之后，气血两亏，行经以后，血海空虚，胞脉失养，或因多产房劳，肝肾亏损，以致精亏血少，冲任不足；经行之后血海空虚，不能滋养胞脉而致小腹虚痛。此外，子宫过度前倾或后倾、子宫颈管狭窄、子宫内膜增厚、盆腔炎、子宫内膜移位等病也可引起痛经，亦可参照本节辨证治疗。故选取命门八阵、腰俞八阵、河车路以调理气血，疏通经络，散寒理气，活血止痛；中极为任脉穴位，任脉通于胞脉，有温通胞脉、调理冲任之作用；太冲为肝经原穴，可行气通经，配以三阴交，可调理气血，气血畅通则痛经可除，寒湿者可加灸法，效果显著。

第三节　学术成果

一、蒋运兰教授带领护理团队将杵针技术用于慢性病及其相关症状康复

（一）缓解焦虑抑郁症状，提升患者生活质量

内容一：将120例脑卒中后抑郁患者按随机数字表法分为常规护理组、杵针组和杵针情志组，3组均给予脑卒中常规护理，杵针组在此基础上给予杵针疗法，杵针情志组在脑卒中的常规护理基础上采用杵针疗法结合情志护理措施进行干预。3组均于干预前和干预6周后采用汉密尔顿抑郁量表（HAMD）评分等指标进行评价（表1）。

表1　3组干预前后 HAMD 评分比较（$\bar{X}\pm S$，分）

组别	例数	干预前	干预后
常规护理组	41	21.17±6.91	19.41±7.12*
杵针组	39	21.87±6.30	16.67±5.27*
杵针情志组	40	21.88±6.51	13.83±5.12*▲△

注：*与干预前比较，$P<0.05$；▲与常规护理组干预后比较，$P<0.05$；△与杵针组干预后比较，$P<0.05$。

结果：杵针疗法结合情志护理能够有效提高脑卒中后抑郁患者的康复效果。

内容二：将105例消化系统恶性肿瘤心脾两虚型失眠患者随机分为对照组、杵针组和杵针五音组。对照组在常规治疗的基础上按不寐护理常规进行干

预，杵针组在对照组的基础上加入杵针疗法进行干预，杵针五音组在对照组的基础上加入杵针疗法和五音疗法进行干预。3 组均在干预前和干预 4 周后采用汉密尔顿焦虑量表（HAMA）、汉密尔顿抑郁量表（HAMD）对患者的焦虑和抑郁水平进行测评（表 2）。

表 2　3 组干预前后 HAMA、HAMD 评分比较（$\bar{X} \pm S$，分）

组别	例数	干预前		干预 4 周后	
		HAMA	HAMD	HAMA	HAMD
对照组	35	18.63±6.30	21.80±4.69	18.80±6.37	21.14±5.24
杵针组	35	19.49±6.11	20.86±5.72	18.17±5.63	17.29±4.26[1)2)]
杵针五音组	35	18.86±5.77	20.83±5.60	14.31±4.67[1)2)3)]	13.66±4.23[1)2)3)]

注：1）与本组干预前比较，$P<0.05$；2）与对照组干预后比较，$P<0.05$；3）与杵针组干预后比较，$P<0.05$。

结果：杵针结合五音疗法有助于改善消化系统恶性肿瘤心脾两虚型失眠患者的焦虑和抑郁情绪。

（二）改善失眠症状，提高睡眠质量

内容一：将 60 例糖尿病合并失眠患者随机分为干预组和对照组，每组 30 例。对照组给予常规护理，干预组在对照组的基础上给予杵针疗法配合中药浴足干预，杵针疗法每天 1 次，每次 30 分钟，中药浴足每天 1 次，每次控制在 15 分钟内。干预 2 周。比较两组患者的匹兹堡睡眠质量指数量表（PSQI）评分（表 3、表 4）。

表 3　两组干预前后 PSQI 评分比较（$\bar{X} \pm S$，分）

组别	例数	干预前	干预后
干预组	30	15.25±1.57	8.36±1.28*▲
对照组	30	14.70±2.04	12.84±0.49*

注：* 与对照组比较 $P<0.05$，▲ 与干预前比较 $P<0.05$。

表 4　两组干预前后 PSQI 各因子评分比较（$\bar{X} \pm S$，分）

组别	时间	主观睡眠质量	睡眠潜伏期	睡眠持续性	习惯睡眠效率	白天功能紊乱	睡眠紊乱
对照组 （n＝30）	干预前	2.31±0.72	2.43±0.57	2.87±0.33	2.31±0.51	3.02±0.93	2.42±0.73
	干预后	2.02±0.23*	2.03±0.83*	2.39±0.54*	2.02±0.63*	2.89±0.67*	1.92±0.88*
干预组 （n＝30）	干预前	2.55±0.54	2.66±0.56	2.96±0.48	2.36±0.27	3.10±0.82	2.51±0.38
	干预后	1.21±0.67*▲	1.31±0.08*▲	1.82±0.21*▲	1.19±0.44*▲	1.28±0.77*▲	1.49±0.49*▲

注：* 与干预前比较 $P<0.05$，▲ 与干预前比较 $P<0.05$。

结果：杵针疗法配合中药浴足干预糖尿病失眠患者能有效改善患者睡眠，降低患者 PSQI 评分。

内容二：选取 2015 年 12 月至 2016 年 10 月在四川省某中医院肿瘤科住院的 105 例消化系统恶性肿瘤心脾两虚型失眠患者为研究对象，随机分为对照组、杵针组和杵针五音组，各 35 例。对照组在常规治疗的基础上按不寐护理常规进行干预，杵针组在对照组的基础上实施杵针疗法，杵针五音组在对照组的基础上实施杵针疗法和五音疗法。采用匹兹堡睡眠质量指数量表（PSQI）测评 3 组患者干预前和干预 4 周后睡眠质量（表 5）。

表 5　3 组干预前后 PSQI 各维度得分及总分多重比较

项目	杵针组和对照组		杵针五音组和对照组		杵针五音组和杵针组	
	均值差	P	均值差	P	均值差	P
睡眠质量	−1.200	0.000	−1.171	0.000	0.029	0.784
入睡时间	−0.543	0.000	−0.943	0.000	−0.400	0.005
睡眠时间	−0.857	0.000	−0.914	0.000	−0.057	0.592
睡眠效果	−0.686	0.000	−1.086	0.000	−0.400	0.000
睡眠障碍	0.286	0.000	0.114	0.436	−0.171	0.243
催眠药物应用	−0.400	0.000	−0.343	0.136	0.057	0.803
日间功能障碍	0.543	0.000	−0.914	0.000	−0.371	0.007
总分	−4.400	0.000	−5.543	0.000	−1.431	0.004

结果：杵针疗法可提高消化系统恶性肿瘤心脾两虚型失眠患者的睡眠质量。

（三）缓解疼痛症状，减轻疾病负担

内容：采用随机抽样法，对 2017 年 1 月至 2017 年 8 月本科收治的气滞血瘀型膝骨关节炎患者进行筛选和措施干预，干预过程 1 个月，选取样本 80 例，40 例为治疗组，40 例对照组。对照组施以常规护理方法配合香木活血散中药外敷治疗，治疗组在对照组基础上增加杵针治疗，每天 1 次。

两组干预前后疼痛指数评估见表 6。

表 6　两组干预前后疼痛指数评估（$\overline{X} \pm S$，分）

组别	例数	干预前	干预后	t	P
治疗组	40	7.60±0.50	2.45±0.64	40.281	<0.001
对照组	40	7.50±0.68	4.65±1.00	14.897	<0.001

结果：杵针疗法对缓解气滞血瘀型膝骨关节炎患者的疼痛具有较好的临床疗效。

（四）缓解癌因性疲乏，提高生活质量

内容：选取 2019 年 2 月 25 日成都中医药大学附属医院收治的非小细胞肺癌患者 1 例为研究对象，应用循证护理的思路，结合杵针疗法的临床实践经验和患者的个人意愿，提出癌因性疲乏（CRF）的杵针护理问题，检索相关文献并对重要文献进行分析，然后制定实施 CRF 杵针护理干预并评估效果。

结果：在处理该例非小细胞肺癌患者的 CRF 问题中，杵针护理干预安全有效，长期实施可能实现 CRF 的远期缓解，有望成为 CRF 新的中医护理干预手段。

二、蒋运兰教授带领护理团队发表杵针相关论文

1. 蒋运兰，楚鑫，钟磊，等. 杵针操作规范及质量评价标准［J］. 西部医学，2021，33（11）：1565−1569.

2. 吴伦卉，楚鑫，蒋运兰，等. 杵针操作规范在心脾两虚型失眠良性肿瘤患者中的应用［J］. 世界最新医学信息文摘，2021，21（62）：55−57.

3. LI D, JIANG Y, MA X, et al. The effect of pestle acupuncture for patients with lactation insufficiency after cesarean section：study protocol for a randomized controlled trial［J］. Medicine (Baltimore)，2021，100（3）：e23808.

4. LI Q，SHEN Y L，JIANG Y L，et al. The effect of the therapy of "combination 3 methods progression" in patients with neurogenic bowel dysfunction (constipated type)：study protocol for a randomized controlled trial [J]. Medicine (Baltimore)，2021，100 (7)：e24662.

5. 秦涛，沈音丽，晋松，等. 杵针结合冰袋贴敷法治疗中风后上肢屈肌痉挛临床研究 [J]. 四川中医，2020，38 (12)：195−198.

6. 胡月，蒋运兰，楚鑫，等. 一例非小细胞肺癌患者癌因性疲乏杵针疗法的循证护理 [J]. 中国全科医学，2020，23 (35)：4514−4518.

7. 蒋运兰，胡月，李颖馨，等. 杵针疗法临床应用 32 项随机对照试验的系统评价 [J]. 中国中医基础医学杂志，2019，25 (5)：662−667，705.

8. 刘健佳，税毅冬，代来. 穴位精准注射、杜氏正骨大手法配合杵针疗法在颈椎病急性期（气滞血瘀型）康复护理中的应用研究 [J]. 四川中医，2019，37 (2)：200−202.

9. 刘一弦，蒋运兰，刘婉琳. 杵针疗法结合五音疗法对消化系统恶性肿瘤心脾两虚型失眠病人睡眠质量的影响研究 [J]. 护理研究，2018，32 (22)：3553−3557.

10. 胡月，蒋运兰，李颖馨，等. 杵针疗法治疗失眠症临床疗效的系统评价 [J]. 四川中医，2018，36 (11)：187−192.

11. 廖天南，税毅冬，刘健佳，等. 杵针联合香木活血散外敷对气滞血瘀型膝骨关节炎疗效观察 [J]. 四川中医，2018，36 (11)：221−223.

12. 胡月，蒋运兰，李颖馨，等. 杵针疗法治疗颈椎病的有效性和安全性系统评价 [J]. 成都中医药大学学报，2018，41 (3)：112−118.

13. 楚鑫，吴伦卉，程冬梅，等. 杵针疗法配合中药浴足对糖尿病失眠症睡眠质量的影响 [J]. 四川中医，2018，36 (9)：190−192.

14. 蒋运兰，刘一弦，李颖馨，等. 杵针结合五音疗法对消化系统恶性肿瘤心脾两虚型失眠病人焦虑和抑郁情绪的影响 [J]. 护理研究，2018，32 (17)：2723−2726.

15. 蒋运兰，胡月，李颖馨，等. 杵针疗法治疗腰腿痛有效性和安全性的系统评价 [J]. 北京中医药，2018，37 (8)：703−707.

16. 沈音丽，郭鸿，王洁莹，等. 杵针疗法联合膀胱功能训练干预神经源性膀胱的临床研究 [J]. 四川中医，2017，35 (9)：175−177.

17. 周群，蒋运兰，郭秋月，等. 杵针疗法结合情志护理对中风后抑郁患者康复效果的影响 [J]. 南京中医药大学学报，2014，30 (6)：534−537.

18. 周群，蒋运兰，郭秋月，等. 杵针疗法结合情志护理对中风后抑郁患者抑郁水平的影响研究［J］. 成都中医药大学学报，2014，37（3）：37－40.

19. 蒋运兰，李栋霜，钟薇，等. 杵针对剖宫产产妇缺乳症状及血清泌乳素的影响［J］. 西部医学，2022，34（12）：1829－1834.

三、蒋运兰教授带领护理团队立项杵针相关科研课题

蒋运兰教授带领护理团队立项杵针相关科研课题11项，详见表7。

表7　蒋运兰带领护理团队立项杵针相关科研课题

序号	课题名称	主管单位/基金来源	课题编号	职务	时间
1	杵针技术在乳腺癌术后淋巴水肿患者中的应用研究	四川省护理学会	H21001	项目负责人	2022 年 8 月—2024 年 7 月
2	杵针技术在剖宫产术后缺乳产妇中的应用研究	四川省中医药管理局	2021C09	项目负责人	2021 年 6 月—2023 年 5 月
3	传承中医文化——非物质文化遗产李氏杵针实用手册	四川省社科规划项目	SC19KP006	项目负责人	2019 年 12 月—2021 年 6 月
4	杵针操作规范与质量评价标准及其评价体系的研究	四川省护理学会	H18001	项目负责人	2019 年 6 月—2021 年 5 月
5	基于中医"五行理论"杵针联合辨证施乐治疗失眠的护理应用研究	四川省教育厅	18ZA0190	第一主研	2019 年 1 月—2020 年 12 月
6	杵针结合五音疗法在肿瘤心脾两虚型失眠患者中的应用研究	四川省中医药管理局	2016C025	项目负责人	2016 年 9 月—2018 年 8 月
7	基于中医"五行理论"杵针联合辨证施乐治疗失眠的护理应用研究	四川省卫计委	2017－506	第二主研	2017 年 7 月—2019 年 6 月

续表

序号	课题名称	主管单位/基金来源	课题编号	职务	时间
8	杵针疗法结合情志护理对中风后抑郁康复效果的研究	四川省教育厅	11ZB042	第二主研	2012 年—2014 年
9	"三联促通"疗法治疗神经源性肠道患者便秘的临床研究	四川省中医药管理局	2020IC0076	/	2020 年 12 月—2022 年 12 月
10	杵针联合间歇导尿与膀胱功能训练治疗神经源性膀胱的护理观察研究	成都中医大学基金	19KY05	/	2020 年 1 月—2021 年 1 月
11	杵针疗法结合冰袋贴敷法治疗中风后上肢屈肌痉挛的护理研究	成都中医大学基金	2016－D－YY－26	/	2017 年 4 月—2018 年 12 月 2020 年 1 月—2021 年 1 月

四、蒋运兰教授带领护理团队所著书籍类

蒋运兰教授带领护理团队共出版（包括计划出版中）书籍 16 部，详见表 8。

表 8　蒋运兰教授带领护理团队出版（包括计划出版中）书籍

编号	书名	出版社	编委会职务
1	《传承中医文化——非物质文化遗产李氏杵针实用手册》	中国中医药出版社	主编
2	《中医护理理论与实践精编》	人民卫生出版社	主编
3	《内科护理学》	中国中医药出版社	副主编
4	《康复护理学（第 3 版）》	人民卫生出版社	副主编
5	《天使在人间——白衣战士的逆行时光》	电子科技大学出版社	副主编
6	《医院护理工作管理规范》	电子科技大学出版社	编委

编号	书名	出版社	编委会职务
7	《中医护理专科护士培训教材》	四川省护理学会专科护士培训管理办公室	主编
8	《中医医院新入职护士培训教程》	中国中医药出版社	编委
9	《脑卒中中西医护理精要》	人民军医出版社	副主编
10	《四川省医院护理质量管理评价体系（试行）》	西南交通大学出版社	常务编委
11	《灾害护理学》	人民卫生出版社	编委
12	《护理临床案例精选：经验与教训》	人民卫生出版社	编委
13	《护士健康枕边书》	中国中医药出版社	编委
14	《护理专业技术实训》	中国科学技术出版社	副主编
15	《中医护理"三基"知识问答》	四川科学技术出版社	副主编
16	《护理概论与护理技术》	高等教育出版社	副主编

（一）《传承中医文化——非物质文化遗产李氏杵针实用手册》

《传承中医文化——非物质文化遗产李氏杵针实用手册》一书已纳入中国中医药出版社出版计划。全书主要内容包括川派杵针概述、杵针操作技术、杵针技术在常见病症中的应用。

（二）《中医护理理论与实践精编》

本书围绕中医专科护士培训过程中教与学的这一环节，严格遵循中医护理的特点与需要，从中医护理学基础、中医护理技术操作、中医护理管理等各方面进行了系统讲解，力求有效提高中医专科护士的专业理论水平及临床操作技能。

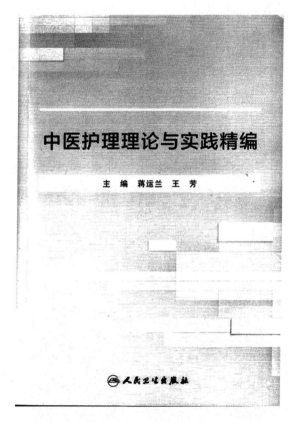

（三）《内科护理学》

《内科护理学》是全国中医药行业高等教育"十四五"规划教材。本教材共11章，除绪论外，分别介绍了呼吸、循环、消化、泌尿、血液及造血、内分泌与代谢、风湿免疫、神经系统疾病及传染病、理化因素所致疾病的护理。为了强化学生对所学知识的记忆与理解，编写了与之配套的数字化教材资源包，内容丰富，包括教案、教学大纲、课件、习题、知识拓展、视频等。

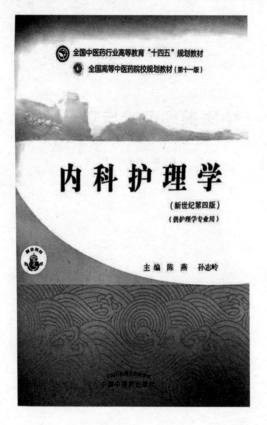

（四）《康复护理学（第3版）》

《康复护理学（第3版）》隶属于国家卫生健康委员会"十四五"规划教材。本书编写注重思想性、科学性、先进性、启发性和适用性，重点突出各学科基本知识、基本理论和基本技能，以更好地适应中医药教育教学改革和中医药事业发展为宗旨，同时紧密结合各学科知识能力评价需求和新时代中医药人才培养要求，纸数融合、医教协同，供全国各高等学校中医药类专业使用。

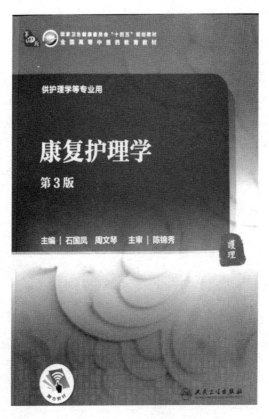

（五）《天使在人间——白衣战士的逆行时光》

《天使在人间——白衣战士的逆行时光》编写组在全省范围内征集援鄂医疗队和各医疗单位关于援鄂的先进个人事迹、充满正能量的典型事迹以及医护人员在抗疫过程中的心得体会等，共收到来自全省 51 家医疗单位的 350 余篇文章和数百张图片。本书图文并茂、语言朴实，字里行间充满了护理工作者同舟共济战胜病毒的决心和对职业的自豪感，图片真实客观地反映了护理工作者专业的"作战"能力及其感人瞬间，充分展现了白衣战士的逆行时光。

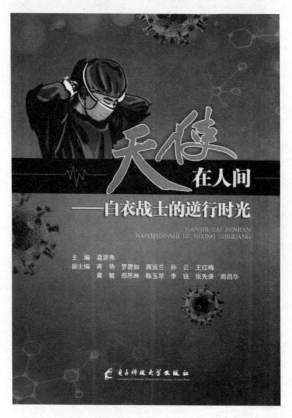

（六）《医院护理工作管理规范》

《医院护理工作管理规范》一书为医院护理管理工作指导与培训用书。该书主要包括护理管理概述、护理工作制度、护理岗位与工作质量标准、护理工作应急预案及流程、临床护理操作技术规范及常见并发症等内容。该书针对性强，适用于医护专业人员及管理人员。

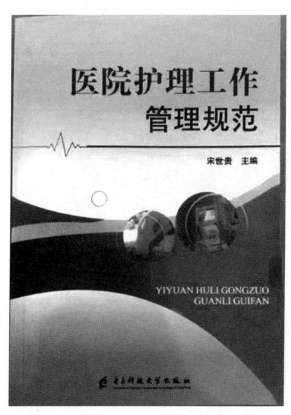

（七）《中医护理专科护士培训教材》

《中医护理专科护士培训教材》根据中医护理发展需要编写，主要用于医院骨干护士的中医专科理论培养，中医医疗机构和中医科可以参照执行。本书依据培训大纲编写，主要包括中医基础知识、辨证施护、中医护理操作规范等内容。本书内容全面，具体详尽，实用性强。

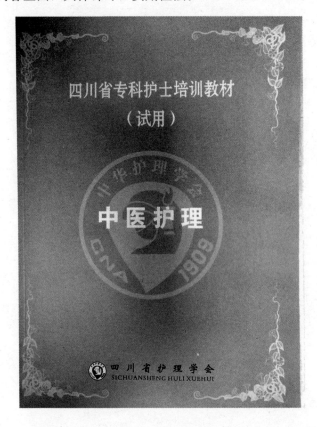

（八）《中医医院新入职护士培训教程》

《中医医院新入职护士培训教程》一书主要针对院校毕业后新进入三级中医医院护理岗位工作的护士，其他中医医疗机构和综合医院中医科可以参照执行。本书依据培训大纲编写，分为法律法规、基础理论、常见病证护理和护理操作技术四篇。本书内容全面，具体详尽，既有"道"层面的知识，也有"术"层面的知识。书后附《中医医院新入职护士培训大纲（试行）》，以便各医院及护士了解培训要求。

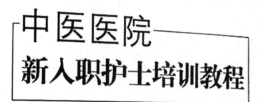

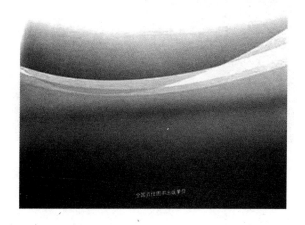

（九）《脑卒中中西医护理精要》

《脑卒中中西医护理精要》汇集作者二十余年脑卒中护理经验，探讨脑卒中患者采用中医护理的临床疗效，总结归纳了四川省中医医院脑卒中患者中西医护理精要，语言简洁，条理清楚，步骤明确，适合护理人员阅读参考。

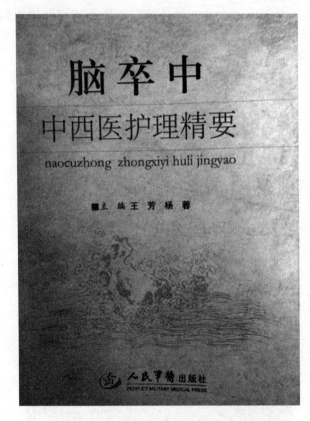

（十）《四川省医院护理质量管理评价标准（试行)》

《四川省医院护理质量管理评价标准（试行)》一书是在四川省卫健委的领导和指导下，由四川省护理质量控制中心组织护理质量管理专家委员会成员，依照美国学者 Donabedian 提出的从要素质量（结构）、环节质量（过程）、终末质量（结果）三个方面进行评价的"结构—过程—结果"模式，参考了卫生部颁发的《三级综合医院评审标准（2011 年版)》《二级综合医院评审标准（2012 年版)》、各类三级专科医院评审标准（2011 年版）及相关行业规范，同时紧密结合四川省护理质量管理的工作实际编写完成的。

本"质量管理评价标准"包括通用标准和专科标准 2 个部分 45 项，内容涵盖了护理管理质量评价标准、护理服务质量评价标准、护理安全管理质量评价标准、分级护理质量评价标准、专科护理质量评价标准等方面。本标准的制定与下发，指导和规范了一段时期内全省各级医疗机构的护理质量管理与质量持续改进工作。

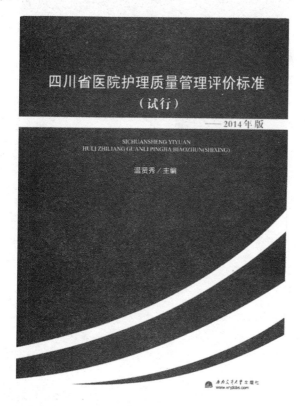

（十一）《灾害护理学》

《灾害护理学》较系统地介绍了灾害护理的基本概念和国内外灾害护理学的发展趋势，阐述了灾害救护中常用的技术与方法、不同损伤部位的伤员及批量伤员的现场救护、预检分诊方法和医院功能调节，并就地震、交通、火灾、水灾、矿难、海难、核辐射等常见灾害的救护，灾后常见的心理障碍及其护理，救援护士的教育和培训等进行了重点介绍。全书在内容的安排上，突出了不同灾害患者的受伤特点和救护重点，以及护理组织管理在灾害救援中的作用。

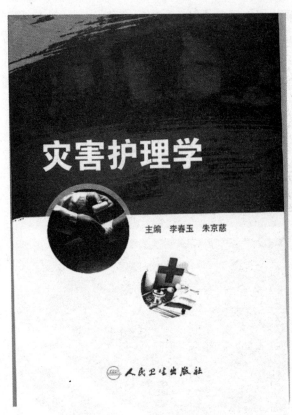

（十二）《护理临床案例精选：经验与教训》

《护理临床案例精选：经验与教训》以临床护理工作中的案例为基础，从规章制度的执行状况、护理操作中发现的问题、临床护理教学中存在的缺陷、护理语言沟通的问题、护理临床经验的不足、工作中责任心欠缺和临床护理中常常出现的一些其他问题七个方面，进行了案例的搜集、整理，每一案例都加以评析，以引起读者的思考，使其明白如何防范，知道怎样去做。《护理临床案例精选：经验与教训》精选了百余例临床护理工作案例，从中总结出有益的经验和警示的教训，并附以专家点评和分析，能使广大读者通过案例的学习，提高临床工作能力，减少医疗事故的发生。

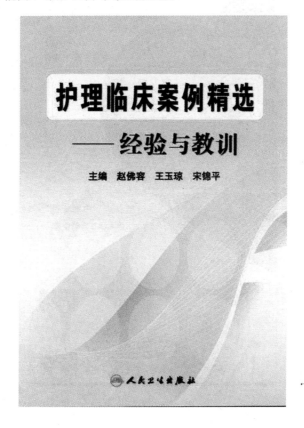

（十三）《护士健康枕边书》

《护士健康枕边书》是国家中医药管理局中医药文化建设与科学普及专家委员会办公室推荐读物，由中华护理学会、中华中医药学会 29 位专家联合审定。护士是医疗从业者中最大的一个职业群体，《护士健康枕边书》就是为他们量身定做的自我保健书。

全书分亚健康测评与防护、饮食保健、运动保健、心理保健、美容保健、简易中医保健、常见病预防保健 7 个部分，旨在为护士提供简单实用的健康保健方案，使护士掌握关爱自身健康的方法，以最好的状态投入工作和生活。

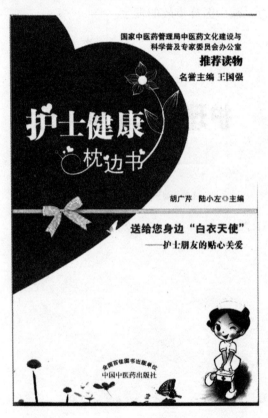

（十四）《护理专业技术实训》

《护理专业技术实训》是在全国涉外护理专业教材建设委员会的指导下，根据 2003 年教育部办公厅、卫生部办公厅组织制定的《中等职业学校和五年制高职护理专业领域技能型紧缺人才培养培训指导方案》中涉外护理（英语）教育培养方案，组织全国开办涉外护理专业学校的一些骨干教师、实习医院教学负责人共同编写而成。

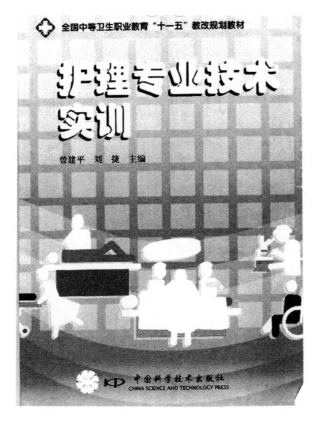

（十五）《中医护理"三基"知识问答》

《中医护理"三基"知识问答》全书包括中医基础理论、中医护理基本知识及技能、临床常见病证中医护理基本知识三大部分内容。本书以中医护理专业知识和全国中医药高等规划教材为基础，涵盖了中医护理基础知识，同时也结合医院护理质量评价标准要求。该书内容结构编排合理，文字简练，条理清晰，实用性强，便于护士理解和记忆。

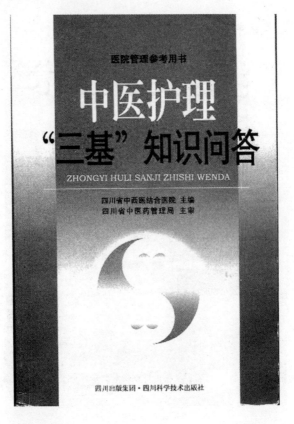

（十六）《护理概论与护理技术》

《护理概论与护理技术》共 18 章，主要阐述护理学发展史、护理学的基本概念、现代护理的基本理论，以及如何全面、系统地运用基础护理的基本理论、基本知识和基本技能满足患者的各种需要，满足社会对高级护理人才的需求。本书可供高职英语护理专业学生使用，也可作为护理学院教师、在职护理人员以及准备参加 CGFNS 考试人员的参考用书。蒋运兰教授主持参与编写第四章护理与法、第十八章医疗护理文件的记录与保管。其教学内容精简实用，操作性强，为培养实用性、操作型人才提供了帮助。

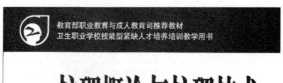

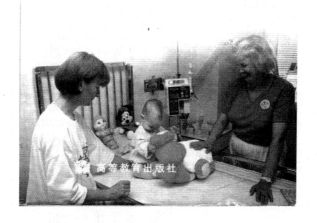

五、专利总结

蒋运兰教授致力于康复产品研究，包括康复产品的科技化、易操作化、便携化，系统探索中医护理与现代医学技术的结合点，研发实用型新产品，目前共获发明专利/实用新型专利 14 项（表 9）。

表9 蒋运兰教授所获发明专利和实用新型专利

序号	专利类别	专利名称	专利时间	专利号	排名
1	发明专利	一种预防或/和治疗压疮的药物组合物及其制备方法和用途	2014 年 2 月 26 日—2034 年 2 月 25 日	中国，ZL2012 1 0061159.5	第一发明人
2	实用新型专利	一种防止非计划性拔管装置	2022 年 1 月 7 日—2032 年 1 月 6 日	中国，ZL2021 2 2097444.X	第二发明人
3	实用新型专利	一种用于脑卒中患者的病员服	2020 年 6 月 19 日—2030 年 6 月 18 日	中国，ZL2019 2 1501394.3	第一发明人
4	实用新型专利	一种用于康复科的防跌倒装置	2020 年 6 月 19 日—2030 年 6 月 18 日	中国，ZL2019 2 1501417.0	第二发明人
5	实用新型专利	一种多功能耳穴埋豆棒	2020 年 6 月 19 日—2030 年 6 月 18 日	中国，ZL2019 2 1501405.8	第二发明人
6	实用新型专利	腿型矫正装置	2019 年 9 月 6 日—2029 年 9 月 5 日	中国，ZL2018 2 1216896.7	第一发明人
7	实用新型专利	髋关节置换术后专用助行器	2019 年 6 月 25 日—2029 年 6 月 24 日	中国，ZL2018 2 1217129.8	第二发明人
8	实用新型专利	足下垂矫形按摩仪	2019 年 6 月 4 日—2029 年 6 月 3 日	中国，ZL2018 2 1216906.7	第二发明人
9	实用新型专利	一种翻身枕	2018 年 1 月 30 日—2028 年 1 月 29 日	中国，ZL2017 2 0056690.1	第二发明人
10	实用新型专利	一种护理理疗组合卧具	2013 年 6 月 5 日—2023 年 6 月 4 日	中国，ZL2012 2 0659196.1	第一发明人
11	实用新型专利	一种喷雾瓶	2013 年 2 月 6 日—2023 年 2 月 5 日	中国，ZL2012 2 0416549.5	第一发明人
12	实用新型专利	一种输液器	2012 年 1 月 25 日—2022 年 1 月 24 日	中国，ZL2011 2 0242787.4	第一发明人

序号	专利类别	专利名称	专利时间	专利号	排名
13	实用新型专利	一种足浴靴	2012 年 5 月 30 日—2022 年 5 月 29 日	中国，ZL2011 2 0371331.8	第二发明人
14	实用新型专利	一种闭合式带刻度吸痰管	2012 年 1 月 25 日—2022 年 1 月 24 日	中国，ZL2011 2 0245182.0	第一发明人

以上专利在推进科学技术在临床中的应用方面，如急性运动损伤的康复、慢性老年病的治疗、亚健康状态的调理等，以及在提高护理临床质量方面，做出了贡献。

六、科研成果与获奖总结

蒋运兰教授从事临床护理、教学、科研工作三十多年，负责和主研国家、省部、厅局等各级课题 59 项，获四川省科技进步奖二等奖 1 项，四川省教育教学成果奖二等奖 1 项，成都市科技进步奖二等奖 2 项、三等奖 1 项，成都中医药大学教育教学成果奖一等奖 1 项、二等奖 3 项。

（一）护理相关科研成果 5 项

1. 国家非物质文化遗产——李氏杵针操作规范与质量评价体系构建及在慢病康复中的应用研究：2021 年四川省卫生健康政策和医学情报研究所科学技术成果评价报告，第一完成人。

2. 中西医结合临床路径在缺血性中风急性期的应用研究：2010 年四川省科技成果，第一完成人。

3. 中西医结合临床路径在缺血性中风急性期的应用研究：2010 年成都市科学技术研究成果，第一完成人。

4. 循证护理相关理论、教学与临床研究：2007 年四川省科技成果，第一完成人。

5. 循证护理相关理论、教学与临床研究：2007 年成都市科学技术研究成果，第一完成人。

（二）护理相关科研获奖 9 项

1. 基于"国医之星"培育平台，构建卓越中医学本科人才实践创新能力提升体系：2022 年四川省教育教学成果奖二等奖，第一完成人。

2. 国家非物质文化遗产——李氏杵针操作规范与质量评价体系构建及在慢病康复中的应用研究：2022 年第一届四川省护理学会科技奖三等奖，第一完成人。

3. 关口前移，培养健康守门人——基于服务性学习理念构建 OLC 社区护理人才培养模式：2021 年成都中医药大学第十届校级教学成果奖二等奖，第二完成人。

4. 以健康需求为导向的培养实用型中西医结合特色社区护理人才课程建设的探索：2017 年成都中医药大学第九届教育教学成果奖二等奖，第二完成人。

5. 护理专业（本科）中西医结合课程体系的建设与实践研究：2012 年成都中医药大学第八届教育教学成果奖二等奖，第二完成人。

6. 中西医结合临床路径在缺血性中风急性期的应用研究：2011 年成都市科技进步奖三等奖，第一完成人。

7. 中风急性期中医康复循证护理方案及其推广应用研究：2009 年成都市科技进步奖二等奖，第二完成人。

8. 循证护理相关理论、教学与临床研究：2007 年四川省科技进步奖二等奖，第一完成人。

9. 循证护理相关理论、教学与临床研究：2007 年成都市科技进步二等奖，第一完成人。

七、学术团体任职、学术影响

蒋运兰教授致力于护理临床、护理管理和护理教育工作，注重人才培养，在护理专业领域学术造诣深，并取得显著成绩。

（一）学术团体任职 12 项

1. 中华护理学会理事会中医、中西医结合护理专业委员会副主任委员。
2. 中华中医药学会护理分会委员会副主任委员。
3. 世界中联伦理审查委员会理事。
4. 中国中医药信息学会护理分会副会长。
5. 中国研究型医院学会护理分会理事。
6. 四川省护理学会副理事长。
7. 四川省护理学会中医中西医结合护理专业委员会主任委员。

8. 四川省护理学会护理管理专业委员会副主任委员。

9. 四川省中医药学会护理专业委员会主任委员。

10. 四川省中医药学会杵针专业委员会副主任委员兼护理专业组组长。

11. 四川省医院协会党建与文化专业委员会副主任委员。

12. 四川省康复医学会康复医疗分会副会长。

（二）人才、专家称号 13 项

1. 第十一批四川省学术和技术带头人。

2. 第十一批四川省有突出贡献的优秀专家。

3. 第四届四川省专家评议（审）委员会组成人员。

4. 四川省卫生计生领军人才。

5. 第十批四川省卫生厅学术技术带头人。

6. 第七批四川省中医药管理局学术和技术带头人。

7. 四川省第七批省级非物质文化遗产代表性项目李仲愚杵针疗法的代表性传承人。

8. 四川省护理质量控制中心业务副主任。

9. 四川省中医护理质量控制中心主任。

10. 四川省中医药管理局中医医院评审委员会委员。

11. 第八届国家卫生健康标准委员会护理标准专业委员会专家库成员。

12. 中华中医药学会科普专家。

13. 四川省干部保健专家委员会会诊专家。

（三）学术影响代表性 8 项

1. 中国科学技术协会第八次全国代表大会四川团代表。

2. 中华护理学会第二十六次全国会员代表大会代表。

3. 全国中医药职业教育技能大赛"天堰杯"2015 中医护理技能大赛裁判员及裁判长。

4. 全国三级中医医院等级评审专家。

5. 四川省中医药管理局高级职称评审专家。

6. 四川省医院品管圈大赛评委。

7. 四川省卫生计生委 2016 年适宜技术推广项目评审专家。

8. 四川省康复治疗师协会专家顾问。

八、学术刊物任职 6 项

1. 《中华护理杂志》第十届编辑委员会编委。

2. 《中国护理管理》第二届编委会委员。

3. 《北京中医药》第五届编辑委员会京内外"1+1"首席编委组合成员。

4. 《中华特色医疗优秀文集》（第三辑）编委。

5. 《西部医学》第五届编辑委员会编委。

6. 《华西医学》审稿专家。

九、荣誉奖项 14 项

1. 2017 年全国"十佳护理院长"。

2. 中华中医药学会"第二届全国百名优秀护理标兵"。

3. 中华中医药学会表彰的中医护理科研先进工作者。

4. 中国医院协会"第一届医院护理管理先进个人"。

5. 四川省科协系统"抗震救灾先进个人"。

6. 四川日报报业集团等"美大康·2008 年度四川最可爱的白衣天使"。

7. 健康报社 2020 年"党建宣传优秀工作者"。

8. 成都中医药大学表彰的"优秀共产党员"。

9. 中国医院品质管理联盟"第八届全国医院品管圈大赛"中层干部先进个人。

10. 中华护理学会全国中医、中西医结合护理学术交流会议"优秀组织二等奖"。

11. 中华护理学会全国中医、中西医结合护理学术交流会议"优秀论文奖"。

12. 中华护理学会中医、中西医结合护理学会交流会"优秀壁报奖"。

13. 四川省护理学会举办的 2014 年全省中医、中西医结合护理学术交流会"论文交流一等奖"。

14. 四川省中医药学会 2021 学术年会"优秀论文"。

十、学习培训、学术交流 15 项

1. 参加英国南丁格尔护理管理培训。

2. 参加台湾实证护理学会培训。

3. 国家中医药管理局人事教育司中医护理优势特色技术高级研修班邀请

授课。

4. 参加中华护理学会"中医、中西医结合护理学术交流会议"并做主题演讲。

5. 中华中医药学会"第十六次中医护理学术交流会"邀请专题授课。

6. 四川省高等学校干部教育培训结业。

7. 四川省医学会"2018 年度四川省医学科技奖和四川省医学科技奖（青年奖）评审会"邀请参会。

8. 四川省护理学会"四川省护理学会口腔护理专委会第二届学术大会"邀请授课。

9. 四川省护理质量控制中心"组织专家到各州市进行护理工作督导和调研"邀请参与。

10. 泸州市卫健委"四川省民营医院管理年泸州片区专题培训会"邀请授课。

11. 成都市中医管理局"成都市中医医疗质量专业控制中心挂靠医疗机构比选审定会"邀请参会。

12. 成都市护理质量控制中心"成都地区护理质量改善项目竞赛"邀请担任三级医疗机构组评委专家。

实用医学杂志 2022年第38卷第9期 The Journal of Practical Medicine 2022 Vol.38 No.9　　　　1147

·中医药现代化·

通络活血酊联合杵针治疗血瘀气滞型腰椎间盘突出症的疗效

孙剑峰　邓建伟　张迪　刘液莎　郭鸿　罗丹青　晋松　吴志鹏

成都中医药大学附属医院（成都 610075）

【摘要】　目的　探究通络活血酊联合杵针治疗腰椎间盘突出症(血瘀气滞型)的临床疗效及安全性。方法　采用随机对照试验，将纳入本课题的患者随机分为对照组和观察组，每组35例。对照组给予常规腰椎间盘杵针治疗，观察组在此基础上联合通络活血酊局部外用，每日1次。经过4周的治疗，观察两组患者的VAS评分、ODI评分、JOA评分、中医临床疗效的差异和血浆中TNF-α、IL-1β的变化情况，并评估其安全性。结果　治疗之后同组的VAS评分、ODI评分和JOA评分均显著优于治疗之前(P < 0.01)，并且观察组的JOA评分和ODI评分优于对照组(P < 0.05)，但在VAS评分方面，治疗后两组之间的差异没有统计学意义(P > 0.05)；治疗后中医临床疗效，对照组有效率为75.8%，观察组有效率为93.9%，观察组中医临床疗效优于对照组(P < 0.05)；同组患者治疗后的血浆中TNF-α和IL-1β含量均优于治疗之前(P < 0.01)，并且观察组的TNF-α和IL-1β含量优于对照组(P < 0.05)；两组安全性比较无明显差异。结论　通络活血酊联合杵针治疗能够明显缓解腰椎间盘突出症(血瘀气滞型)的临床症状，且治疗效果方面优于单纯使用杵针治疗。

【关键词】　通络活血酊；　杵针；　腰椎间盘突出症；　临床研究

【中图分类号】　R255.6

Tongluohuoxue tincture combined with pestle needle for lumbar disc herniation　*SUN Jianfeng，DENG Jianwei，ZHANG Di，LIU Yesha，GUO Hong，LUO Dangqing，JIN Song，WU Zhipeng. Hospital of Chengdu University of TCM，Chengdu 610075，China*

Corresponding author：WU Zhipeng　E-mail：wzp119120@126.com

【**Abstract**】　**Objective**　To explore the clinical efficacy and safety of Tongluo Huoxue tincture combined with pestle needle for lumbar disc herniation（blood stasis and qi stagnation type）. **Methods**　Randomized controlled trial was conducted and the patients were assigned to control group（n = 35）and observation group（n = 35）. The control group was treated with conventional lumbar disc pestle needle, and the observation group was treated with Tongluo Huoxue tincture combined with pestle needle. After 4 weeks of treatment, visual analogue scale（VAS）score, Oswestry Disability Index（ODI）score, Japanese Orthopaedic Association（JOA）score, difference of clinical effect and the changing situation of TNF-α、IL-1β in the plasma and safety of the treatment were evaluated. **Results**　After treatment, the VAS score, ODI score and JOA score of the same group were all significantly superior to those before treatment（P < 0.01）, and the JOA score and ODI score of the observation group were both superior to those of the control group, and the difference was statistically significant（P < 0.05）. But there was no statistical significance in VAS score between the two groups after treatment（P > 0.05）. After treatment, the effective rate of the control group was 75.8%, while the effective rate of the observation group was 93.9%, which shows that the clinical efficacy of the observation group was better than the control group（P < 0.05）. The contents of TNF-α and IL-1β in plasma were both superior to those before treatment in the same group, and the difference was statistically significant（P < 0.01）, and the TNF-α、IL-1β content in the plasma of patients from the observation group after treatment were both superior to these of patients from the control group, the difference was statistically significant（P < 0.05）. There was no significant difference in the safety of the treatment between the two groups. **Conclusion**　The treatment of Tongluohuoxue tincture combined with pestle needle could relieve clinical symptoms of lumbar disc herniation（blood stasis and qi stagnation type）obviously, and the clinical effect was superior to the treatment of pestle needle alone.

【**Key words**】　Tongluo huoxue tincure；　pestle needle；　lumbar disc herniation；　clinical research

doi：10.3969/j.issn.1006-5725.2022.09.019

基金项目：四川省中医药管理局科学技术研究专项(编号：2020LC0081)；四川省科技厅科技创新创业苗子工程(编号：2020JDRC0115)；成都中医药大学附属医院科研基金项目(编号：20ZL01，20GL12，19ZL06)

通信作者：吴志鹏　E-mail：wzp119120@126.com

1148　　　　　实用医学杂志　2022年第38卷第9期　　The Journal of Practical Medicine　2022 Vol.38 No.9

腰椎间盘突出症（lumbar disc herniation，LDH）给患者的身心健康带来严重的伤害，同时也给患者家庭和社会带来巨大的负担。该病的临床表现主要有腰部活动不利伴疼痛，下肢呈放射性疼痛伴麻木乏力，肌力减弱和腱反射减弱等，休息后可缓解，久站、久行、劳累后症状加重，病情严重压迫马尾神经的患者，甚至可能出现大小便功能障碍、下肢瘫痪等情况，严重影响人们的正常工作状态和生活质量。随着我国人均寿命的延长，以及大量使用电脑、手机、长时间的伏案工作等不良的生活习惯和工作习惯对腰椎造成慢性损伤，导致腰椎间盘突出症发病率显著上升，有20%中国成年人被诊断为腰椎间盘突出症，他们饱受腰部疼痛和下肢不适的折磨[1]。世界卫生组织经过统计发现无论社会经济发达与否，腰椎间盘突出已经成为各国人民群众的最主要致残原因之一[2]。手术治疗作为目前治疗腰椎间盘突出症最直接的手段，其远期疗效却不尽如人意，约一半的患者术后临床症状并没有得到明显改善[3]，并且手术具有一定的风险性，术后易出现各种并发症[4]，然而许多的中医外治疗法也对患者临床症状的缓解显著有效[5]。近年来，随着对腰椎间盘突出症研究的深入，细胞因子在腰椎间盘突出症发病中的作用受到越来越多的关注。有研究表明，LDH患者存在多种炎症因子的高表达[6]，体内细胞因子水平的升高与腰椎间盘突出症发生和加重密切相关。本研究利用现代医学研究方法，对通络活血酊联合杵针疗法促进腰椎间盘突出症（血瘀气滞型）康复的临床疗效及安全性进行评估，检测治疗前后患者血清 TNF-α、IL-1β 的水平，探讨其变化能否反应患者的病情进展情况，为探索多种中医外治法联合治疗腰椎间盘突出症的临床疗法的制定提供初步的临床数据支持。

1　资料与方法

1.1　一般资料　选择于2021年3-10月期间在成都中医药大学附属医院康复科门诊及住院部就诊的腰椎间盘突出症（血瘀气滞型）患者70例。本研究采用随机对照试验，由统计人员提供随机数字表，将纳入本课题的患者随机分为观察组和对照组。截止最终随访日期2020年11月1日，对照组2例因失访出组；观察组1例因失访出组，1例因主观违背治疗方案出组；共4例出组，故实有66例实际可评价疗效病例，经统计学样本数估算，符合疗效评价要求。观察组33例，男16例，女17例，年龄（55.48±9.89）岁；对照组33例，男17例，女16例，年龄（59.52±7.96）岁。性别和年龄方面的组间对

比差异无统计学意义（$P > 0.05$），具有可比性。本研究伦理许可编号为2021KL-017，由成都中医药大学附属医院医学伦理委员会审查通过，所有患者均知情同意。

1.2　诊断标准

1.2.1　西医诊断标准　腰椎间盘突出症诊断标准参照《临床诊疗指南——骨科分册》，该标准由中华医学会发布[7]：（1）具有长时间慢性腰腿病史，下腰部棘突间或棘突旁有明显压痛，有时按压压痛点时可触发下肢放射性疼痛；（2）常伴有下肢放射性疼痛，根据突出物位置的不同放射至不同的神经支配节段，Lasegue征阳性；（3）小腿前外或后外侧受压神经支配区皮肤感觉异常，踇肌力减退，患侧跟腱反射减退或消失；（4）影像学检查明确椎间盘突出的节段、方向和性质，并明确症状和体征是否符合影像学表现。

1.2.2　中医诊断标准　参照《中医病证诊断疗效标准》[8]腰痛病——血瘀气滞证，该标准由国家中医药管理局于1994年发布，具体诊断标准如下：近期腰部有外伤史，腰腿疼痛剧烈，痛有定处，刺痛，腰部僵硬，俯仰活动艰难，痛处拒按，舌质暗紫，或有瘀斑，舌苔薄白或薄黄，脉沉涩或脉弦。

1.3　纳入标准　（1）符合上述中医证型及西医诊断标准；（2）年龄在18～80岁之间；（3）病程<1年；（4）近三月内未接受其他治疗方法；1周内未服用其它相关治疗药物的患者；（5）自愿参加此项研究，相关量表的评定能够自主独立完成。

1.4　排除标准　（1）影像学检查为非单纯腰椎间盘突出症，患者合并有其他脊柱病变，如腰椎管狭窄、腰椎滑脱、脊柱侧弯、腰椎结核或肿瘤等；（2）严重骨质疏松，椎管明显狭窄伴有严重神经功能障碍或符合手术指征；（3）严重的心、脑血管、肝、肾功能障碍或骨髓造血系统功能障碍；（4）严重的皮肤疾病、皮肤破溃或破损；（5）妊娠或哺乳期妇女；（6）治疗期间接受其他与本研究不相关的干预方法。

1.5　治疗方法

1.5.1　对照组　只给予腰椎间盘杵针治疗。具体操作：（1）取穴：腰阳关八阵穴：患者俯卧位，腰阳关为八阵穴中宫，以大肠俞到中宫之间的距离为半径；河车路命门到长强段，即从督脉的命门至长强的线段以及左右旁开0.5、1.5、3寸，共7条线，局部取穴至委中、昆仑、承山、环跳。（2）操作手法：在腰阳关八阵，手握七曜混元杵的针身部分，将针柄紧贴施术腧穴皮肤，作画圈样运动，由中心到外周，再从外周向中心，如此反复，共操作约3 min；以五星三台杵杵尖在腰阳关穴位处行点叩手法，

实用医学杂志 2022年第38卷第9期 The Journal of Practical Medicine 2022 Vol.38 No.9

1149

共约3 min；在河车路命门至长强段，以七曜混元杵杵尖由上向下循行上述7条线，采用升降手法每条线各做3次；以金刚杵杵尖点叩局部取穴（委中、环跳、承山、昆仑）处，约3 min，再以逆太极行转方向做运转手法约1 min，运转以杵针针柄施术。上述治疗时间共4周，每日治疗一次。

1.5.2 观察组 在对照组杵针治疗的基础上联合通络活血酊外用（乳香20 g、没药20 g、延胡索15 g、川乌10 g、苏木15 g、大黄15 g、川芎15 g、血竭10 g、羌活15 g、姜黄15 g、白芷15 g、肉桂15 g、木香15 g、马钱子10 g、香附15 g）。将上述诸药粉碎为60目粉末，并浸渍于8倍量的75%乙醇溶液中24 h，随后缓慢渗滤即得；治疗时，取洁净纱布浸于药液中，纱布浸透后取出敷于患处，同时在患

处施以杵针疗法配合。上述治疗时间共4周，每日治疗一次。

1.6 观察指标 在治疗之前和治疗结束时，分别对各组患者进行Oswestry功能障碍指数（ODI）评分、采用日本骨科学会推荐的腰痛疾患疗效评定标准（JOA）评分、视觉疼痛模拟VAS评分和血浆中TNF-α、IL-1β的含量情况以及中医临床疗效进行评价。

1.7 疗效判定 参考《中药新药临床研究指导原则》[9]标准评价中医临床疗效，即中医临床疗效按中医症候减分率（%）=[（治疗前中医症候积分-治疗后中医症候积分）/治疗前中医症候积分）]×100%进行统计。≥75%为痊愈，75%＞显著有效＞50%，50%≥有效＞25%，无效≤25%。见表1。

表1 中医证候积分表
Tab.1 TCM Symptom quantification score table

主要项目	分数			
	0分	2分	4分	6分
腰痛	无疼痛	偶有疼痛	时有疼痛	持续疼痛
下肢窜痛	无疼痛	偶有疼痛	时有疼痛	持续疼痛
次要项目	分数			
	0分	1分	2分	3分
腰膝酸软	无	劳累后稍有腰膝发酸	劳累后腰膝发酸明显	腰膝酸软持续无力，不欲站立行走
肢体麻木	无	轻微麻木，偶有发作	麻木可忍，常常发作	麻木难忍，持续不止
腰椎活动	无	偶有受限	时有受限	不能活动
舌脉	正常	舌脉仅有一个稍不正常	舌脉两个均稍不正常	舌脉两个均明显不正常

1.8 统计学方法 采用SPSS 26.0统计软件分析所有数据。χ^2检验用于计数资料的统计，t检验用于计量资料的统计，并且采用（$\bar{x}±s$）表示计量资料，对数据进行正态性检验和方差齐性分析，满足条件者，采用独立t检验分析两组间差异，采用配对t检验分析组内前后差异。以$P < 0.05$为差异有统计学意义。

2 结果

2.1 观察组与对照组患者ODI评分、JOA评分和VAS评分比较 治疗前，观察组与对照组之间

ODI评分、JOA评分和VAS评分，其差异均无统计学意义（$P > 0.05$），两组之间具有可比性。治疗4周以后，各组的ODI评分、JOA评分和VAS评分均优于治疗之前，差异均有显著统计学意义（$P < 0.01$）；并且观察组的ODI评分和JOA评分优于对照组，差异有统计学意义（$P < 0.05$）；但是，两组之间的VAS评分差异无统计学意义（$P > 0.05$）。见表2。

2.2 观察组与对照组患者中医临床疗效比较 治疗后，观察组总有效率为93.9%，对照组总有效率为75.8%。观察组总有效率优于对照组（$P < 0.05$）。见表3。

表2 治疗前后ODI、JOA、VAS评分比较
Tab.2 Comparison of the ODI、JOA、VAS score before and after treatment $\bar{x}±s$

组别	例数	ODI评分		JOA评分		VAS评分	
		治疗前	治疗后	治疗前	治疗后	治疗前	治疗后
观察组	33	17.12 ± 1.88	13.09 ± 1.40	11.97 ± 2.05	20.21 ± 2.15	5.15 ± 1.00	2.85 ± 0.71
对照组	33	17.06 ± 2.02	14.00 ± 2.02	12.00 ± 2.00	19.00 ± 2.03	5.00 ± 1.06	2.91 ± 0.46
t值		0.126	-2.128	-0.061	2.356	0.596	-0.411
P值		0.900	0.037	0.952	0.022	0.553	0.683

1150　　实用医学杂志 2022 年第 38 卷第 9 期　　The Journal of Practical Medicine　2022 Vol.38 No.9

表 3　两组患者临床疗效比较

Tab.3　Comparison of The clinical efficacy between two groups　　　　　例(%)

组别	例数	痊愈	显效	有效	无效	总有效
观察组	33	7(21.2)	15(45.5)	9(27.3)	2(6)	31(93.9)
对照组	33	4(12.1)	10(30.3)	11(33.3)	8(24.2)	25(75.8)
χ^2 值						4.243
P 值						0.039

2.3　观察组与对照组患者血浆中 TNF-α、IL-1β 的含量情况比较　治疗前，观察组与对照组之间 TNF-α 和 IL-1β 的含量比较，差异均无统计学意义（$P > 0.05$），两组之间具有可比性。治疗 4 周以后，各组 TNF-α 和 IL-1β 的含量均优于治疗之前，其差异均有统计学意义（$P < 0.01$）；并且观察组的 TNF-α 和 IL-1β 含量优于对照组，差异有统计学意义（$P < 0.05$）。见表 4。

表 4　治疗前后血浆中 TNF-α、IL-1β 的含量情况比较

Tab.4　Comparison of the TNF-α, IL-1β in the plasma before and after treatment　　$\bar{x} \pm s$, pg/mL

组别	例数	TNF-α		IL-1β	
		治疗前	治疗后	治疗前	治疗后
观察组	33	25.98 ± 4.04	14.06 ± 2.25	15.02 ± 0.98	9.30 ± 1.82
对照组	33	27.00 ± 5.02	15.61 ± 3.27	14.58 ± 1.05	10.00 ± 0.13
t 值		−0.915	−2.234	1.749	−2.209
P 值		0.364	0.029	0.085	0.034

2.4　安全性评价　两组患者治疗前后，除由于各种因素出组 4 名患者以外，其余受试者体温、脉搏、呼吸未见异常，血常规、尿常规、粪便常规、肝肾功能电解质、心电图等指标均在正常范围内。

3　讨论

本研究显示，通络活血酊联合杵针治疗腰椎间盘突出症（血瘀气滞型）疗效显著。各组患者治疗前后 VAS 评分、ODI 评分、JOA 评分和中医临床疗效都得到改善，说明杵针治疗及联合通络活血酊外用对腰椎间盘突出症的治疗均有效果。治疗后两组患者之间对比，ODI 评分、JOA 评分、中医临床疗效和体内细胞因子水平的改善是相一致的，均为观察组优于对照组，这种相关性很可能是患者疗效差异的关键所在，故推测本研究联合多种中医外治法是通过抑制体内各种炎性因子的表达，从而改善腰椎间盘突出症患者的临床症状。目前认为，机械性直接压迫神经根及其所产生的炎症反应是导致腰椎间盘突出症典型临床症状的重要因素[10]。机械性直接压迫神经是产生典型临

床症状的重要因素，神经根组织受到包括机械性直接压迫在内的任何因素损伤均可使细胞膜释放磷脂，与磷脂相关的炎症反应会导致物质白细胞介素-1（IL-1）分为 IL-1α 和 IL-1β，两者在人体内分布不同，IL-1β 主要存在于血液循环，但二者的生物学作用及结合受体几乎完全相同，IL-1 可以激活磷脂酶 A2 活性，它们相互作用的降解产物产生前列腺素 E2，从而启动局部组织炎症反应，引起继发性神经根炎，造成明显腰腿痛症状。此外，明显增加的前列腺素 E2 含量[11]，还能降低人体痛阈值，延长缓激肽和 5-羟色胺等细胞因子对末梢神经的致痛作用，增强神经末梢感受器的敏感性[12]。TNF 与机体多种病理的发生发展过程密切相关，TNF-α 由吞噬细胞释放，可促进 T 细胞产生炎性因子，通过诱导滑膜细胞来破坏腰椎关节软骨[13]。有研究表明，TNF-α 可以通过神经纤维损伤和神经内膜水肿导致神经根损伤，参与退行性骨关节疾病病理过程[14]，是导致髓核退变的主要细胞因子，对浸润性炎症反应和组织损伤存在促进作用。肿瘤坏死因子 α 作为腰椎间盘突出症发病主要致炎因子之一，不仅能诱发自身和其他细胞因子的释放而损伤机体，还可导致由轴突异常的电生理活动所产生的感觉神经轴突低水平异位传导和后角神经元兴奋所引起的疼痛[15]。综上所述，很多研究都表明 IL-1β 和 TNF-α 与腰椎间盘突出症患者的临床症状密切相关，但是对具体的量化关系还缺乏深入的研究分析。然而，本次临床试验的 VAS 评分差异没有统计学意义，说明腰椎间盘突出症的病情和疗效仅用 VAS 评分来评估是不够客观全面的，也可能是由于本次临床试验样本量较小，所获得的结果并不代表整体情况；同时，由于时间限制，患者治疗后未进行长期有效的跟踪随访。在以后更深入的研究中，将进行多中心、大样本的双盲、随机对照试验以克服群体单一性的局限；并且，进行随访以评估本治疗方案的远期疗效。

杵针疗法是以祖国中医基础理论为指导，以藏象学说及经络理论为根本，也是第五批国家级非物质文化遗产四川唯一入选的"中医诊疗法"项

实用医学杂志 2022年第38卷第9期 The Journal of Practical Medicine 2022 Vol.38 No.9　　1151

目。研究证明[16-17]，杵针疗法运用于中医骨科疾病中疗效显著，包括腰椎间盘突出症、膝关节疾病、颈椎病等。杵针疗法主要针对的是骨骼关节周围的软组织，对腰椎间盘突出症的骨间关节结构的修复有一定帮助，但并不能直接消除腰椎间盘突出周围组织的炎症反应，故而对于腰椎间盘突出症的病情缓解具有一定的局限性。通络活血酊是成都中医药大学附属医院成熟的院内制剂，以活血化瘀、通络止痛为主要治则，现代药理实验研究证实几乎本方中所有中药均有抗炎止痛，改善循环的功效，此为本方的临床疗效提供了充足的客观证据。有研究表明，以通络止痛、活血化瘀、温经散寒为治则，利用中医外治法使中药的有效成分通过开泄的腠理以温热之力直达病所[18]，可以有效消退滑膜炎症、促进软骨修复及改善关节功能。而且中药酊剂外敷可使药物直接通过皮肤吸收作用于患处，不仅能有效降低组织内力，改善患处局部血液循环，还可以增强自由基去除能力，从而保护关节结构。腰椎间盘突出症迁延不愈，所谓"久病入络"，局部多有气血瘀滞，经络不通，本课题组运用杵针疗法联合以活血化瘀，通络止痛为代表的外用药通络活血酊用以对本病的临床治疗，直接作用于患处的中药有效成分在针具和手法协同作用下，通过按压、推动、共振使局部组织发生变化，从而使疗效明显提升。值得一提的是，本方以有机溶剂乙醇浸渍作成酊剂，与普通的中药外敷的优势在于，更利于中药有效成分的析出。随着现代医学技术的发展，对腰椎间盘突出症已经进入了分子化研究的阶段，在以后更深入的研究中，将结合本次试验的研究成果，从实验设计入手，利用基因组学、蛋白质组学和生物信息学等现代生物学技术去探究具体的作用机制。

参考文献

[1] WU X，W C Y. The cause of lumbar intervertebral disc herniation and nursing[J]. China Med Guidelines，2008，24：401-402.

[2] HOY D G，SMITH E，CROSS M，et al. The global burden of musculoskeletal conditions for 2010：An oversew of methods[J]. Anneum Dis，2014，73(6)：982-989.

[3] BRAVERMAN D L，SLIPMAN C W，LENROW D A. Usinb babapentin to treat failed back surbery syndrome caused by epidural fibrosis：A report of 2 cases[J]. Arch Phys Med Rehabil，2001，82(5)：691-693.

[4] 朱德军，彭兴甫，袁婉丽，等. 中医针灸推拿配合牵引治疗对老年人腰椎间盘突出症的临床效果[J]. 现代生物医学进展，2013，13(23)：4506-4509.

[5] 王冲. 间歇式牵引与传统持续牵引治疗腰椎间盘突出症的前瞻性对照研究[J]. 颈腰痛杂志，2018，39(1)：103-104.

[6] 潘化平，王建，冯慧，等. 腰椎间盘突出症的疼痛发生机制与治疗进展[J]. 海南医学院学报，2008，14(6)：761-764.

[7] 中华医学会. 临床诊疗指南：骨科分册[S]. 北京：人民卫生出版社，2009：97-98.

[8] 国家中医药管理局. 中医病症诊断疗效标准[S]. 南京：南京大学出版社，1994：201—202.

[9] 郑筱萸. 中药新药临床研究指导原则(试行)[M]. 中国医药科技出版社，2002.

[10] DI MARTINO A，MERLINNI LM，FALDINI C. Autoimmunity in Intervertebral disc herniation：form bench to bedside[J]. Expert Opin Ther Targets，2013，17(12)：1461-1470.

[11] KANG J D，STEFANOVIC-RACIC M，MCLNTYRE I. A，et al. Toward a biochemical understanding of human intervertebral disc degeneration and herniation. Contributions of nitric oxide，interleukins，prostaglandin E2，and matrix metalloproteinases[J]. Spine，1997，22(10)：1065-1073.

[12] 王建忠，周跃，梅芳瑞. 腰椎间盘突出物中IL-1含量与直腿抬高相关性[J]. 骨与关节损伤杂志，2001，16(1)：22-23.

[13] 韩培江. 中药内服外敷联合理筋正骨手法治疗腰椎间盘突出症的临床观察[J]. 中西医结合研究，2019，11(3)：145-146.

[14] VOROBEYCHIK Y，SHARMA A，SMITH C C，et al. The effectiveness and risks of non-image-guided lumbar interlaminar epidural steroid injections：A systematic review with comprehensive analysis of the published Data[J]. Pain Med，2016，17(12)：2185-2202.

[15] SORKIN L S，XIAO W H，WAGNER R，et al. Tumour necrosis factor-alpha induces ectopic activity in nociceptive primary afferent fibres[J]. Neuroscience，1997，81(1)：255-262.

[16] 马轩. 杵针治疗老年腰腿痛(气滞血瘀证)患者的临床疗效研究[D]. 成都中医药大学，2018.

[17] 侯朝铭，王廷之，武志佳，朱明双. 杵针治疗膝关节骨性关节炎的疗效观察[J]. 成都医学院学报，2018，13(2)：166-168+200.

[18] 黄飒慈，马勇. 中医外治膝骨性关节炎的用药规律探析[J]. 中国实验方剂学杂志，2016，22(2)：195-199.

（收稿：2021-12-09　编辑：李以圣）

西部医学 2021 年 11 月 第 33 卷第 11 期　Med J West China，November 2021，Vol. 33，No. 11

· 1565 ·

·指南与共识·

杵针操作规范及质量评价标准*

蒋运兰[1]　楚鑫[1]　钟磊[2]　晋松[3]　沈音丽[3]　吴伦卉[4]

（成都中医药大学附属医院 1.护理部；2.骨科；3.康复科；4.肾病科，四川 成都 610072）

【摘要】　杵针疗法即"李仲愚杵针疗法"，是国家级非物质文化遗产，川派医学的瑰宝。具有针具不刺入皮肤，兼具针刺与按摩的功效，已在临床上广泛应用，具有良好的调治作用。但至今关于杵针操作尚缺乏统一规范，其操作流程也未见明确依据或原则。本文基于循证医学规则就杵针操作基本手法、操作时间和频率、消毒、疗效评定，查阅国内外相关文献，通过两轮德尔菲专家咨询和专家会议，对内容进行论证，形成《杵针操作规范及质量评价标准》（简称《标准》）。《标准》共包含杵针操作规范及质量评价标准两个方面。杵针操作规范从基本手法、角度、时间、频度等展开；质量评价标准涉及仪表、核对、评估、告知、用物准备、环境与患者准备、操作过程、操作后处置、评价、理论提问等 10 个一级指标、24 个二级指标以及 25 个三级指标。具有一定的科学性，规范了杵针的临床操作，为临床提供指导，从而保障了患者治疗的临床安全性及疗效。

【关键词】　杵针；操作规范；质量评价；标准

【中图分类号】　R473.74　　【文献标志码】　A　　DOI：10.3969/j.issn.1672-3511.2021.11.002

Expert consensus on nursing operation specification and quality evaluation standard of Li's pestle

JIANG Yunlan[1]，CHU Xin[1]，ZHONG Lei[2]，JIN Song[3]，SHEN Yinli[3]，WU Lunhui[4]

(1. Department of Nursing, The Affiliated Hospital of Chengdu University of Traditional Chinese Medicine, Chengdu 610072, China；
2. Department of Orthopedics, The Affiliated Hospital of Chengdu University of Traditional Chinese Medicine, Chengdu 610072, China；
3. Department of Rehabilitation, The Affiliated Hospital of Chengdu University of Traditional Chinese Medicine, Chengdu 610072, China；
4. Department of Nephrology, The Affiliated Hospital of Chengdu University of Traditional Chinese Medicine, Chengdu 610072, China)

【Abstract】　Pestle and needle therapy, namely " Li Zhongyu pestle and needle therapy", is a national intangible cultural heritage and the treasure of Sichuan medicine. It has the effects of acupuncture and massage. At present, it is widely used in clinic and has a good therapeutic effect. There is no unified specification for pestle and needle operation, and there is no clear basis or principle for its operation process. Based on the rules of evidence-based medicine, this paper consulted the relevant literature at home and abroad on the basic operation methods, operation time and frequency, disinfection and curative effect evaluation of pestle needle, demonstrated the content through two rounds of Delphi expert consultation and expert meeting, and formed the pestle needle operation specification and quality evaluation standard. It includes two aspects: pestle needle operation specification and quality evaluation standard. The pestle needle operation specification is carried out from the basic technique, angle, time and frequency; The quality evaluation standard involves 10 first-class indicators, 24 second-class indicators and 25 third-class indicators such as instrument, check, evaluation, notification, material preparation, environment and patient preparation, operation process, post operation disposal, evaluation and theoretical questions. It has a certain scientific nature, standardizes the clinical operation of pestle and needle, provides guidance for clinical practice, and thus ensures the clinical safety and efficacy of patient treatment.

【Key words】　Pestle needle；Operation specification；Quality evaluation；Standard

基金项目：四川省社科规划项目（SC19KP006）；四川省护理学会课题（H18001）；四川省干保课题（川干研 2017-506）；四川省教育厅重点项目（18ZA0190）

通信作者：楚鑫，E-mail：18981883803@163.com

· 141 ·

• 1566 •　　　　　西部医学 2021 年 11 月 第 33 卷第 11 期　Med J West China，November 2021，Vol. 33，No. 11

杵针疗法即"李仲愚杵针疗法"是国家级非物质文化遗产，川派针灸的分支，由前四川针灸学会会长、成都中医药大学教授、著名老中医李仲愚先生六十多年精心研究、发展起来的一种独特的治病方法，其特色是铜制粗头，针具不刺入皮肤肌肉，兼具针刺与按摩的功效，其辨证、立法、取穴、布阵，多寓有《周易》《阴符》、理、气、象、数之意，与中医学理论水乳交融[1]。杵针技术已在临床上广泛应用，适用于内、外、妇、儿、五官等临床各科疾病，对中风、胃脘痛、失眠、颈椎病、郁证等疾病均有较好调治作用[2-9]。虽有针对杵针治疗失眠、颈椎病、腰腿痛、慢性疲劳等临床应用进行有效性和安全性的系统评价[10-20]，但对李氏杵针操作规范尚缺乏统一标准，操作流程的确定也未见明确依据或原则。目前李氏杵针技术的操作时间从20分钟到60分钟不等，频率多为 5 次/周，也有学者选择 6 次/周，疗程从 2 周到 6 周不等。此外，行杵的力度、疗效评定的时间也未见明确标准。规范化中医技术操作是临床治疗质量和效率的重要保障，也是培养杵针医学人才、促进学科发展的基础和重要条件[21]。为进一步规范杵针临床操作，指导临床推广应用切实保障患者的临床治疗安全与疗效，明确其适用范围、术语和定义、缩略语、基本要求、评估、告知、用物准备、注意事项、操作程序、相关并发症的处理原则及疗效判定等非常重要。因此，建立"杵针护理操作规范及质量评价体系"时机成熟，已由成都中医药大学附属医院、杵针非遗传承团队、四川省中医药学会杵针委员会等反复商讨，共同制定了《杵针操作规范及质量评价标准》（以下简称《标准》）。

1 《标准》的形成

1.1 《标准》的适用范围 《标准》规定了杵针临床操作步骤、操作时间和频率、消毒、疗效评定标准，适用于开展杵针技术的医护人员。

1.2 《标准》的构建

1.2.1 成立《标准》制订小组和咨询专家组 《标准》制订小组由 11 名成员组成，包括护理专家 2 名，杵针流派传人 3 名，针灸专家 2 人，肾病科、康复科、骨科、推拿科专家各 1 名；其中高级职称 7 人、中级职称 4 人。其主要任务：①确定主题，初拟李氏杵针护理技术操作规范化流程及评价标准雏形。②编制专家咨询表。③确定咨询专家。④组织协调专家咨询活动。⑤统计分析咨询结果，整理、汇总专家意见等。《标准》咨询专家组由来自四川省 20 所三甲医院相关领域的 17 名专家及 3 名杵针流派传承人组成。

1.2.2 编制专家咨询问卷 选择大型中文文献数据库及英文数据库。以"杵针"、"杵针技术"、"操作流程"、"效果评价"、"质量评价标准"、"评价体系"等关键词检索中国生物医学文献数据库（CBM，1979-2019）、中国知网（CNKI，1979-2019）、维普数据库（VIP，1989-2019）和万方数字化期刊群（WF，1998-2019），以"LI Zhong-yu's Pestle Needle"、"Pestle Needle"、"Clubbed Needle"、"Risk Management"、"evaluation"、"Quality Control"为关键词检索 PubMed（1995-2019）、Web of Science（1995-2019）、Springer（1995-2019）等英文数据库。在文献研究基础上，立足临床杵针使用实际情况及循证学证据，对临床相关医护人员进行访谈，根据访谈结果，结合文献研究确定结构指标、过程指标、结果指标，其中结构层面二级指标 2 个，三级指标 5 个；过程层面二级指标 2 个，三级指标 7 个；结果层面二级指标 2 个。

1.2.3 德尔菲法筛选相关敏感指标

1.2.3.1 确立专家函询组 专家纳入标准：①来自川内三甲医院的医疗、护理、管理及中医院校的教育工作者。②从事杵针相关研究、教学、操作 10 年以上。③具有中级以上职称。④知情同意。共纳入相关领域专家 20 名。其中正高级职称 11 名，副高级职称 5 人，中级职称 4 人。工作年限在 10～35 年（平均 19.8±6.5 年）。其中，担任管理职务 2 人，临床医疗 10 人，临床护理 7 人，医学教学 1 人。

1.2.3.2 专家函问卷设计 在文献研究的基础上，结合临床实践确定《标准》的主要内容。咨询说明书解释了研究目的、意义及咨询步骤。问卷要求专家对各条目的重要性及可实施性进行评价，并提出相应建议。问卷由三部分构成：①专家情况调查表，包括专家职称、职务、学历等。②杵针操作规范与质量评价标准及评价体系构建指标咨询表及填写说明。③专家对咨询内容熟悉程度及判断依据调查表。评价指标咨询表的评价采用 Likert5 级评分法，5 分为非常重要（完全赞同）、4 分为重要（赞同）、3 分为不确定、2 分为不太重要（反对）、1 分为不重要（强烈反对）。

1.2.3.3 专家函问问卷发放与回收 采用电子邮件发放、回收问卷的方式进行了两轮专家函询。第一轮，函问卷内容包括：①问卷填写说明及要求。②杵针技术操作规范化流程指标问卷。③专家一般情况调查表。第二轮，问卷函询结合专家意见和统计学结果对第一轮问卷进行修改、删减和补充，形成第二轮函询问卷。问卷内容包括：①对第一轮专家意见的反馈。②问卷填写说明及要求。③杵针技术操作规范化流程指标等内容。在两轮问卷后召开专家视频会议，对条目逐条讨论、修正、完善，形成最终的《标准》。

西部医学 2021 年 11 月第 33 卷第 11 期　Med J West China，November 2021，Vol. 33，No. 11

　　　　　　　　　　　　　　　　　　　　　　　• 1567 •

2　《标准》的具体内容

2.1　杵针操作规范

2.1.1　操作前准备　用物准备：①杵针的选择 面积大的河车路穴位，宜选择七曜混元杵或五星三台杵；面积较小的穴位宜选择金刚杵或奎星笔。②其它用物 75%酒精、无菌纱布、无菌棉签，用于消毒杵针和治疗部位。患者准备：①体位 可根据患者治疗部位选择坐位、仰卧位、俯卧位或其它体位。②患者不宜空腹，以进食 1 小时以后治疗为宜。操作者准备：衣帽整齐、戴口罩、洗手、修剪指甲、流动水清洗双手。

2.1.2　具体操作步骤　①体位 协助患者选取治疗体位，充分暴露治疗部位，室温较低时适当保暖。②消毒 用 75%酒精消毒治疗部位，消毒面积应超过治疗部位以外 5cm，待干。③病情观察 询问患者杵针力度、感受、有无不适，观察患者面色、皮肤颜色、皮肤温度及患者交流对答情况。④操作完毕 协助患者取舒适体位，整理床单位。用浸有 75%酒精的纱布擦拭杵针，待干后放置在固定容器中，保持阴凉干燥，书写记录并签字。

2.1.3　杵针治疗手法　执杵方法：根据行杵部位肌肉厚薄灵活选择执笔执杵法和直握执杵法；做分理和运转手法时，宜用寻按行杵法，做点叩腧穴时，宜用指压行杵法；90°的行杵角度适用于大部分的腧穴，在掌指、耳廓等部位宜用 30°～45°斜刺，对腧穴面积较大的部位可用旋转法。行杵高度：宜根据施术手法、治疗部位大小、患者体质情况而定。若杵针工具质地重，患者体质瘦弱，治疗部位面积较小的，行杵高度宜稍低；若杵针工具质地较轻，患者体质肥胖，治疗部位较大的，行杵高度宜稍高。操作力度与"得气"：行杵力度轻重的标准是：轻者，患者有杵针治疗的感觉，但不感到刺激偏重而不适；重者，患者能耐受行杵时的最大刺激，但无疼痛不适的感觉。杵针刺激部位产生的经气感应，称为"得气"，患者出现"得气"后除具有酸、麻、胀、重等针感外，还会出现刺激部位皮肤潮红和局部温热以及患者特有的全身轻松、舒适的感觉。操作基本手法：①点叩法 行杵针时，杵尖向治疗部位反复点击或叩击，点叩频率快，压力小，触及浅，则刺激小；点叩频率慢，压力大，触及深，则刺激大，以皮肤潮红为度。②升降法 行杵针时，杵针针尖接触到治疗部位的皮肤上，然后一上一下的上推下退，上推为升，下退为降，推者气血向上，退者气血向下。③开阖法 行杵针时，杵针针尖接触到治疗部位的皮肤，操作者逐渐贯入达于指尖，向下进杵，则为开，进杵程度以患者能耐受的力度，随后，操作者慢慢将杵针向上提，但杵针尖不能离开治疗部位皮肤，此为阖。④运转法 各种

杵针针具可选择做太极运转（先从内向外，再从外向内）或顺逆时针运转。⑤分理法 行杵针时，杵针柄或杵针尖紧贴治疗部位皮肤，做左右分推，此为分，上下推退，则为理。杵针补泻手法：①升降补泻法 杵针尖点压治疗部位，向上推为补，向下推为泻。②开阖补泻法 杵针尖点压治疗部位，由浅入深，渐进用力，向下进杵，渐退出杵，为补法；杵针针尖点压治疗部位，由深渐浅，迅速减力，向上提杵，则为泻法。③迎随补泻法 随经络气血循行或河车路气血循行，太极运行方向行杵者，为补法。④轻重补泻法 轻浅行杵为补；重深行杵为泻。⑤徐疾补泻法 轻而快的手法为补法；重而慢的手法为泻法。⑥平补平泻法 行杵轻重快慢适中或迎随、升降、开阖均匀者，为平补平泻法。

2.1.4　操作时间　操作时间以 30 分钟为宜。个别急慢性痛症可在此基础上适当延长 10～15 分钟。

2.1.5　操作频次与疗程　对于功能性疾病宜 1 周 5 次，4 周为一个疗程。器质性疾病应遵医嘱视具体情况而定。见图 1。

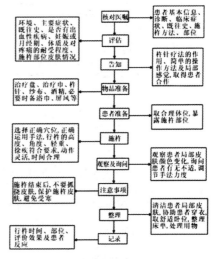

图 1　杵针操作流程及框架

Figure 1　Needle pestle operation process and framework

2.1.6　杵针治疗注意事项　①患者过于疲劳、饥饿时，不宜行杵针治疗。②治疗前应向患者做好充分的解释工作，以取得配合。③妊娠 3 个月以上者，腹部、腰部、骶尾部禁止进行杵针治疗。④小儿囟门未闭合者，禁止行杵针治疗。⑤皮肤有感染、疮疖、溃疡、瘢痕或肿瘤部位，禁止行杵针治疗。⑥杵针治疗时要防

止损伤肌肤、脏器，在胸胁、腰背、头枕部等部位行杵针治疗时用力不宜过重，需根据患者的杵针感应，调节行杵针的轻重缓急。⑦乳根、面部的穴位，不宜用杵针重刺，对头面五官及四肢较小的腧穴，只宜用奎星笔（或金刚杵）点叩、开阖，不宜行运转、分理手法。⑧杵针手法过重，引起局部皮肤青紫者，一般不必处理，可自行消退。

2.2　杵针操作质量评价标准

2.2.1　杵针操作流程及框架内容　从适用范围、术语和定义、缩略语、基本要求、评估、告知、用物准备、注意事项、操作程序、相关并发症的处理原则等 10 个方面构建"杵针操作流程及框架"。

2.2.2　杵针操作质量评价标准　质量评价标准，拟包括操作前准备（操作者、物品、患者）、操作流程（解释、选穴、行杵、观察、杵毕等）、操作后（整理、评价、记录等）、操作熟练程度、理论提问等五个方面进行综合评价。

2.2.3　杵针操作质量评价体系的初步框架　构建"杵针操作质量评价体系"，包括：①结构指标：杵针技术规范化管理制度、杵针技术操作规范与质量评价标准、相关培训等。②过程指标：杵针治疗文书书写及健康教育等。③结果指标：包括应用疗效、患者满意度、依从性、操作者满意度、不良事件发生率、"杵针标准"推广情况、经济及社会效益等。④杵针操作疗效评价：依据《中药新药临床研究指导原则》[22]统计疾病症状的总积分，疗效评定标准根据疾病的总积分计算出疗效指数，疗效指数＝（治疗前积分－治疗后积分）/治疗前积分×100%。

2.2.4　形成杵针操作质量评分标准　根据杵针操作 10 项内容，按不同项目分类，权重合计 100 分进行质量评分，及格 60 分，良 80 分，优 90 分，评分越高说明质量越高，见表1。

表 1　杵针操作质量考核评分标准

Table 1　Standard for evaluation of operation quality of pestle needle

项目	分值	技术操作要求	评分等级 A	B	C	D	评分说明
仪表	2	仪表端庄、戴表	2	1	0	0	一项未完成扣1分
核对	2	核对医嘱	2	1	0	0	未核对扣2分,内容不全面扣1分
评估	5	临床症状、既往史、是否妊娠	4	3	2	1	一项未完成扣1分
		局部皮肤情况、对疼痛的耐受程度	3	2	1	0	一项未完成扣1分
告知	3	解释作用、简单的操作方法、局部感受,取得患者配合	3	2	1	0	一项未完成扣1分
用物准备	6	洗手、戴口罩	2	1	0	0	未洗手扣1分;未戴口罩扣1分
		备齐并检查用物	4	3	2	1	少备一项扣1分;未检查一项扣1分,最高扣4分
环境与患者准备	6	协助患者取舒适体位,暴露操作部位,注问保暖、保护隐私	4	2	1	0	未进行体位摆放扣2分;体位不舒适扣1分;暴露不充分扣1分;未保暖扣1分;未保护隐私扣1分,最高扣4分
操作过程	48	核对姓名、腕带、行杵方法及穴位	6	4	2	0	未核对一项扣2分;内容不全面扣1分
		定穴、询问感受	6	4	2	0	动作不规范扣2分;应用不规范扣2分
		根据手法要求和穴位部位的不同,正确应用	4	3	2	1	手法不正确扣2分;应用不规范扣2分
		行杵的高度、角度、轻重、徐疾符合要求,动作灵活,禁用暴力	8	6	4	2	一项不准确扣2分/穴位,最高扣6分;暴力操作扣6分
		随时询问对杵针治疗的反应,及时进行调整	6	4	2	0	手法不规范扣4分;未询问患者感受扣2分
		告知相关注意事项:针对不同病情的健康教育	6	4	2	0	未告知扣3分/项;未进行健康宣教扣3分,不全面扣2分
		协助患者着衣,取舒适体位,整理床单	3	2	1	0	未协助着衣扣1分;体位不舒适扣1分;未整理床单扣1分
		洗手,再核对	3	2	1	0	未洗手扣2分;洗手不规范扣1分;未核对扣1分
操作后处置	8	用物按《医疗机构消毒技术规范》处理,杵针用75%酒精擦拭	4	3	2	1	处置方法不正确扣1分/项,最高扣2分;杵针消毒不规范扣1分;未消毒扣2分
		洗手	2	0	0	0	未洗手扣2分
		记录	2	1	0	0	未记录扣2分;记录不完全扣1分
评价	8	操作正确、熟练,运用手法正确,用力均匀,询问患者感受	8	6	4	2	一项不合格扣2分,最高扣8分
		杵针操作的目的	2	1	0	0	回答不全面扣1分/题;未答出扣2分
理论提问	12	杵针操作的禁忌症	5	3	0	0	答不全面扣2分/题;未答出扣5分/题
		杵针操作的注意事项	5	3	0	0	
		得　分					

西部医学 2021 年 11 月 第 33 卷第 11 期　Med J West China，November 2021，Vol. 33，No. 11　　　　　　　　　　　　　　　• 1569 •

3　小结

　　杵针技术作为一种绿色、无创、操作简便、经济的中医医疗技术，具备针灸和穴位按摩两者的优势，在多种疾病中疗效显著。由于缺乏规范化操作流程与评价标准等，其临床推广应用、培训、考核等受到严重制约，导致杵针技术在全国应用受限，同时也阻碍了杵针技术在国外的大范围推广与发展。本《标准》可使杵针在临床应用中有章可循、有据可查，促进杵针临床应用与管理更加科学化、标准化，从而确保杵针临床应用的安全性与治疗质量。

【参考文献】

[1]　钟枢才.杵针学[M].北京:中国中医药出版社,2006.1.

[2]　刘全让.卓毅.卢静,等.杵针与针刺治疗对脑动脉粥样硬化症脑供血不足的作用与临床疗效 附:282 例病例报告[J].成都中医药大学学报.2006(1):1-4+10.

[3]　李淑仁,钟枢才.周信华.李仲愚杵针疗法治疗胃脘痛 65 例临床观察[J].成都中医药大学学报.1996.19(3):16-15.

[4]　姚军.杵针治疗痛症 98 例临床观察[J].中国针灸.2001.21(6):357-358.

[5]　卢静.贾天贵.何刚.杵针疗法治疗脑动脉粥样硬化 70 例[J].针灸临床杂志.2005.21(12):29-31.

[6]　蒋振亚.李常度.杵针大椎八阵穴为主治疗颈椎病的临床观察[J].中国针灸.2001.21(2):94-96.

[7]　周群.蒋运兰.郭秋月.等.杵针疗法结合情志护理对中风后抑郁患者抑郁水平的影响研究[J].成都中医药大学学报.2014.03:37-40.

[8]　雷静涵.杵针配合耳穴贴压治疗失眠症疗效观察[J].上海针灸杂志.2013.7:548-550.

[9]　楚鑫.吴伦卉.蒋运兰.等.杵针疗法配合中药浴足对糖尿病失眠症睡眠质量的影响[J].四川中医.2018.36(9):190-192.

[10]　胡月.李征.蒋运兰.等.子午流注针法治疗失眠症临床疗效的Meta 分析[J].兰州大学学报(医学版).2019.45(6):22-29.

[11]　蒋运兰.胡月.李颖馨.等.杵针疗法临床应用 32 项随机对照试验的系统评价[J].中国中医基础医学杂志.2019.25(5):662-667+705.

[12]　蒋运兰.刘一弦.李颖馨.等.杵针结合五音疗法对消化系统恶性肿瘤心脾两虚型失眠病人焦虑和抑郁情绪的影响[J].护理研究.2018.32(17):2723-2726.

[13]　胡月.蒋运兰.等.杵针疗法治疗腰腿痛有效性和安全性的系统评价[J].北京中医药.2018.37(8):703-707.

[14]　胡月.蒋运兰.楚鑫.等.一例非小细胞肺癌患者癌因性疲乏杵针疗法的循证护理[J].中国全科医学.2020.23(35):4514-4518.

[15]　刘一弦.蒋运兰.刘婉琳.杵针疗法结合五音疗法对消化系统恶性肿瘤心脾两虚型失眠病人睡眠质量的影响研究[J].护理研究.2018.32(22):3553-3557.

[16]　胡月.蒋运兰.等.杵针疗法治疗失眠症临床疗效的系统评价[J].四川中医.2018.36(11):187-192.

[17]　胡月.蒋运兰.李颖馨.杵针疗法治疗颈椎病的有效性和安全性系统评价[J].成都中医药大学学报.2018.41(3):112-118.

[18]　蒋运兰.李颖馨.易银萍.等.穴位按摩结合情志护理对颈椎病后抑郁病人康复效果的影响[J].全科护理.2017.15(1):29-32.

[19]　蒋运兰.李颖馨.易银萍.等.穴位按摩结合情志护理对颈椎病后抑郁患者抑郁状态的影响[J].中国实用护理杂志.2016.32(30):2371-2374.

[20]　胡月.李征.蒋运兰.等.针灸联合疗法治疗慢性疲劳综合征有效性和安全性的系统评价[J].湖南中医杂志.2020.36(1):117-120.

[21]　岳全.孙云芳.中医护理技术操作规程实践中存在的问题与对策[J].光明中医.2012.27(10):2101-2102.

[22]　郑筱萸.中药新药临床研究指导原则试行[M].北京:中国医药科技出版社.2002:58-60.

（收稿日期：2021-04-22；编辑：张翰林）

2020 年第 38 卷第 12 期　　　　四川中医　　　　　　　　　　　　· 195 ·
Vol. 38，No. 12，2020　　Journal of Sichuan of Traditional Chinese Medicine

● 针灸推拿研究 ●

杵针结合冰袋贴敷法治疗中风后上肢屈肌痉挛临床研究*

秦涛，沈音丽，晋松，徐莉△

（成都中医药大学附属医院，四川 成都 610072）

摘要： 目的：观察杵针疗法结合冰袋贴敷法治疗中风后上肢屈肌痉挛的临床疗效。方法：将 60 例中风后上肢屈肌痉挛患者随机纳入对照组和试验组，对照组采用常规康复技术，包括上肢抗痉挛体位摆放和被动牵伸训练，试验组在对照组的基础上采用杵针疗法结合冰袋贴敷法，杵针疗法取百会八阵穴及肩髃、曲池、曲泽、外关、大陵等穴；冰袋贴敷法取化学冰袋于上肢屈肌痉挛局部体表进行冷疗。两组患者均每日治疗一次，每周治疗 5 次，治疗 4 周为 1 个疗程，连续治疗 2 个疗程并于治疗后 12 周随访。观察两组患者治疗前、治疗 4、8 周及 12 周后随访时改良 Ashworth 分级（Modified Ashworth Scale，MAS）、brunnstrom 运动功能分期、Barthel 指数（MBI）日常生活活动能力评分（ADL）、视觉疼痛模拟评分法（VAS）等各项指标。结果：两组患者 ADL 评分、VAS 疼痛评分及 brunnstrom 运动功能分期在治疗 4、8 周及 12 周后随访时均有提高，但试验组在同时间点明显优于对照组（$P<0.05$）；两组患者改良 Ashworth 分级疗效比较在治疗后 4 周无明显差异（$P>0.05$），但在治疗 8 周及 12 周后随访时，试验组改良 Ashworth 分级疗效优于对照组（$P<0.05$）。结论：在常规康复技术治疗基础上采用杵针疗法结合冰袋贴敷法治疗中风后上肢屈肌痉挛的疗效显著。

关键词： 杵针；冰袋贴敷；中风；上肢；屈肌痉挛

中图分类号： R 246. 6　　**文献标志码：** A　　**文章编号：** 1000-3649（2020）12-0195-04

中风病，即脑部血管病变引起中枢神经系统损伤，其具有发病率高、致残率高、合并症多、治愈率低等特点[1]。

而中风后出现肢体痉挛性偏瘫是肢体功能恢复的一个主要障碍，约 40% 的患者在发病 3 个月左右会出现上肢屈曲痉挛[2]，若不及时进行治疗，将会出现疼痛、随意运动受限、关节挛缩等，严重阻碍患者运动功能及日常生活活动能力的恢复[3]。现阶段临床上采取的治疗方法主要有物理治疗、口服抗痉挛药物、局部神经化学阻滞、髓鞘内注射巴氯芬、外科手术等，然而这些方法在有效性、安全性和经济性等方面仍都存在一定的缺陷[4]。因此，探索一种对中风后痉挛更为有效、安全的治疗方法具有很大的意义。杵针疗法属于针灸疗法的一种特殊流派，其兼有按摩与针刺之长，但不用侵入人体，具有疏通经络、调和阴阳，使经络得以濡养而使肢体痉挛减轻的作用；冰袋贴敷法属于冷疗法的技术之一，根据冷疗方法的原理：延长冷刺激时 γ 运动神经元活性降低，运动神经传导速度下降，肌张力下降，肌痉挛能得到有效缓解[5]。本研究以传统中医理论结合现代物理治疗理论，采用杵针疗法结合冰袋贴敷法治疗中风后上肢屈肌痉挛取得了良好的疗效，现报

道如下：

1 临床资料

1.1 一般资料 本研究病例来自 2017 年 9 月~2019 年 9 月成都中医药大学附属医院针灸科、康复科住院部患者，共 60 例，按照随机数字表法将患者随机分为对照组和试验组，每组 30 名患者，每组各脱落 1 例，两组患者性别、年龄、病程等一般资料比较，差异无统计学意义（均 $P>0.05$），具有可比性，详见表 1。

1.2 诊断标准 西医参照 1995 年全国第四届脑血管病学术会议制定的《各类脑血管病诊断要点》中关于脑梗塞（动脉粥样硬化性血栓性脑梗塞）和脑出血的诊断[6]。中医参照国家中医药管理局脑病急症协作组制定的《中风病诊断和疗效评定标准》（试行）中的中风诊断标准[7]。

1.3 病例入选标准 上肢屈肌痉挛为首次中风所致，改良 Ashworth 痉挛评级为 1+级~4 级者。年龄 30~80 岁，病程在 1~10 个月者：生命体征平稳，无意识障碍、失认症、失用症、能配合治疗者；自愿签署知情同意书者。

1.4 病例排除、剔除、脱落标准 排除标准：心肝肾造血系统、内分泌系统和血液系统等严重原发性

* 基金项目：成都中医药大学附属医院院基金（编号：2016-D-YY-26）。作者简介：秦涛，医学学士，主管康复治疗师，主要从事神经系统疾病的物理治疗及临床研究，E-mail：747190076@ qq. com；△通讯作者：徐莉，副主任护师，主要从事中医康复护理研究，E-mail：2024568423@ qq. com。

· 196 · 　　　四 川 中 医　　　2020 年第 38 卷第 12 期
Journal of Sichuan of Traditional Chinese Medicine　　Vol. 38，No. 12，2020

疾病及其愈后不良疾病，精神病患者；年龄 30 岁以下，80 岁以上；妊娠和哺乳期妇女；伴有意识障碍、失认症、失用症、视野缺损和智能障碍者。剔除标准：符合纳入标准，但治疗依从性差者。脱落标准：依从性不佳，中途退出者；期间出现严重并发症或病情恶化，需采取紧急措施而终止试验者。

2 治疗方法

2.1 对照组 从入组观察之日开始进行常规康复，包括上肢抗痉挛体位摆放和被动牵伸训练：上肢抗痉挛体位摆放：患侧卧位：肩关节前屈约 90°，肩胛骨充分前伸，肘关节伸展，前臂旋后，手部伸展，掌心向上；健侧卧位：躯干前方垫大枕，肩关节前屈约 100°，肩胛骨充分前伸，肘关节伸展，前臂中立位，手部伸展；仰卧位：肩部下方垫小枕，防止肩胛骨后缩，肩关节稍外展，肘关节伸展，前臂旋后，手部伸展，掌心向上。被动牵伸训练：患者取仰卧位，上肢稍外展，操作者面向患者头部站在牵伸一侧，内侧手放在肱骨近端，外侧手握住前臂远端掌侧，固定患者肩胛骨和肱骨近端的前部，外侧手被动牵伸肘关节至最大范围。每次牵伸持续 15～30 秒，重复 4～6 次为 1 组，每日 2 组。

2.2 试验组 在对照组基础之上采用杵针疗法结合冰袋贴敷法：杵针取穴：百会八阵穴、河车路大椎至长强段，局部取肩髃、曲池、曲泽、外关、大陵等穴。操作：在百会八阵穴用七曜混元杵的针尖顺太极运行方向行运转，行杵约 3min；在百会穴处用五星三台杵的杵尖行点叩手法，行杵 3min；在河车路大椎至长强段用七曜混元杵的杵尖由上向下行升降手法，行杵约 5min 或以皮肤微红为度；肩髃穴处用金刚杵的针尖行点叩手法，点叩约 3min，再用

奎星笔的杵柄顺太极运行方向行运转手法，约 1min；曲池、曲泽、外关、大陵穴杵针治疗手法同肩髃穴，行杵时手法快慢适中，用平补平泻法，每次治疗 30min，每日 1 次。杵针操作结束后取化学冰袋，于上肢痉挛肌肉（屈肌）体表间歇性缓慢移动摩擦，持续 15～20min 为一次，每日 2 次，每次间隔时间 3～4 小时。

两组患者均每周治疗 5 天，连续 4 周为 1 个疗程，共干预 2 个疗程，12 周后随访。

3 疗效观察

3.1 疗效评价指标 观察两组患者治疗前后的改良 Ashworth（Modified Ashworth Scale，MAS）、brunnstrom 运动功能分期评定、Barthel 指数（MBI）、以及视觉疼痛模拟评分法（VAS）等指标，并记录与干预措施相关的一切严重不良反应。

3.2 疗效评价标准 痊愈：改良 Ashworth 痉挛评级为 0 级；显效：改良 Ashworth 痉挛评级下降 2 级及以上；有效：改良 Ashworth 痉挛评级下降 1 级；无效：改良 Ashworth 痉挛评级无改善[8]。

4 统计学方法

用 SPSS20.0 软件进行数据整理、筛选与统计分析：计量数据以 $\bar{x}\pm s$ 形式记录，计数数据以 N（%）形式记录，采用独立样本 t 检验进行两组间各指标的比较，采用重复测量资料方差分析进行各不同时间点间组内比较；采用卡方检验进行两组间率的比较，采用 0.05 检验水准，$P < 0.05$ 则差异具有统计学意义。

5 治疗结果

5.1 两组患者一般资料比较 见表 1。

表 1　两组患者一般资料比较

组别	n	性别（例）		年龄（岁）			病程（d）		
		男	女	最小	最大	平均（$\bar{x}\pm s$）	最短	最长	平均（$\bar{x}\pm s$）
试验组	29	16	13	42	79	62.34±8.84	35	256	139.14±66.05
对照组	29	15	14	40	76	61.44±9.48	38	252	135.48±67.14

5.2 治疗前后两组患者 ADL 评分比较 见表 2。

表 2　治疗前后两组患者 ADL 评分比较

	0 周 ADL	4 周 ADL	8 周 ADL	12 周 ADL
试验组	48.07±19.45[b,d]	52.93±19.53[a,d]	60.34±20.66[a,d]	66.9±20.5[a,e]
对照组	38.1±22.5[b,d]	40±23.07[a,d]	42.76±24.88[a,d]	46.03±26.81[a,e]

注：两组患者各时间点组内比较 ADL 评分均有明显提高（$P < 0.05$），组间比较在治疗 4、8、12 周后同时间点试验组 ADL 改善优于对照组（$P < 0.05$）

5.3 治疗前后两组患者 VAS 评分比较 见表 3。

表 3　治疗前后两组患者 VAS 评分比较

	0 周 VAS	4 周 VAS	8 周 VAS	12 周 VAS
试验组	3.00±2.65[b,d]	2.55±2.40[a,d]	2.14±2.03[a,d]	1.66±1.56[a,e]
对照组	3.28±2.33[a,d]	3.17±2.27[a,d]	2.83±2.14[a,d]	2.62±1.95[a,e]

注：两组患者各时间点组内比较 VAS 评分均有明显下降（$P < 0.05$）。组间比较在治疗 4、8、12 周后同时间点试验组 VAS 下降程度优于对照组（$P < 0.05$）

5.4 治疗前后两组患者 brunnstrom 运动功能分期比较 见表 4。

表 4　治疗前后两组患者 brunnstrom 运动功能分期比较

组别	时间	上肢					
		Ⅰ期	Ⅱ期	Ⅲ期	Ⅳ期	Ⅴ期	Ⅵ期
试验组	0 周	5	4	17	3	0	0
(n=29)	4 周	1	6	17	5	0	0
	8 周	1	4	11	11	2	0
	12 周	1	1	11	11	5	0

2020 年第 38 卷第 12 期　　　　　四 川 中 医　　　　　　　　· 197 ·
Vol. 38，No. 12，2020　　Journal of Sichuan of Traditional Chinese Medicine

（续表4）

	0 周	3	11	15	0	0	0
对照组	4 周	3	11	15	0	0	0
（n = 29）	8 周	2	10	15	2	0	0
	12 周	2	7	16	3	1	0

注：治疗前两组患者 brunnstrom 分期情况比较，差异无统计学意义（P>0.05），治疗后各时间点比较，两组患者 brunnstrom 分期均有提高，但试验组分级明显优于对照组，差异具有统计学意义（P<0.05）

5.5 两组患者改良 Ashworth 疗效比较　见表5。

表5　两组患者改良 Ashworth 疗效比较

		试验组	对照组	χ^2	P
4 周疗效	无效	23（79.31）	27（93.1）	1.305	0.253
	有效	6（20.69）	2（6.9）		
8 周疗效	无效	6（20.69）	23（79.31）	19.931	<0.001
	有效	23（79.31）	6（20.69）		
12 周疗效	无效	1（3.45）	19（65.52）	24.726	<0.001
	有效	28（96.55）	10（34.48）		

注：两组患者治疗后 4 周疗效经比较，未见统计学差异（P>0.05），治疗 8 周及 12 周后，两组疗效均有提高，试验组有效率明显高于对照组（P<0.05）

6 讨　论

中风后痉挛是由于脑损伤后牵张反射兴奋性增高导致的以速度依赖性肌张力增高为特征的运动障碍，并伴有腱反射亢进[9]。肢体痉挛可导致肌肉僵硬、关节活动度下降、关节挛缩，严重影响患者的生活质量和后期肢体功能的恢复[10]。因此，缓解中风患者肢体痉挛对于恢复运动功能和日常生活活动能力有很大的意义。中医学认为中风后痉挛状态属于"经筋病"、"痉证"的范畴，是由于人体阴阳失调、筋脉失于濡养所致[11]，因此平衡机体阴阳是治疗本病的关键。

杵针为李仲愚教授家族历经十四代秘传、六十余年精深研究而发展起来的一种独特的治病方法[12]，其特定的针具类似古代九针中的"鍉针"，具有针刺和按摩双重特点，属于针灸疗法中的一种特殊流派[13]，杵针疗法通过特制的针具作用于经络、脏腑，以调和阴阳、扶正祛邪、疏通经络、行气活血，从而达到治病强身，康复保健的目的[14]。中医学认为"头为诸阳之会"，背为阳，督脉为全身阳气汇聚之处，督脉主干行于脊背正中，入属于脑，本研究所取的"百会八阵穴"定位在于头部，"河车路河车路大椎至长强段"则与该段督脉相对应，通过对此二穴施行杵针手法，可以激发人体阳气，疏理气机，调节五脏六腑功能；通调任、督二脉，调和全身气血阴阳，达到"阴平阳秘"的状态[15]。《素问·痿论篇》有言"治痿独取阳明"，阳明经多气多血，施术于阳明经能够调和气血、平衡人体阴阳[16]，故局部

选取上肢阳明经中的肩髃、曲池、曲泽、外关、大陵等穴又可疏通肢体经络、缓解筋脉拘结。冰袋贴敷法属于冷疗法的技术之一，根据冷疗法的原理：延长冷刺激时 γ 运动神经元活性降低，运动神经传导速度下降，肌张力下降，肌痉挛能得到有效缓解。通过冷疗作用于痉挛肌局部可降低肌肉牵张反射、缓解痉挛、增加活动范围、为中风后上肢屈肌痉挛的治疗提供有利条件。本研究运用传统中医理论结合现代物理治疗原理，采用杵针疗法配合局部冰袋贴敷，既可以从整体调节阳明经气血，又可在痉挛局部进行解痉治疗。

本研究结果表明采用常规康复技术及在其基础上采用杵针疗法结合冰袋贴敷法治疗中风后上肢屈肌痉挛，与治疗前比较，两组患者 ADL 评分、VAS 疼痛评分及 brunnstrom 运动功能分期在 4、8、12 周均有提高，但试验组在同时间点明显优于对照组；两组患者改良 Ashworth 分级疗效比较在治疗后 4 周无明显差异，但随着治疗周期延长，在治疗 8、12 周后，试验组改良 Ashworth 分级疗效优于对照组，这可能跟治疗效应的积累有关。此外本研究未见不良反应，但共脱落了 2 例患者，考虑与治疗时间较长、操作过程较为复杂，患者及家属失去耐心有关。因此，在今后的研究中我们应该进一步优化治疗方案以提高患者依从性。

综上，在常规康复技术基础上采用杵针疗法结合冰袋贴敷法对于改善中风后上肢屈肌痉挛、增强运动功能、提高日常生活活动能力方面疗效显著，具有一定临床应用价值。

参考文献

[1] "九五"攻关课题组. 急性脑卒中早期康复研究 [J]. 中国康复医学杂志，2001；16（5）：266-270.

[2] 黄志强，赵宁，苏昭元，等. 刺络拔罐联合康复训练对脑卒中后上肢屈肘痉挛状态及肌电积分值的临床研究 [J]. 中国针灸，2018，38（02），119-124.

[3] 王晓丹，冯晓东，刘承梅，等. 改良辅灸对脑卒中后偏侧肢体痉挛的康复疗效观察 [J]. 中国康复医学杂志，2017，32（02），199-201.

[4] 贾澄杰，张宏如，倪光夏，等. 头针加音乐联合康复治疗脑卒中后痉挛性偏瘫：随机对照研究 [J]. 中国针灸，2017，37（12），1271-1275.

[5] 张伟. 对冷疗在运动创伤恢复期应用的初步研究 [J]. 湖北体育科技，2008；27（4）：407-408.

[6] 中华神经科学会. 各类脑血管疾病诊断要点 [J]. 中华神经科杂志，1996，29（6）：379-380.

[7] 国家中医药管理局脑病急症协作组. 中风病诊断与疗效评定标准（试行） [J]. 北京中医药大学学报，1996，19（1）：55-56.

[8] 汪军华，曾美灵. 运用拮抗针法结合 Bobath 疗法治疗中风后痉挛性偏瘫 50 例临床观察 [J]. 浙江中医杂志，2018，53（09），680-681.

· 48 ·　　　　　四川中医
Journal of Sichuan of Traditional Chinese Medicine

2020 年第 38 卷第 2 期
Vol. 38, No. 2, 2020

杵针治疗顽固性呃逆的临床初探

吴志鹏，孙剑峰，罗丹青，郭鸿，高秀花，晋松[1△]

（成都中医药大学附属医院，四川 成都 610072）

摘要： 顽固性呃逆常可见于脑血管病的过程中，随着脑血管病发病率的升高，本病在临床上也更为常见，本病一般治疗较为困难，若治疗不当可能加重病情[1]。笔者通过对临床上常用的针对本病的治疗方法的总结分析，结合前期杵针疗法治疗内科疾病的临床研究，总结出背俞穴配合膀胱经杵针治疗顽固性呃逆的临床方案，在临床上已初步应用，取得了一定的疗效。

关键词： 顽固性呃逆；杵针；临床初探

中图分类号： R 256. 31　　**文献标志码：** A　　**文章编号：** 1000-3649（2020）02-0048-02

1 顽固性呃逆

1.1 概述

参照《中医内科学》[2]诊断标准，顽固性呃逆是指：1. 气逆上冲、喉间呃呃连声、声短而频、不能自止为主症，其呃声或高或低，或疏或密，间歇时间不定，或呈持续状态不能自制，持续超过48h 未停止；2. 常伴胸膈痞闷、脘中不适、嘈杂灼热、腹胀嗳气、情绪不安等症状；3. 多有受凉、饮食、情志等诱发因素，起病多较急；4. X 线钡餐及胃镜等检查无器质性病变征象。本病治疗有一定困难，复发率高，随着脑血管病发病率的升高，本病在临床上也更为常见。

1.2 祖国医学认识

中医称呃逆为"哕"和"哕逆"，以胃气逆膈、气逆上冲、喉间喝声、声短而频繁、不能自己为主要症状。这种疾病是复杂的，有很多原因，总体以脾胃气机升降功能失常为核心病机，古代医家已经讨论过很多。如《景岳全书·呃逆》所言："然致呃之由，总由气逆，气逆于下，则直冲于上，无气则为呃，无阳亦无呃，此病气之源，所以必由气也"。因此，其治疗的关键是调理胃气，降逆平呃，注重寒热虚实辨证，通过针灸、中药等手段进行治疗。

1.3 现代医学认识

现代医学认为引起呃逆的原因很多：（1）健康人也可以出现呃逆，饮食过快，食物过冷、过热，酒精等对消化道的刺激可以诱发呃逆，健康人呃逆常短暂，可自行缓解；（2）中枢神经病变，如脑出血、脑梗死、脑肿瘤等，由于影响脑干网状结构，直接或间接影响呼吸中枢、脑干迷走神经内侧纵束和延髓，导致膈扩张、痉挛，刺激迷走神经和膈神经发生呃逆。（3）外因性，如消化道炎症、肿瘤、溃疡、膈下脓肿，使膈神经受到刺激发生呃逆。（4）某些药物，如兴奋剂、糖皮质激素、Barbiturates、Sulfonamide、甲基多巴、安定等都可能引起呃逆[3]。（5）其他因素，譬如外科手术或麻醉过程中造成的膈神经损伤，或者精神因素都可

能会导致呃逆。

1.4 治疗

中医治疗的关键是调理胃气、降逆平呃，注重寒热虚实辨证，通过针灸、中药等进行治疗。针灸常取内关、足三里、中脘、太冲等穴，根据寒热虚实辨证随证加减，同时上述穴位也可予以穴位注射治疗，使患者降逆和胃、安神镇静、理气宽胸、疏肝解郁而终止呃逆。中药也需要辨证选方，如旋覆代赭汤降逆化痰、益气和胃；丁香柿蒂汤温中益气、降逆止呃；膈下逐瘀汤活血止痛、理气平呃。西医治疗方法有：深呼吸后屏气、眼球按压、眶上神经按压、舌牵引等综合治疗；膈神经阻滞、颈椎横突旁封闭、星状神经节阻滞、体外膈肌起搏器等有创治疗；Baclofen、氯丙嗪、氟哌啶醇、氟哌利多、阿米替林，多虑平，安坦，东莨菪碱，胃复安等药物治疗。但上述方法存在疗效不确切或副反应较大等问题。

2 杵针疗法

杵针疗法是一种独特的治疗手段，其源流可追溯至数百年前之道教，由全国著名老中医李仲愚老先生之入川为祖，李尔绯老太公年少时于如幻真人处习得。经李氏家族 14 代秘传，由李仲愚老先生精深研究、发扬光大，并经钟枢才、晋松等主要传承人大力推广，目前杵针疗法于川渝等地已较广泛运用，颇受临床医师及患者好评[4]。

在杵针疗法中，主要有四种铜制的核心工具，包括七曜混元杵、五星三台杵、金刚杵、奎星笔。根据施术部位之不同，灵活选用上述工具。杵针头圆钝，在治疗疾病时不借助药物，不会刺破皮肤、肌肉，无疼痛、无交叉感染的顾虑，无传统针具锐利致人晕针之风险，因此，无论对于体格壮实之人，而或老幼妇弱之辈，皆能易于接受。杵针疗法的核心理论在于三类特殊穴位，分别是八廓穴、八阵穴、河车路。八廓穴分布于眼、鼻、口、耳等头面五官周围，八阵穴分布于督脉之上，河车路则沿任督二

△通讯作者：晋松，医学博士，教授，主任医师，研究方向：中医康复，运动医学，E-mail: 1049147000@qq.com。

2020 年第 38 卷第 2 期　　　　四　川　中　医　　　　　　　　　　　　　　· 49 ·
Vol. 38，No. 2，2020　　　　Journal of Sichuan of Traditional Chinese Medicine

脉分布。八廓穴面积较小，多用金刚杵、奎星笔之杵尖于腧穴上行点叩、开阖之手法。八阵穴、河车路主要分布在胸、腹、腰、背等大面积区域，可用金刚杵、奎星笔之钝头，或七曜混元杵、五星三台杵之多爪头行升降手法、分理手法、运转手法，而运转手法在八阵穴多作太极运转，在河车路则作上下或左右运转。杵针疗法可广泛应用于内、外、妇、儿、五官等临床各科疾病，对于头痛、头晕、咳嗽、失眠、心悸、胃痛、便秘、中风等内科疾病，慢性腰腿痛、关节扭挫伤、痹病等外科疾病，痛经、胎位不正、月经不调、围绝经期综合征、产后腹痛等妇科疾病，小儿厌食、消化不良、疳积、腹泻等儿科疾病，以及目赤肿痛、鼻塞、口疮、耳聋等五官科疾病均有很好的调治作用[5]。

2.1　顽固性呃逆的治疗方案　①用七曜混元杵的七爪头沿足太阳膀胱经背部经脉行分理手法，先上下、后左右，操作约 2min。②继续用七曜混元杵的七爪头于背俞穴行点叩手法，如雀啄食，由上到下，操作伊始 3~5min，频率轻快，使皮肤微微发红。操作后 5~10min，应缓而沉，使皮肤潮红进一步透出。③用五星三台杵的五爪头重复第②步操作。④用金刚杵的圆钝头在膀胱经上行由内向外、再由外向内的太极运转手法约 2~3min，再行一上一下、上推下退的升降手法约 2~3min。完成上述 4 个步骤总时间约 30min。1 天 1 次，7 天为 1 疗程，间隔 2 天。

2.3　典型病例　73 岁男性，徐 XX，在 3+个月前被诊断为脑梗死，出现左侧肢体功能障碍和语言不清。予相应治疗后，肢体、言语功能逐渐改善，复查头颅 MRI 提示病灶趋于稳定。但在其发病后约 20 天，逐渐出现呃逆症状，无明显诱发因素，常不能自行缓解。追问病史患者于本次发病之前未出现过类似情况，既往无消化道疾病史，完善血常规、生化、彩超等检查均未见明显异常，考虑为脑血管病引起的顽固性呃逆。肌肉注射胃复安可缓解症状，但在短时间内多次复发。渐胃复安注射后呃逆终止其发作，肌肉注射氯丙嗪后，呃逆症状明显缓解，但患者出现精神不佳、嗜睡、疲劳、头晕等症状。自诉难以耐受，故停止使用该药物。采用上述杵针治疗方案，经过 1 个疗程，症状明显缓解，然后进行巩固治疗，呃逆停止，随访 1 个月未见复发。

3　小结

杵针是中国著名老中医李仲愚教授继承先祖、研究、推广、发展起来的独特治疗方法。其具有易于掌握、无创伤、作用全面等优点。杵针在治疗呃逆的过程中，重点在于对背俞穴的刺激以及足太阳膀胱经的梳理。背俞穴是五脏六腑之气在背部的会聚部位，刺激背俞穴可以起到调节各脏腑之气的作用。足太阳膀胱经及其分支分布广、穴位多，络肾属膀胱，与心脏、脑等脏腑有直接关系，是为一身

之巨阳，且项背部为诸阳经与诸阴经会聚之处，全身经脉之气皆可注入足太阳膀胱经，由此，足太阳膀胱经接纳、转输各经之气，又通过经脉、经别的汇合，交会穴的通达，使其具有特殊的联络作用，在整个经络系统中成为核心经脉，与五脏六腑皆相通。而根据经脉所过，主治所及的理论，对足太阳膀胱经背部经脉的梳理可以疏通经络，流畅气血，使各脏腑闭阻之气畅通，上逆之气下降，故调畅气机而止呃逆。

现代医学认为，呃逆是由于各种原因刺激膈神经使膈肌痉挛的一种神经反射性动作。该反射弧由传入神经、反射中枢、传出神经、效应器组成。传入神经由迷走神经、T6~T12 发出的交感神经束组成；反射中枢由脑干、膈神经核、延髓网状结构、下丘脑组成；传出神经由膈神经、肋间神经组成；效应器由膈肌、肋间肌、前斜角肌组成[6]，膈肌、呼吸肌的痉挛收缩导致呃逆的发生。该反射神经冲动的传导被证实由多个神经递质参与，包括 γ-氨基丁酸（GABA）和多巴胺[7]。另有研究发现，杵针对背俞穴的刺激以及足太阳膀胱经背部经脉的梳理，可使胸段脊髓发出的交感神经束受到抑制，并减少 GABA 和多巴胺等神经递质的产生，中断呃逆反射的完成[6]。

杵针治疗顽固性呃逆，疗效得到初步肯定，且有无创、易于被患者接受等优点，可在临床推广应用。但是，现代医学对于呃逆的发生机制，杵针治疗呃逆的原理尚未完全明了，在以后的研究中，应适当拓展研究方向，扩大样本量，完善多中心随机对照临床实验，观察杵针治疗呃逆的总有效率，对其发病机制和治疗原理进行进一步的研究。

参考文献

[1] 况时祥，冯玲娜，蔡伟，等. 应用中西医结合卒中单元治疗急性脑血管病的初步研究. 中国中医急症，2005，10（14）：926~927

[2] 周仲瑛. 中医内科学 [M]. 北京：中国中医药出版社，2007：220~224

[3] Varsha Vaidya. CASE REPORTS：Sertraline in the Treatment of Hiccups (J) Psychosomatics，2000，41：353~355

[4] 钟枢才. 杵针学 [M]. 北京：中国中医药出版社，2006：1~5

[5] Ong AM，Tan CS，Foo MW，et al. Gabapentin for intractable hiccups in a patient undergoing peritoneal dialysis [J]. Perit Dial Int，2008，28（6）：667~668

[6] Becker DE，Nausea，Vomiting，and hiccups：a review of mechanisms and treatment [J]. Anesth Prog，2010，57（4）：150~157

[7] 麻秋雷，赵烨，等. 背俞穴针刺配合艾灸治疗顽固性呃逆 1 例. 四川中医，2013，31（09）：125~126

（收稿日期　2019-08-08）

CJCM 中医临床研究 2020 年第 12 卷第 20 期 　　　　　　　　　　　　　　　　　-61-

浦区卫健委科研项目（编号：ZY-2019RCTDPY-1004）。

王峰（1977 一），通讯作者，硕士生导师，副主任医师，研究方向为针灸治疗疼痛的临床评价研究。

作者简介：

白富裕（1994 一），在读硕士。

编辑：张怀锦 编号：EA-4191021120（修回：2020-07-11）

基于循证医学指导的杵针治疗无先兆偏头痛的临床观察

Clinical observation on treating migraine without aura by Chu-needle according to evidence-based principles

高秀花[1] 晋 松[1*] 贾 敏[2] 孙剑峰[1] 吴志鹏[1] 郭 鸿[1] 罗丹青[1]

（1.成都中医药大学附属医院，四川 成都，610075；2.包头医学院第二附属医院，内蒙古 包头，014030）

中图分类号：R747.2　　文献标识码：A　　文章编号：1674-7860（2020）20-0061-03　　证型：BGD

【摘 要】目的：在循证医学原则指导下，观察杵针疗法治疗无先兆偏头痛的临床疗效，为临床顽症偏头痛的治疗以及杵针疗法的推广提供科学依据。方法：收集 45 例中重度无先兆偏头痛患者，采用杵针疗法治疗，杵针操作每次约为 30 min，1 次 /d，5 次为一个疗程，2 个疗程之间休息 2 d，共治疗 4 个疗程。在循证医学原则指导下制定规范的疗效评价指标，治疗期间不使用任何药物，治疗前、后及随访半年统计疗效。结果：无先兆偏头痛经过 4 个疗程杵针治疗后及半年后随访，疼痛视觉模拟评分法（Visual Analogue Scale，VAS）评分、疼痛持续时间计分、头痛指数以及经颅多普勒（Transcranial Doppler，TCD）结果均明显优于治疗前（P ＜ 0.01）；同时相比治疗结束时，半年后随访的 VAS 评分、TCD 结果未见明显差异（P ＞ 0.05），疼痛持续时间计分、头痛指数结果较差（P ＜ 0.05）。杵针治疗偏头痛疗效总有效率为 93.33%（42/45）。结论：运用杵针疗法治疗无先兆偏头痛近期及远期疗效满意，杵针疗法操作无感染风险、无痛苦，患者接受度高，可操作性强，易于在护理团队、基层机构广泛推广。

【关键词】循证；杵针；偏头痛；临床观察

【Abstract】Objective: To observe efficacy of Chu-needle（杵针）according to evidence-based principles on migraine without aura. Methods: 45 patients with moderate to severe migraine without aura were collected and treated by Chu-needle, each time 30 minutes, once per day, 5 times as a course, and 2 days of rest after 2 courses, for 4 courses. Results: The VAS score, pain duration score, headache index and TCD results were significantly better than before treatment（P<0.01）. At the same time, there was no significant difference in VAS scores and TCD results between the half-year follow-up and the end of treatment（P>0.05）. The pain duration scores and headache index results were worse（P<0.05）. The total efficiency is 93.33%（42/45）. Conclusion: Chu-needle showed satisfactory effects in the short-term and long-term. There is no risk of infection and pain on the Chu-needle.

【Keywords】Evidence-based; Chu-needle; Migraine; Clinical observation

doi:10.3969/j.issn.1674-7860.2020.20.021

　　偏头痛是一种临床极常见的周期性发作的慢性神经血管性疾患，发病年龄段广，严重降低生活质量。2001 年世界卫生组织将常见疾病按健康寿命损失年进行排列，偏头痛位列前 20 位，并且将严重偏头痛定为最致残的慢性疾病之一，等同于痴呆、瘫痪和严重精神病；该病与脑卒中、冠状动脉粥样硬化性心脏病、情感障碍等的发生高度相关[1]。近年来，针灸治疗偏头痛取得了较好疗效，但疗效评定标准主观性大、缺乏客观的、量化的标准，以及较少涉及后期随访[1]，部分人惧怕针刺，操作专业性要求高，且属于有创操作具有一定感染风险。

　　笔者近年来通过杵针疗法治疗顽固性无先兆偏头痛，取得满意的疗效。因杵针疗法操作不破皮肤，无感染风险、无痛苦，惧针人群也乐于接受治疗；因其可操作性强，易于在护理团队、基层机构广泛推广。

　　自 20 世纪 90 年代以来，循证医学发展迅速，得到世人广泛重视，治疗标准、疗效评价体系得到不断完善，它的重点就是找寻最佳的证据来指导临床医疗实践，换言之，循证医学就是"证据的医学"[1]。杵针疗法作为针灸学的一个重要分支，其在国内外的发展传播同样应接受循证医学的考验。在由中国中医科学院针灸研究所编写的《循证针灸临床实践指南：偏头痛》[1]指导下，本研究利用其中规范的疗效评价指标来客观评价杵针治疗顽固性无先兆偏头痛的疗效，现结果报道如下。

1 资料与方法

1.1 一般资料

　　选择 2017 年 6 月 — 2019 年 6 月成都中医药大学附属医院康复科收治的 45 例中、重度无先兆偏头痛处于头痛期的患者。其中男 20 例，女 25 例，单侧 27 例，双侧 18 例；年龄 15～65 岁，平均 46 岁；病程 0.5～15 年，平均病程 2 年，均表现为反复发作的单侧或双侧颞部搏动性疼痛，伴失眠、焦虑、健忘，痛甚者恶心，行头颅 MRI 或 CT 检查未见明显异常，既往间断口服止痛药缓解症状，口服中西药治疗效果不佳。所有人签署知情同意书。

1.2 纳入标准

（1）符合《中国偏头痛诊断治疗指南》[1]无先兆偏头痛诊断标准并处于头痛期；（2）参照《中药新药治疗偏头痛的临床研究指导原则》[5]，病情属于中、重度；（3）年龄 15～65 岁。要求纳入所有病例必须同时符合以上 3 条。

1.3 排除标准

（1）就诊前 1 天内曾服用各类镇痛药者；（2）视网膜性、偏瘫型、眼肌麻痹型等特殊类型偏头痛者；（3）合并有严重内外科疾患者；（4）年龄＜15 岁或＞65 岁者。

1.4 治疗方法

取穴：（1）主穴：百会八阵；（2）配穴：风府八阵、河车印脑段、河车脑椎段，依据《杵针学》[6]；以及双侧关冲穴、足窍阴穴。特殊穴位定位：（1）百会八阵：以百会为中宫，百会穴到印堂穴为半径画圆构成的八阵；（2）风府八阵：以风府穴为中宫，风府穴到后发际边缘为半径圆构成的八阵；（3）河车印脑段：从印堂穴到脑户穴以及印堂穴到脑户穴两旁与眼内眦、瞳仁、眼外眦、之间距离相等的左右 3 条线，共 7 条线；（4）河车脑椎段：从脑户穴到大椎穴以及脑户穴到大椎穴两旁与眼内眦、瞳仁、眼外眦、之间距离相等的左右 3 条线，共 7 条线。如图 1。

操作：（1）七曜混元杵于河车印脑段、河车脑椎段行升降手法 14 次，操作力度以施治部位皮肤潮红有温热感和患者舒适可承受为度；（2）医者持五星三台杵点叩百会八阵、风府八阵、河车印脑段、河车脑椎段各穴点 7 次；（3）奎星笔于百会八阵行开阖手法，从百会穴起，由内向外逐一点叩内八阵、中八阵、外八阵，点叩双侧关冲穴、足窍阴穴，由轻渐重，每穴点 49 次；（4）医者持金刚杵于风府八阵行开阖、升降手法各 14 次。杵针操作时间约 30 min，1 次/d，5 次为一个疗程，2 个疗程之间休息 2 d，共治疗 4 个疗程。治疗期间不使用任何药物，治疗前、后及随访半年统计疗效。

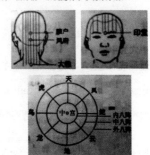

图1　穴位定位

1.5 疗效标准及观察指标

参照中国中医科学院针灸研究所编写的《循证针灸临床实践指南：偏头痛》，规范疗效评价及观察指标。观察指标：头痛评分采用 VAS，疼痛持续时间计分，头痛指数，TCD 检测记录大脑前动脉、大脑中动脉、大脑后动脉血流速度（单位 cm/s）；其中头痛指数＝头痛评分×疼痛持续时间评分。

其次参照《中医病证诊断疗效标准》[7]制定疗效评定标准：治愈：头痛症状消失，半年内未复发；显效：头痛消失，发作明显减少，能坚持工作；有效：头痛减轻，症状缓解；无效：头痛加重或未缓解。最后计算治疗总有效率。

2　治疗结果

2.1 杵针治疗偏头痛治疗前、治疗后及治疗半年后各项指标比较

偏头痛经 4 个疗程杵针治疗后以及半年后随访，VAS 评分、疼痛持续时间计分、头痛指数以及 TCD 结果均明显优于治疗前（P＜0.01）；同时相比治疗结束时，半年后随访的 VAS 评分、TCD 结果未见明显差异（P＞0.05），疼痛持续时间计分、头痛指数结果较差 P＜0.05），说明杵针治疗偏头痛近期疗效肯定，远期疗效仍可观。见表 1。

表1　无先兆偏头痛患者治疗前后各项指标的比较（$\bar{x} \pm s$）

时间	VAS 评分（分）	疼痛持续时间计分（分）	头痛指数	TCD 结果（cm/s）		
				大脑前动脉流速	大脑中动脉流速	大脑后动脉流速
治疗前	8.69±0.08	10.17±0.60	41.19±3.00	62.32±5.65	82.36±3.59	57.32±3.30
治疗后	1.60±0.16*	1.05±0.39*	2.00±0.40*	50.47±3.50*	61.67±2.72*	43.30±4.65*
治疗半年后	1.90±0.43*△△	3.98±0.56*△	4.56±0.64*△	50.79±5.30*△△	62.67±2.72*△△	43.40±6.16*△△

注：VAS：视觉模拟疼痛评分；TCD：经颅多普勒；与治疗前比较：*P＜0.01；与治疗后比较：△△P＞0.05，△P＜0.05。

2.2 杵针治疗偏头痛疗效总有效率

表2　无先兆偏头痛患者疗效［例（%）］

例数	治愈	显效	有效	无效	总有效率
45	24（53.33）	12（26.67）	6（13.33）	3（6.67）	93.33%

3　验案举隅

患者甲，女，43 岁。2017 年 6 月 6 日初诊。主诉：反复头痛 3 余年，加重 3 日。患者于 3 余年前因工作压力突然出现左侧头痛，疼痛呈搏动性，可因日常活动加剧，疼痛持续时间约 48 h 自行缓解。后每因情绪紧张、疲劳等诱发反复出现类似症状，约每 1.5 个月发作 1 次，常于发作期自行口服元胡止痛片、布洛芬等药物，效果不显，疼痛程度仍逐渐加重，持续时间逐渐加长。3 天前，患者再次因生气后出现头部两侧交替性疼痛，呈搏动性，程度较以往重，可因翻身、行走等日常活动而加剧，伴畏光、恶心，无呕吐，经休息未见缓解，易怒健忘、口苦，纳眠差，二便调，舌紫暗苔薄白，脉弦细。患者本次未服用任何镇痛药；头颅 MRI 未见明显异常。经询问患者母亲及外祖母均有类似头痛症状。参照中国中医科学院针灸研究所编写的《循证针灸临床实践指南：偏头痛》[4]，评估结果如下：VAS 评分为 9 分，疼痛持续时间计分为 5 分，该次头痛指数为 45 分；TCD 结果：大脑前动脉、大脑中动脉、大脑后动脉血流速度分别为：62、80、55 cm·s⁻¹。四诊合参诊，中医诊断为头痛 — 少阳经，属气滞血瘀证。西医诊断为偏头痛。治法：行气化瘀，通络止痛。治疗方法同前。

该患者在经过 1 次杵针治疗后，即明显感觉头痛减轻，畏光、恶心等伴随症状消失。连续 2 个疗程后，患者已无任何不适，为巩固疗效总共完成 4 个疗程的杵针治疗。治疗后再次评估结果如下：疼痛 VAS 评分为 0 分，疼痛持续时间计分为 0 分，该次头痛指数为 0 分；TCD 结果：大脑前动脉、大脑中动脉、大脑后动脉血流速度分别为：49、63、40 cm/s。嘱咐：调畅情志，起居有常，合理饮食，适当体育锻炼，再次发病应及时就医。

按：患者平素工作压力大致情志失调，肝气郁结，故见紧张易怒；气为血之帅，气机郁滞致血循不畅，久而成瘀，气滞与血瘀互为恶果，病情渐重，故疼痛部位固定，每因发怒或紧张而加重；又因肝胆经互为表里，病气相传，故患者以胆经循行路线头部两侧疼痛为主。结合舌脉，详询四诊，辨知病证为气滞血瘀络的少阳经头痛。治疗选取杵针作用于涵盖头部多条经脉的百会八阵，可开窍醒脑、调节诸经气血：风府八阵、河车印脑段及河车脑椎段使后头、项背部诸经之气血通畅、阴阳平衡；再加同名之手足少阳经远端井穴关冲、足窍阴穴，以取"求同气、通经络"之目的。随访半年，头痛未曾复发，TCD 检测结果无异常。

4 体会

早在殷商时期就有了"疾首"二字，西汉时期出现了"头痛"二字，而"偏头痛"一词首见于金朝张从正《儒门事亲》（1228 年）。头为诸阳之会、清阳之府，五脏精血、六腑之阳气皆上奉于头，故凡脏腑经络之疾皆可能引发头痛。张从正认为头痛发作不止，是因为经脉异常：头痛伴有项部痛者，病在足太阳膀胱经；眉棱痛者，病在足阳明胃经；额颞部疼痛，即偏头痛者，病在足少阳胆经。病程日久者，可造成目盲。国外资料显示各国平均发病率成人男性约 9%，女性 16%；国内资料记载男女发病比例为 1 : 3[8]。本研究为偏头痛这一疑难顽疾的治疗提供科学依据。

本研究应用杵针疗法治疗顽固性无先兆偏头痛，近期及远期疗效均满意。"头为诸阳之会，百脉之宗"，主要选取头顶的百会八阵，涵盖头部多条经脉，可开窍醒脑、调节诸经气血，以达到阴平阳秘、通络止痛之效；风府八阵、河车印脑段及河车脑椎段使后头、项背部诸经之气血通畅、阴阳平衡。笔者认为偏头痛主要责之少阳经，赵德喜教授也提出偏头痛

的病机关键是"少阳枢机不利"的观点[9]，故本研究再加同名之手足少阳经远端井穴关冲、足窍阴穴，以取"求同气、通经络"之目的。

杵针疗法系成都中医药大学附属医院李仲愚先生（已故）总结前人思想，引道家导引工具为医用，将中医理论与道家思想有机结合，形成的一套独特的治疗体系。该疗法施术工具为李氏太极杵针，通过点叩、升降、开阖等手法，在不破皮肤的情况下刺激人体经络腧穴，以疏经通络、调畅气血而达到调整阴阳、除痹起病目的的一种中医外治法。其操作无感染风险、无痛苦，相比普通针刺患者接受度更高；可操作性强，易于在护理团队、基层及市场养生机构广泛推广。

循证医学时代，治疗手段及疗效判定标准的制定与实施是现代社会体现行业技术水平的关键要素，也是医学领域掌握话语权的制胜法宝；逐步建立科学、客观的临床评价体系是任何一门临床医学学科发展的基础。本次研究因人员、经费等诸多原因，未能开展大样本的随机对照研究，今后谨遵循证医学的原则，应加强杵针临床研究的试验设计与临床路径的管理，并且加强杵针疗法的机理研究，与时俱进，实现杵针疗法更科学更有效的社会推广。

参考文献：

[1]李舜伟,李焰生,刘若卓,等.中国偏头痛诊断治疗指南[J].中国疼痛医学杂志,2011,17(2):65-86.

[2]罗国馨,朱英,陈日兰,等.针灸治疗偏头痛的临床研究进展[J].中医临床研究,2019,11(26):143-145.

[3]王永炎.循证医学[M].2版.北京:人民卫生出版社,2010:29.

[4]焦玥,吴中朝,胡静,等.《循证针灸临床实践指南:偏头痛》2014更新版解读[J].中国针灸,2016,37(7):751-756.

[5]郑筱萸.中药新药临床研究指导原则(试行)[M].北京:中国医药科技出版社,2005:54-57.

[6]钟枢才.杵针学[M].北京:中国中医药出版社,2006:80-83.

[7]国家中医药管理局.中医病证诊断疗效标准[M].南京:南京大学出版社,1994.

[8]葛海沂.偏头痛防治药物的应用进展[J].解放军保健医学杂志,2004,6(1):62-64.

[9]吴大龙,赵德喜,赵婧彤,等.浅谈赵德喜教授运用和解止痛方治疗偏头痛肝郁化火证的临床经验[J].中医临床研究,2017,9(27):18-20.

作者简介：

高秀花（1989 一），山西忻州人，硕士学位，主治医师，研究方向为针灸对神经 - 内分泌 - 免疫疾病的研究。

晋松（1969 一），通讯作者，四川成都人，博士学位，主任医师，主要研究方向为运动创伤性疾病的康复。

编辑：张怀锦　编号：EA-4200201005（修回：2020-07-15）

四川中医
Journal of Sichuan of Traditional Chinese Medicine

2019 年第 37 卷第 12 期
Vol. 37，No. 12，2019

· 28 ·

杵针疗法治疗腰椎疾病临床体会

罗丹青，郭鸿，孙剑峰，晋松△

（成都中医药大学附属医院康复科，四川 成都 610072）

摘要： 探讨杵针疗法在腰椎疾病中的应用范围及操作方法。杵针兼具针刺与按摩之长，以布阵代替配穴，选穴精简、易于掌握、临床施治方便，以不刺破皮肤的方式，既避免了畏针人群的恐惧感，又根绝了感染的可能，易于接受和推广，目前杵针在临床上已广泛应用于脊柱退行性病变及关节运动创伤性疾病等，在减轻疼痛、恢复肌力、增大活动度、恢复功能等方面疗效显著，其中关于腰椎疾病的治疗在临床中应用已越来越广泛。

关键词： 杵针疗法；腰椎疾病；八阵穴；河车路

中图分类号： R 246.2　　**文献标志码：** A　　**文章编号：** 1000-3649（2019）12-0028-03

1 概 述

临床上常见的腰椎疾病包括腰椎退行性病变、腰椎间盘突出症、腰椎椎管狭窄症、强直性脊柱炎等，临床上常反复发作，严重影响患者的工作生活。与腰椎疾病治疗相关的康复医学在国内目前仍以基础理疗为主[1]，临床上应用范围较广的中医基础理疗方法有推拿、针灸、中药外敷等。杵针疗法为中国医学所未载，《道藏》典籍亦未记述，只是口授而无文字记载，其学术思想源于羲黄古易，其辨证、立法、取穴、布阵，多寓于《周易》《阴符》、理、气、象、数之意。杵针兼具针刺与按摩之长，其治疗特点为以布阵代替配穴，选穴精简、临床施治方便，并且以不刺破皮肤的方式，既避免了畏针人群的恐惧感，又根绝了感染的可能[2]。近年来应用杵针疗法治疗腰椎疾病在临床上的应用越来越广，疗效显著，在患者中接受度高。

2 杵针疗法简介

杵针疗法是成都中医药大学附属医院著名老中医李仲愚主任医师继承家族十四代密传和发展的一门独特的中医治疗方法，是在中医学理论基础、经络学说以及家传特殊穴位的指导下，运用独特的行针布阵手法来治疗疾病，该疗法使用一套专门的杵针工具，是成都中医学院李仲愚教授之先祖授自于道林，并结合其五十余载宝贵临床经验所发展起来的一种特殊针灸器具。杵针共分四件，分别是七耀混元杵、五星三台杵、金刚杵和奎星笔[3]。杵针疗法具有以下几方面的特点：①不用药物，但不排除用药；②具有针灸推拿的基础后，只要掌握杵针的特殊穴位、特殊工具和特殊手法，就可应用，杵针疗法取穴精准，以八阵穴、河车路和八廓穴为主；③虽属针灸疗法，而不用金针、砭石刺入穴位，不破皮无感染，易于接受和推广[4]。目前杵针在临床上已广泛应用于脊柱退行性病变及运动关节创伤性疾病等，在减轻疼痛、恢复肌力、增大活动度、恢复功能等方面疗效显著，其中关于腰椎疾病的治疗在临床中应用已越来越广泛。

3 杵针疗法治疗腰椎疾病

3.1 选穴

杵针疗法治病时的选穴与针灸疗法选穴

2019 年第 37 卷第 12 期
Vol. 37，No. 12，2019
四川中医
Journal of Sichuan of Traditional Chinese Medicine
· 29 ·

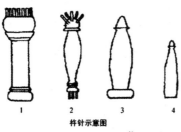

杵针示意图

基本相同，但杵针疗法有其特殊穴位[4]：①八阵穴——八阵穴是以一个腧穴为中宫，把中宫到一定距离作为半径，画一个圆圈，把这个圆圈分为八个等分，即天、地、风、云、龙、虎、鸟、蛇，分别与八卦相应为乾、坤、坎、离、震、巽、艮、兑，形成八个穴位，即为外八阵。再把中宫到外八阵的距离分为三等分，画成两个圆圈，即为中八阵和内八阵。内、中、外八阵上的穴位就形成了八阵穴（图1）。腰椎疾病常用八阵穴有：至阳八阵（以至阳为中心）、命门八阵（以命门为中心）、腰阳关八阵（以腰阳关为中心）、腰俞八阵（以腰俞为中心）。②河车路——人体气血是通过经络的运行，周而复始，如环无端不停地升降运转。杵针疗法就是通过杵针在人体河车路上，通过施行各种手法，促进人体气血运行，畅通经脉，从而达到治病的目的。人体的河车路可分为头部河车路，腰背部河车路，胸腹部河车路。各部河车路根据所属脏腑和主治不同，又可分为若干段（图2）。腰椎疾病常用河车路有：河车路椎至段（大椎至至阳）、河车路阳命段（至阳至命门）、河车路命强段（命门至长强）。

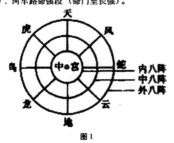

图1

3.2 操作手法 ①可先用七曜混元杵平行的七个钝爪的一头，在腰部先上下、后左右做分理手法（2分钟），以皮肤微红为度；②继续用七曜混元杵平行的七个钝爪的一头于施术部位反复点叩手法，形如雀啄食；③操作开始3~5分钟点叩频率快（约200次/分），压力小，操作6~10分钟或者局部皮肤出现微微红软时，即可使点叩频率放慢（约100次/分），

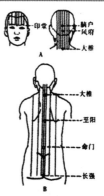

图2 头部、腰背部河车路示意图

加大压力，使红进一步透出：④选择用五星三台杵梅花形五脚的一头操作同一二三，（注意事项：操作时手法轻快，移动迅速，以防划伤皮肤）；⑤用金钢杵圆弧形的一头于施术部位作从内向外，再从外向内（太极运转）的运转手法2~3分钟；⑥再作一上一下的上推下退的升降手法2~3分钟；⑦选用金刚杵或者魁星笔，进行相应部位的穴位进行点压刺激，操作时间2~3分钟[4]。（注意事项：约20~30次/分，时间不宜过长，手法不宜过重）。

3.3 疗程 一般施术30分钟，还可据病情酌情增减治疗时间：每日做1次，如施术部位皮肤疼痛较重，可隔日做1次，5次为1个疗程；可连续施术2~3个疗程。疗程间隔2~3天。

3.4 临床应用 杨雯、钟磊[7]用杵针腰阳关八阵穴、河车路命门至长强段，配穴取环跳、委中、飞扬、昆仑等治疗老年腰腿痛，获得满意的疗效。刘棚豪、余洋[8~9]将62例寒湿型腰腿痛患者随机分为治疗组和对照组，每组31例，对照组采用常规针刺肾俞、八髎、阿是穴等常规穴位治疗，治疗组在对照组取穴的基础上加杵针腰阳关八阵、河车命强段，并用远红外热断层扫描成像系统（TTM）观察其临床疗效，结果经TTM检测显示治疗与对照组腰部温度相比差异具有统计学意义（P<0.05），证明治疗寒湿型腰腿痛在传统针刺的基础上加用杵针腰阳关八阵、河车命强段可提高临床疗效。林砚铭、黄勇[14]将200例寒湿证型腰椎间盘突出症患者，随机分为治疗组和对照组，每组各100例。两组患者均配合中药熏洗、牵引治疗，治疗组以杵针治疗，对照组采用常规针刺治疗，以JOA评分为观察指标，结果发现杵针治疗与传统针刺疗效一致，但具有无创伤，无痛苦的优点。何建才、杨娇[14]采用杵针结合足底反射区按摩治疗慢性腰肌劳损，取得了明显的临床效果。

四 川 中 医
Journal of Sichuan of Traditional Chinese Medicine

2019 年第 37 卷第 12 期
Vol. 37, No. 12, 2019

· 30 ·

4 病案举例

杨某，男，51 岁。2018 年 6 月 25 日就诊（成都中医药大学附属医院康复科门诊病历）主诉：反复腰骶部疼痛 3+年，加重伴左下肢疼痛麻木 1 年。症见：腰骶部疼痛伴左下肢疼痛麻木，疼痛性质为胀痛，左下肢麻木呈持续性，坐位时明显，偶伴左下肢乏力，轻度跛行。舌质暗红，苔黄腻，舌下有瘀点，脉滑数。中医诊断：腰痹病：痰瘀痹阻证。西医诊断：腰椎间盘突出症。中医治法：祛痰活络，活血化瘀，蠲痹止痛。选取：腰俞八阵、腰阳关八阵、河车路命强段，配丰隆、太冲、血海、环跳、承山、次髎、阳陵泉。杵针常规治疗，采取平补平泻手法，每日 1 次，1 周 5 次。2 周后患者自诉腰骶部疼痛较前明显缓解，左下肢疼痛较强减轻，左下肢麻木呈间歇性发作，麻木程度较前稍减轻，仍有轻度跛行。继续治疗 2 周后，自诉无明显腰骶部疼痛，久行、久坐后可稍感腰骶部酸胀，左下肢疼痛麻木较前明显改善，无明显跛行。共治疗 4 周，治疗次数 20 次。1 月后电话随访，患者诉腰骶部疼痛未再发作，左下肢偶感疼痛、麻木，无跛行。

5 小 结

杵针调治效果总结为一个"通"字—气血通、经脉通，通过点叩、升降、开阖、运转、分理等手法，以达行气运血、舒筋理脉之功，从而达到治病目的，具有和缓舒适、持久渗透、疗效迅速等优点[12]。目前临床上腰椎疾病的治疗方案主要还是以传统的推拿、针灸、中药外敷等为主，可以杵针疗法为创新点和切入点，丰富和完善腰椎疾病的中西医康复诊疗方案；杵针疗法治疗腰椎疾病目前在临床上收效显著，且具有选穴精简、临床施治方便、易于掌握的特点，可进一步加强杵针疗法在临床常见病中的运用推广，扩大杵针疗法的影响力和适用范围；目前关于杵针疗法的临床及实验研究尚缺，应通过规范化的研究，进一步规范和深入研究杵针的手法，手法与疗效的关系，以求的更好的疗效。

参考文献

[1] 吴宗耀，郭铁成. 我国康复医学研究现状 [J]. 中国康复理论与实践，2004，10（2）：65~66

[2] 钟枢才. 杵针学 [M]. 北京：中国中医药出版社，2006

[3] 晋少汀，葛宝丰，徐印坎. 实用骨科学 [M]. 第 3 版. 北京：人民军医出版社，2005

[4] 孙剑峰，郭鸿，晋松，等. 杵针疗法调治慢性支气管炎迁延期的临床体会 [J]. 四川中医，2018，（2）：49~51

[5] 刘桐豪，余洋，钟磊，等. 杵针腰阳关八阵、河车命强段治疗腰痹病 31 例 [J]. 中国针灸，2016，36（3）：295~298

[6] 罗廾青，郭鸿，吴志鹏，等. 大椎八阵配河车椎至段杵针治疗交感型颈椎病的临床初探 [J]. 四川中医，2018，36（3）：49~51

[7] 杨斐，钟磊，董远蔚，樊晓鸿，陈日高. 杵针治疗老年腰腿痛临床观察 [J]. 实用中医药杂志，2018，（9）：111~112

[8] 刘桐豪，余洋，钟磊，等. 应用 TTM 评价杵针治疗寒湿型腰腿痛的临床疗效研究 [J]. 针灸临床杂志，2016，32（9）：54~57

[9] 张宜，施杰，李富安，等. 腹部温针治疗肾虚型腰椎间盘突出症的远红外热断层扫描研究 [J]. 中医临床研究，2011，3（9）：57~59

[10] 林砚铭，黄勇，仇贵龙，等. 杵针配合熏洗、牵引治疗寒湿证型腰椎间盘突出症的疗效观察 [J]. 四川中医，2018，（6）：195~196

[11] 何建才，杨娇. 杵针联合足底反射区按摩治疗慢性腰肌劳损临床体会 [J]. 世界最新医学信息文摘，2018，（6）：166~167

[12] 申治富，余思奕，胡幼平. 杵针疗法的理论及临床运用 [J]. 上海针灸杂志，2015，（6）：575~578

（收稿日期 2019-08-08）

· 180 ·
四 川 中 医
Journal of Sichuan of Traditional Chinese Medicine

2019 年第 37 卷第 11 期
Vol. 37, No. 11, 2019

杵针配合等长收缩运动治疗肩袖损伤临床观察

邓建伟，罗丹青，晋松△

（成都中医药大学附属医院康复科，四川 成都 610072）

摘要：目的：观察杵针配合等长收缩运动治疗肩袖损伤的疗效。**方法：**将 60 例肩袖损伤的患者随机分为治疗组和对照组，每组 30 例。治疗组使用杵针治疗，并在肩关节肱二头肌长头肌腱处采用等长收缩运动；对照组采用常规针刺治疗，两组均配以激光治疗，每日 1 次，5 日为 1 个疗程，共计 4 个疗程。观察两组前后 VSA 疼痛评分，比较两组临床疗效。**结果：**VAS 评分治疗后（2.42±0.781）分，治疗前（5.59±1.17）分，治疗前后 VSA 评分比较差异具有统计学意义（$P<0.05$）。**结论：**杵针配合等长收缩运动是治疗肩袖损伤的一种有效治疗方法。

关键词：等长收缩；杵针；肩袖损伤

中图分类号： R 246.2　　**文献标志码：** A　　**文章编号：** 1000-3649（2019）11-0180-02

肩袖损伤是覆盖于肩关节前、上、后方之肩胛下肌、冈下肌、小圆肌等肌腱组织的总称，主要以肩关节活动受限为主要症状，肩关节周围肌肉肌腱受压疼痛为特征的慢性疾病，严重影响了生活质量，阻碍了正常生活活动[1]。就目前而言，肩部疼痛的治疗方法繁多，如推拿，针灸，物理治疗等。本文中采用运动疗法与李氏杵针治疗方法，与传统方法相比较，具有无创伤，无疼痛，不容易感染，操作方便省力，容易被患者接受等优势。

1 临床资料

60 例肩袖损伤患者均为我科 2016 年 11 月～2018 年 6 月入院患者，按入院先后顺序采用查随机数字表法将患者分为治疗组和对照组，每组 30 人。两组患者年龄、性别、病程、VSA 疼痛评分等比较无统计学意义（$P>0.05$），具有可比性。诊断标准：①体格查体，Neer 征、坠落实验、撞击实验呈阳性；②CT 检查和 MRI 可显示肩袖肌腱损伤等。纳入标准：①符合上述肩袖损伤的诊断标准；②年龄为 18～70 岁之间；③病程在 1～9 个月内；④病情相对稳定，意识清醒无智力障碍。

2 治疗方法

2.1 治疗组

首先运用杵针治疗。本病多因营卫虚弱，筋骨衰颓，复因局部感受风寒或劳累闪挫，遂致气血瘀滞或成肩痛，因而采用肩髃八阵穴（即以肩髃穴为中宫，从肩髃穴到肩髎穴的距离为半径所形成的八阵穴）。肩髃八阵以肩髃、肩髎为局部取穴，有祛风散寒、活血通络的作用，辅以远部取曲池、外关，以疏导阳明、少阳经气，可以除痹止痛。杵针由牛角、玉石、金属等材料制成，一套杵针共有 4 件，分别为七曜混元杵、五星三台杵、金刚杵、奎星杵。在肩髃八阵穴用五星三台杵的三头杵尖太极运转方向运行手法 7 次，约 5 分钟；在肩髎或肩髃穴位处用奎星笔针尖操作点叩手法，点叩 49 次，约 3 分钟，再用奎星笔针柄在曲池或外关穴逆太极运转手法 7 次，约 1 分钟。治疗时均以皮肤潮红为度，每次治疗大约 20 分钟。杵针治疗结束后，采取等长收缩运动。患者站立或平坐位，患侧上肢前屈 60～90°，手握拳状拳心向下，缓慢屈肘后收至腰间，同时前臂外旋至拳心向下，完成动作。每组 15～20 次，每日 3～5 组，每周 5 天（视病情可适度调整运动量）。训练时活动都应该在患者能够承受的范围内进行，

第一作者：邓建伟，本科，康复治疗师，E-mail：759181533@qq.com；△通讯作者：晋松，医学博士，主任医师，研究方向：中医康复/运动医学，E-mail：1049147000@qq.com。

南京大学出版社，1994：192～193

[8] 王丽莎，全学模，王荞，等. 彩色多普勒超声评价小儿髋关节一过性滑膜炎[J]. 中国医学影像学，2010，26（1）：127～129

[9] Landin LA，Danielsson LG，Wattsg? rl C. Transient synovitis of the hip. Its incidence，epidemiology and relation to Perthes' disease.[J]. J Bone Joint Surg Br，1987，69（2）：238～242

[10] 潘少川. 实用小儿骨科学[M]. 北京：人民卫生出版社，2016：287～289

[11] 彭玉兰，周英，乐劲涛. 中医治疗儿童髋关节滑膜炎 197 例临床体会[J]. 四川医学，2013，34（3）：416～417

[12] 李煜，于桂沐. 小儿髋关节一过性滑膜炎 198 例诊治体会[J]. 临床合理用药杂志，2014，7（2）：76～76

[13] 马向浩，刘又文，张蕾蕾，等. 活血通络法治疗小儿创伤性髋关节滑膜炎疗效观察[J]. 风湿病与关节炎，2015（8）：39～41

[14] 瞿易东. 手法复位为主治疗髋关节暂时性滑膜病 30 例[J]. 中医药临床杂志，2014（10）：1059～1059

[15] 王小康. 二黄新伤凝胶膏在 SD 大鼠急性软组织损伤模型中对 TNF-α 基因表达及病理学变化的影响[D]. 成都：成都体育学院，2018

（收稿日期　2019-06-24）

2019 年第 37 卷第 11 期　　　四 川 中 医　　　　　　　　　　　· 181 ·
Vol. 37，No. 11，2019　　Journal of Sichuan of Traditional Chinese Medicine

同时可采用药物、冷敷等方法控制炎症，减轻疼痛[2]。

2.2　对照组　对照组采取常规针刺治疗。采取肩前穴、肩髃穴、肩髎穴、曲池穴、肩贞穴、阿是穴。根据患者具体病情调整穴位。常规消毒后采用 0.30mm×40mm 毫针进行针刺，得气后留针 30 分钟。两组治疗期间均采取激光治疗，采用德国威伐光 W1-RA 深部炎症激光仪，照射部位为肱二头长头肌腱处（主要疼痛区域）。注意光线距离，避免皮肤烫伤，治疗时间为 20 分钟。治疗组与对照组治疗均为每日 1 次，5 日为 1 个疗程，共计 4 个疗程。

3　结　果

3.1　观察指标　观察两组患者治疗前后视觉模拟评分量表（VAS）评分。

3.2　疗效标准　参照国家中医药管理局最新颁布的《中医病证诊断疗效标准》拟定[3]。治愈：肩部疼痛及压痛点消失，肩关节功能恢复。好转：肩部疼痛减轻，功能改善。未愈：症状无改善。

3.3　统计学方法　数据用 SPSS20.0 统计软件，定量资料采用（$\bar{x}\pm s$）表示，采用 t 检验，计数资料采用 x2 检验，$P<0.05$ 为差异有统计学意义。

3.4　治疗结果

3.4.1　两组临床疗效比较　见表 1。

表 1　两组临床疗效比较（n）

组别	n	治愈	好转	未愈	总有效率（%）
治疗组	30	8	20	2	93.3
对照组	30	5	21	4	86.6

3.4.2　两组治疗前后 VAS 评分比较　由表 2 可见，两组治疗前 VAS 评分比较，差异无统计学意义（$P>0.05$）。两组治疗后 VAS 评分与同组治疗前比较，差异均具有统计学意义（$P<0.01$）。治疗组治疗后 VAS 评分与对照组比较，差异具有统计学意义（$P<0.05$）。

表 2　两组治疗前后 VAS 评分比较（$\bar{x}\pm s$，分）

组别	n	治疗前	治疗后
治疗组	30	5.59±1.17	2.42±0.78[1]2]
对照组	30	5.66±1.02	3.76±0.91[2]

注：与同组治疗前比较，[1] $P<0.01$；与对照组比较，[2] $P<0.05$

4　讨　论

肩袖损伤是现在较为常见的病症之一，发病机制主要以创伤为主。《素问·痹论》云"五藏皆有合，病久而不去者，内舍于其合也。所谓痹者，各以其时重感于风寒湿之气也"。《儒门事亲·痹论》曰"此疾之作，多在四时阴雨之时及三月九日，太阴湿土用事之月。或凝水之地，劳力之人，辛苦过度，触冒风雨，寝处浸湿，痹从外入"。通过杵针疗

法的点叩手法、运转手法等在某些程度上通过疏通气血经络，从而激发卫表阳气、推陈出新、驱邪外出，保持和调整机体阴阳的相对平衡，通过皮毛的排泄作用，皮肤的刮拭能发汗解表，使体内的瘀血浊毒排于体外[4、5]，即"虚则实之，满则泄之，宛陈而除之，邪盛则虚之"。

在临床上，等长收缩训练在提高肌力方面有显著效果，具有显著的变时、变力和升压作用[6]，且具备以下特点[7-9]：（1）操作实施简单、对设备以及场地没有太高的要求。（2）运动时关节不会产生过多的活动，从而减少和预防了关节的损伤或再次损伤。（3）肌力的增强较为明显，从而防止出现肌肉萎缩（4）运动时通过肌肉活动可以加强血液循环和血液渗透压，从而增强血液回流和血液组织液之间物质的交换，从而缓解了关节的水肿。并且配合杵针的手法，最终达到治疗提高肩袖肌群力量，保护肩关节、恢复肩袖损伤的目的[10-12]，具有较高的临床治疗意义。

综上所述，杵针治疗配合等长收缩运动对于肩袖损伤的治疗是有积极作用的，可用于临床操作。并且该治疗手段安全无创，不会发生感染等风险，经济环保，可用于大部分年龄阶段，利于临床推广。

参考文献

[1] 钟珊，刘晓华，覃最文，等. 肩袖损伤关节镜修复术后的康复临床研究 [J]. 临床研究，2012

[2] 万盛品，姜南春，姜晓幸，等. 篮球运动员髋股关节疼痛综合征的原因及股四头肌等长收缩训练的作用 [J]. 中国临床医学，2015

[3] 国家中医药管理局. ZY/T001.1-94《中华人民共和国中医药行业标准——中医病证诊断疗效标准》[M]. 南京：南京大学出版社，2010

[4] 刘楜豪. 杵针为主治疗寒湿型腰腿痛疗效观察. 临床研究

[5] 晋松. 杵针疗法调理背俞穴治疗外感发热 [J]. 四川中医，2016

[6] 励建安，江钟立，陆晓，等. 等长收缩运动心血管反应的特点与调控机制 [C]. 康复医学发展论坛暨庆祝中国康复医学会成立 20 周年学术大会论文集，2003

[7] 孙启良，谢敏晓，李汇川，等. 股四头肌等长练习治疗膝关节骨性关节炎 [J]. 中国康复医学杂志，1989，4（2）：22

[8] 闷西哲夫. 股四头肌肌力增强的方法论 [J]. 国外医学（物理医学与康复学分册），1992，12（3）：127

[9] 倪国新. 股四头肌等长加等张训练治疗膝关节骨性关节炎 [J]. 金陵医院学报，1999，（12）：159-161

[10] 毕盛彪. 论静力性力量训练的应. 体育科技，2011

[11] 万盛成，姜南春，姜晓幸，等. 篮球运动员髋股关节疼痛综合征的原因及股四头肌等长收缩训练的作用 [J]. 中国临床医学，2015

[12]（美）D. L. Costil. 力量训练的骨骼肌适应 [J]. 美国应用生理学，1979

（收稿日期　2019-03-11）

2018 年第 36 卷第 4 期
Vol. 36，No. 4，2018

四川中医
Journal of Sichuan of Traditional Chinese Medicine

• 51 •

初探三联促通疗法治疗膝关节半月板损伤*

郭鸿，罗丹青，孙剑峰，林柯宇，晋松△

（成都中医药大学附属医院康复科，四川 成都 610072）

摘要：膝关节半月板损伤是运动损伤常见疾病，严重影响患者的运动能力和生活质量。目前治愈膝关节半月板损伤的目标仍未完全实现，相关的手术疗法和非手术疗法仍存在许多不足之处，膝关节半月板快速有效地康复仍有很大困难。"三联促通疗法"即杜氏推拿、李氏杵针联合自我功能锻炼的一套中西医结合的康复方案，本文旨在探讨"三联促通疗法"在减轻膝关节半月板损伤患者疼痛、促进股四头肌肌力恢复、消除膝关节肿胀、增大膝关节活动度、恢复膝关节功能等方面疗效显著，以求一种具有疗效好、副反应小、花费低廉、患者接受度高的治疗方法。

关键词：三联促通疗法；膝关节；半月板损伤；康复

中图分类号：R 247.9，R 684.7　**文献标志码**：A　**文章编号**：1000-3649（2018）04-0051-04

A Tentative Exploration of "Sanlian Promote Smooth Therapy" for Treating Knee Joint Meniscus Injury/GUO Hong，LUO Danqing，SUN Jianfeng，LIN Keyu，et al. //Rehabilitation Department，the Affiliated Hospital of Chengdu University of Traditional Chinese Medicine（Chengdu Sichuan 610075，China）

Abstract：Sports injury of knee meniscus injury is a common disease，and serious impact on sports ability and quality of life of patients. At present，the target to cure the knee joint meniscus injury is still not fully implemented，there are still many deficiencies of surgery and non-surgical therapy，knee joint meniscus quickly and efficiently recovery still has great difficulty. "Sanlian promote smooth therapy" include DU's manipulation and LI's pestle needle and functional exercise is a combination of Chinese and western medicine rehabilitation program. This paper mainly discusses the curative effect of "Sanlian promote smooth therapy" in reducing pain in patients，promoting the quadriceps muscle recovery，eliminating swelling in the knee，Increasing the knee joint motion，restoring the knee joint function with injury of knee joint meniscus，in order to have a good curative effect，little side effect，high degree acceptance among patients of therapies.

Keywords：Sanlian promote smooth therapy；Knee；Meniscus injury；Rehabilitation

膝关节半月板损伤（meniscus injury）是最常见的膝部损伤之一，多见于青壮年，男性多于女性。据国外报道，膝关节内、外侧半月板损伤比为 4~5：1[1]，而国内报道则相反，约为 1：2.5。膝关节半月板[2]具有稳定膝关节，传导膝关节的负荷力，促进关节内营养的作用，其持续稳定的载荷作用，保证了膝关节长年负重运动而不致损伤。若半月板发生损伤，可使膝关节出现机械性的功能紊乱，关节功能减退、膝周肌肉萎缩和关节内软骨损伤，严重影响到患者的运动能力和生活质量。

1 膝关节半月板损伤概述

该病病因病机学说大致有一自身免疫反应学说、软骨细胞调亡学说、软骨下骨内高压学说、细胞因子学说[3]等。近年来，半月板的损伤发病与膝周肌群功能下降的相关性，也逐渐成为了研究热点。因此功能锻炼提高膝关节周围肌群，特别是股四头肌的肌力是十分必要的，这是选择功能锻炼的基础。

膝关节半月板损伤能得到最大限度的修复和保留，并最大限度的恢复半月板的生理功能，是膝关节半月板损伤的治疗宗旨。多年来，人们一直在竭力探寻治疗膝关节半月板损伤的有效方法和途径。迄今，治愈膝关节半月板损伤的目标仍未完全实现。相关的手术疗法和非手术疗法仍存在许多不足之处，基因治疗半月板损伤的替代及移植、组织工程修复治疗、生长因子治疗等尚未真正走出实验室，膝关节半月板损伤的研究及展望仍具有极大空间。

临床治疗膝关节半月板损伤包含手术疗法、非手术疗法。手术疗法[4-13]为关节镜下的半月板手术、

* 基金项目：四川省中医药管理局中医药科技专项（编号：2016C029）。第一作者：郭鸿，医学硕士，成都中医药大学附属医院康复科科秘书，E-mail：892717054@qq.com；△通讯作者：晋松，医学博士，副主任医师，成都中医药大学附属医院康复科主任，研究方向：脊柱与关节运动康复方向，Email：1049147000@qq.com

[10] 付长庚，龙霖梓，谢琛，等. 调和阴阳畅达气血治疗高血压病——史大卓治疗高血压病经验举隅 [J]. 辽宁中医杂志，2010，（10）：1892-1893

[11] 冯昱斌，方权元. 高血压肾损害的中医药治疗与研究 [J].

安徽医药，2014，（12）：2225-2229

[12] 张国英，郭昕. 益气化痰活血法干预中老年原发性高血压气虚痰瘀证患者早期肾损害临床观察 [J]. 河北中医，2014，（2）：178-181

（收稿日期　2017-12-16）

四川中医
Journal of Sichuan of Traditional Chinese Medicine

2018年第36卷第4期
Vol. 36，No. 4，2018

· 52 ·

开放性的半月板手术。非手疗法为弹力绷带加压包扎/石膏管型固定下卧床休息，加强股四头肌的锻炼，采取相关中医药疗法[13-16]，适用于症状较轻微或不适宜、不愿手术的患者[17]。目前临床治疗目的大都是缓解局部肿痛、保护关节软骨，防止膝关节的退行性变。多以传统和现代多种非手术疗法综合治疗，大量的临床实践表明中医康复疗法能够有效的改善膝关节半月板损伤的炎症症状及功能状况，然而疗法众多仍缺乏较为周密的临床论证和依据。

2 三联促通疗法

"三联促通疗法"即杜氏推拿、李氏杵针联合自我功能锻炼的一套中西医结合的康复方案。

杵针疗法，是成都中医药大学附属医院李仲愚教授家传十四代的治病秘法。此疗法特点是针具不刺入皮肤肌肉之内，无疼痛伤害之苦，无相互感染之虞，兼针刺与按摩之长，患者易于接受，老弱妇孺皆无惧也，是一种安全有效的物理疗法。杵针调治效果总结为一个"通"字—气血通、经脉通，故可以达到调畅机体的作用。

杜氏手法为中国已故骨科名家杜自明先生集八十余年临床经验，总结提炼而创立的正骨治疗方法，内涵深刻，疗效卓著。杜氏推拿充分体现了力、能与生物信息的三者的结合，主要包括点穴、理筋、分筋、弹筋、拨络、升降、滚摇、按摩、镇定与捏按十类手法，各有所长，合尔奇效。

功能锻炼，实则是运动疗法中的一种，是目前越来越受到重视的一种康复方法。由于功能训练在膝部各方力量的训练，维持关节稳定方面，减少半月板损伤具有重要作用。

"三联促通疗法"是晋松博士的长期临床实践和在运动系统疾病康复治疗经验的基础上及时总结出的一套中西医结合的综合康复治疗方案，并命名为"以松解手法为主的三联促通综合疗法"，简称"三联促通疗法"，即独特的创伤部位松解手法、杵针及独创的自我训练法相结合的综合治疗。该疗法强调传统中医疗法与现代康复技术相结合，强调被动治疗与主动锻炼相结合，该方案主要可应用于因运动导致的肌肉、关节、肌腱等的急性损伤或慢性劳损，该方法在前期研究中不仅取得了较好的临床疗效，而且取得了极好的社会影响。

3 治疗方法

3.1 杜氏推拿[18] 大体可分为四个阶段进行：基础手法阶段、特殊手法阶段、强化手法阶段与放松手法阶段。具体操作：（1）基础手法阶段。治疗伊始，手法由轻渐重，使局部血运逐渐加强，肌肉松弛并提高其痛阈及兴奋性，使患者消除紧张感、恐惧感，为进一步的治疗打下生理与心理基础。这一阶段所使用的主要手法有：按、摩、推、拿、点、滚法等，力度均匀柔和。患者取仰卧位，膝下垫一个小枕，屈膝约30°，先抚摩膝关节周缘（10遍~20遍），近

端至大腿下份，远端至小腿上份；然后以揉法、拿捏法（3~5min），推拿大腿股四头肌、小腿三头肌的肌腹上份，解除膝关节周围筋肉的痉挛。（2）特殊手法阶段。一是对病症针对性较强的手法，二是刺激力较强的手法。其作用主要是改善病变局部状态，促使其功能恢复。此类手法刺激量大，效果显著，操作精准但不宜过多，以免造成局部组织再损伤。这一阶段所使用的主要手法有：分筋、理筋、弹筋、拨络等，力度深透有力。先采用弹拨、提弹手法（5~8min），广泛松解大腿后侧、腘窝、小腿后侧，特别是腘绳肌和腓肠肌的肌腱、肌腹交界之处；然后用拇指指腹横向重点弹拨伸膝筋膜、内侧副韧带和髌骨内外侧关节囊的止点（数遍）。（3）强化手法阶段。手法与自身体力、运动功能相结合，是整个治疗过程中显现效果的阶段。点穴、主、被动膝关节（5~8min），其作用在于活动筋骨、滑利关节、调理气血、镇定止痛等。（4）结束手法：在膝关节周围放松手法为主，抚摩、揉法、拿捏等（3~5min）。推拿总时间为25min，可据病情的情增减治疗时间。

3.2 李氏杵针[18] 杵针疗法常用手法有：点叩手法、升降手法、开阖手法、运转手法和分理手法。杵针疗法的针具有七曜混元杵、五星三台杵、金钢杵、奎星笔（见图1），为成都中医药大学全铜太极杵针专利产品。

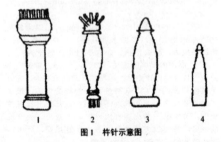

图1 杵针示意图

具体操作：（1）用七曜混元杵平行的七个钝爪的一头，在膝关节处先上下、后左右做分理手法（2min），以皮肤微红为度；（2）继续用七曜混元杵平行的七个钝爪的一头于施术部位反复点叩手法，形如雀啄食；操作开始3~5min点叩频率快（约200次/分），压力小，操作6~10min或者局部皮肤出现微微红软时，即可使点叩频率放慢（约100次/分），加大压力，使红进一步透出；（3）用五星三台杵梅花形五脚的一头操作同2；此步骤注意事项同2；（4）用金钢杵圆弧形的一头于施术部位作从内向外，再从外向内（太极运转）的运转手法2~3min；再作一上一下的上推下退的升降手法2~3min。一般施术15min，还可据病情酌情增减治疗时间。

2018 年第 36 卷第 4 期
Vol. 36, No. 4, 2018
四川中医
Journal of Sichuan of Traditional Chinese Medicine
· 53 ·

3.3 功能锻炼[28] "直腿平抬法" 与 "直腿平扫法为主的功能锻炼，并根据患者肌力情况进行后期相应锻炼方法的调整与增加，包括：侧方抬腿、靠墙静蹲、步态训练等。具体操作：A "直腿平抬法"：患者坐位，双下肢平放，处于中立位。患肢股四头肌收缩、膝关节伸直（甚至有过伸趋势），踝关节背伸 90°。维持这种姿态，患肢缓慢抬起约 20～30cm，然后缓慢放下，回到原位，为 1 次。10 次为 1 组，根据具体情况确定训练的组数。B "直腿平扫法"：患者坐位，双下肢平放，患肢处于中立位，健肢外展 45° 位。患肢股四头肌收缩、膝关节伸直（甚至有过伸趋势），踝关节背伸 90°。维持这种姿态，患肢缓慢抬起约 2～3cm，首先从中立位缓慢运动至内收 30° 位，然后从内收 30° 位缓慢运动至外展 45° 位，最后回到中立位，为 1 次。10 次为 1 组，根据具体情况确定训练的组数。功能锻炼时间为 20min，可据患者肌力情况酌情增减治疗时间或增加相关锻炼方法。

3.4 操作步骤 ①首次治疗时需确定治疗部位，室内温度保持在 16～23℃，患者平躺或侧卧于治疗床上，开始进行杜氏推拿手法治疗；②继而使用李氏杵针进行治疗；③最后在医师指导下进行自我功能锻炼。

3.5 治疗时间及疗程 治疗时间为每日北京时间 8：00～18：00。治疗时间共 8 周，第、1、2 周每日一次，一次 60min，每周 5 次，每周连续治疗 5 天，休息 2 天；第 3、4 周间隔 1 天治疗 1 次，一次 60min，共治疗 3 次，休息 2 天；第 5、6 周间隔 2 天治疗 1 次，共治疗 2 次；第 7、8 周隔 3 天一次，共 1 次。杜氏推拿 25min，杵针治疗 15min，功能锻炼 20min，共 60min。

3.6 病案举例 杨某，男，42 岁。主诉：右膝关节疼痛伴行走不利 7 天。有运动损伤病史。体格检查：关节间隙的压痛及 McMurray 试验（+）、Apley 试验（+），余为（-）。自行服用药物与热敷，治疗效果不明显。诊断：右膝关节半月板损伤。治疗：采用 "三联促通疗法"，即独特的创伤部位松解手法、杵针及独创的自我训练法相结合的综合治疗。每日 1 次，首次治疗后症状改善，原方继续治疗 2 周，病症基本消失，该方法在减轻患者疼痛、促进股四头肌肌力恢复、消除膝关节肿胀、增大膝关节活动度、恢复膝关节功能等方面疗效显著。随访 3 个月，疼痛大为好转，行动便利，精神心情俱佳。

4 小结

膝关节半月板损伤是运动损伤类最常见的疾病之一，是影响人群健康，特别是运动人群的常见疾病，可以引起膝关节诸多并发症等问题，严重影响患者的功能状态及生活质量。局部杜氏推拿、杵针及自我训练相结合的 "三联促通疗法"，结果证实其能够有效减轻膝关节半月板损伤患者疼痛，促进股四头肌肌力恢复，消除膝关节肿胀，增大膝关节活动度，恢复膝关节功能等。该方法可发挥其联合治疗优势，有效提高疗效并降低该病诊疗费用，有效防止膝关节半月板损伤的频繁发作，极大减轻广大患者的精神与身体痛苦，极大减轻患者的经济负担，改善生活质量、提高工作效率，因此具有显著的经济效益及社会价值，从而节约大量的社会、卫生、经济等资源。也存在不足之处，缺少大样本试验验证，今后将采用大样本临床随机对照试验客观评价 "三联促通疗法" 对于促进膝关节半月板损伤康复的有效性及安全性，寻求促进膝关节半月板损伤康复有效的临床康复处方，形成一种适合于大众的（成本低廉、安全有效、便于掌握），疗效突出的规范化与个性化相结合的中西医结合的康复方案——"三联促通疗法"，将康复治疗从微观转化为宏观角度，在临床诊疗中推广普及。

参考文献

[1] 何叶. 膝关节半月板损伤的研究进展 [J]. 乐山师范学院学报，2005，(5)：55
[2] 汪豁，许建. 半月板损伤修复进展 [J]. 新乡医学院学报，2009，26 (3)：315～319
[3] 谢子康，瞿玉兴，赵洪，等. 膝关节疼痛常见病因机制分析 [J]. 现代生物医学进展，2010，(22)：356
[4] Annandale T. Excision of the internal semilunar cartilage, resulting in perfect restoration of the joint move-ments [J]. Br Med J, 1889, 1 (1467)：291～292
[5] 周祖彬，朱越，赵金忠. 关节镜下半月板的全切除和部分切除的短期疗效比较 [J]. 临床骨科杂志，2009，12 (2)：153～155
[6] Tapper EM, Hoover NW. Late results after meniscectomy [J]. J Bone Joint Surg Am, 1969, 51 (3)：517～526
[7] Andersson-Molina H, Karlsson H, Rockborn P. Arthroscopic-partial and total meniscectomy: A long-term follow-up studywith matched controls [J]. Arthroscopy, 2002, 18 (2)：183～189
[8] Turman KA, Diduch DR. Meniscal repair: indications andtechniques [J]. J Knee Surg, 2008, 21 (2)：154～162
[9] 何亚祉，林乔榆. 半月板损伤的关节镜治疗进展 [J]. 中国骨与关节损伤杂志，2008，23 (5)：439～440
[10] Milachowski KA, Weismeier K, Wirth CJ. Homologousmeniscus transplantation. Experimental and clinical results [J]. Int Orthop, 1989, 13 (1)：1～11
[11] Wirth CJ, Peters G, Milachowski KA, et al. Long-term results of meniscal allograft transplantation [J]. Am J SportsMed, 2002, 30 (2)：174～181
[12] 张文涛，张新涛，黄伟. 同种异体半月板移植治疗盘状半月板撕裂 [J]. 中国修复重建外科杂志，2011，3 (3)：272～274
[13] 任锟，孙永强. 全膝关节置换围手术期镇痛方法的研究进展 [J]. 中医正骨，2013，25 (1)：38～42
[14] Liu Q, Chelly JE, Williams JP, et al. Impact of peripheral-nerve block with low dose local anesthetics on analg-esia and functional outcomes following total knee arthroplasty: a ret-rospective study [J]. Pain Med, 2015, 16 (5)：998～1006
[15] Reuben SS, Buvanendran A. Preventing the development of chronic pain after orthopaedic surgery with preven-tive multi-modal analgesic techniques [J]. J Bone Joint Surg Am, 2007, 89 (6)：1343～1358

2018 年第 36 卷第 3 期
Vol. 36, No. 3, 2018

四川中医
Journal of Sichuan of Traditional Chinese Medicine

· 49 ·

大椎八阵配河车椎至段杵针治疗交感型颈椎病的临床初探*

罗丹青，郭鸿，吴志鹏，孙剑峰，高秀花，晋松△

（成都中医药大学附属医院康复科，四川 成都 610072）

摘要： 颈椎病是一种常见病、多发病，且近年来发病率逐年增高，其中交感型颈椎病发病率高、症状复杂、易误诊、易复发，笔者通过对目前临床常用的针对该病的中西医治疗方案的探究，并结合前期杵针疗法干预颈椎病的研究，总结出大椎八阵配河车椎至段杵针治疗交感型颈椎病的治疗方案，现已初步应用于临床，取得了较好的疗效。

关键词： 颈椎病；杵针；大椎八阵

中图分类号： R 681.5ˆ5 **文献标志码：** A **文章编号：** 1000-3649（2018）03-0049-03

Clinical Study on Dazhui Eight Array Combined with River-vehicle Vertebral Segment Pestle Needle Treatment for Sympathetic Cervical Spondylosis/LUO Danqing，GUO Hong，WU Zhipeng，et al. //Rehabilitation Department，the Affilia-ted Hospital of Chengdu University of Traditional Chinese Medicine（Chengdu Sichuan 610072，China）

Abstract: Cervical spondylosis is a common and prevalent disease，whose incidence is gradually increasing in recent years，among all kinds of cervical spondylosis，sympathetic cervical spondylosis has the characteristics of high morbidity rates，complex symptoms，also it can easily be misdiagnosed and recur. A thorough inquiry has been made about the therapeutic regimens that frequently use in clinical practice，including traditional Chinese medicine and western medicine，and combined with pre-studies about applying pestle needle on cervical spondylosis，the author sums up a therapeutic regimen of cervical spondylosis which is applying pestle needle on Dazhui Eight Array and River-vehicle Vertebral Segment. Now this regimen has been initially used in clinical，and has obtained good curative effect.

Keywords: Dazhui Eight Array；River-vehicle Vertebral Segment；Pestle needle treatment；Sympathetic cervical spondylosis

1 交感型颈椎病

1.1 概述 颈椎病是一种常见、多发的中老年人退行性疾病，临床调查颈椎病的发病率呈逐年增高且年轻化趋势。颈椎病大致可分为 6 种类型：颈型、交感型、椎动脉型、脊髓型、神经根型与混合型，其中交感型颈椎病主要以植物神经功能紊乱的表现为主，症状繁杂，易与多种疾病混淆，诊断有一定困难，治疗后易反复发作，近年来发病率占颈椎病的总发病率比例已逐渐提升[1]。

1.2 祖国医学认识 祖国医学强调辨证论治和整体观念，一般多由病机、症状命名，目前的典籍记载中尚无交感型颈椎病这一专门病名，由于其症状的侧重不同，交感型颈椎病在祖国医学中可对应于"颈筋急、颈肩痛、痹证、项强、眩晕、心悸、头痛"等病名，从当前来看，对于其中医发病机制的研究尚无明确统一的观点。目前主要有两种较明确

* 基金项目：四川省干保委项目（编号：川干研 2016-505）。第一作者：罗丹青：医学硕士，成都中医药大学附属医院康复科科研秘书，E-mail：942204028@qq.com；△通讯作者：晋松：医学博士，副主任医师，成都中医药大学附属医院康复科主任，研究方向：脊柱与关节运动康复方向，Email：1049147000@qq.com

坏，导致骨质缺血坏死；或阳气素虚，外湿入侵，或脾虚不运，湿邪内生，湿流下注，留著髋部，郁久化毒，浸蚀骨质，使股骨头松散腐朽。综上所述，是引起非创伤性股骨头坏死发生的主要病因。临床在辨证论治的指导下，分别运用补肾填精，生髓健骨；祛脂化瘀，通利血脉；利湿托毒，防蛀生变诸法，对防治非创伤性股骨头坏死的发生有着积极的临床意义。

参考文献

[1] 郭霭春. 黄帝内经素问语释 [M]. 北京：中国中医药出版社，2016：1~431

[2] 张珍玉. 灵枢语释 [M]. 山东：科学技术出版社，2017：422~424

[3] 刘树伟，李瑞锡. 局部解剖学 [M]. 第八版. 北京：人民卫生出版社，2013：251~252

[4] 郭世绂. 骨科临床解剖学 [M]. 山东：科学技术出版社，2001：705~720

[5] 周军，范民光. CT 诊断报告书写技巧 [M]. 北京：化学工业出版社，2015：215~217

[6] 王书轩，范民光. CT 读片指南 [M]. 北京：化学工业出版社，2015：230~231

[7] 陈小明. 中医补肾活血法在肾虚血瘀型股骨头坏死治疗中的应用 [J]. 现代养生，2015，（1）：235~253

（收稿日期 2017-11-11）

· 50 ·
四川中医
Journal of Sichuan of Traditional Chinese Medicine
2018 年第 36 卷第 3 期
Vol. 36, No. 3, 2018

的观点，有学者认为交感神经型颈椎病属于"痹证"范畴[3]，由于风、寒、湿、热、痰、瘀等邪气滞留肢体筋脉、关节、肌肉，经络闭阻，营卫行涩，而发为此病，患者多有劳逸不当、卫外不固或平素体虚、肝肾不足、气血不足、筋脉失养等内在基础；另有学者认为[3] 交感神经型颈椎病属于"心悸、眩晕"范畴，主要是由于气、血、阴、阳不足，气血运行不畅，或髓海空虚，清窍失养致颈项部经络闭阻所致。

1.3 现代医学认识　交感型颈椎病的症状复杂，目前现代医学对其发病机制及定义尚无统一的标准化认识。国外有研究称交感神经型颈椎病为"Barre-Lieou"综合征[4]，即是因颈部交感神经受压或刺激，多由 C4-C6 的病变所致，导致椎动脉痉挛出现椎-基底动脉缺血改变而引起的一系列反射性症状，如头晕、恶心、心动过速等，临床上也被称为颈-脊柱综合征、颈椎综合征、后颈交感性综合征、颈性眩晕、颈性偏头痛等。目前普遍认为交感型颈椎病主要是不同部位的颈交感神经纤维受到机械性、化学性刺激后，出现相应症状，以植物神经功能紊乱为主的综合征[5]。其诊断目前也缺乏客观指标，全国第二届颈椎病专题座谈会（1992 年）提出交感型颈椎病的诊断标准[6]：①以交感神经功能紊乱导致的一些列症状为主要表现，排除其他系统脏器病理改变（5 分）；②多有颈椎退行性改变（1 分）；③颈交感神经封闭或高位硬膜外封闭能使症状减轻或消失（1 分）；④压顶试验可使症状加重，颈椎牵引可减轻症状（2 分）。总分 6 分以上即可诊断。刘洪[7] 等提出最新的诊断标准，认为在颈椎 MRI 中有明确的脊髓压迫是诊断交感型颈椎病的重要依据。

1.4 治疗　祖国医学针对交感型颈椎病的治疗手段较为丰富、疗效好、安全性高，目前受到众多学者的认可，在临床上应用广泛，患者接受度高。其中针灸和推拿是临床应用最广的手段，多联合使用，或以牵引、超短波、运动疗法等综合使用[8]。针对不同患者的症状侧重辨证使用口服中药汤剂亦被证明有较好的疗效，治法多为补益肝肾、益气活血、化瘀开窍、宁心安神等。另外，近年来针对本病临床上逐渐开展热敏灸[9]、小针刀[10] 等疗法的研究，疗效满意，不良反应少，为交感型颈椎病开辟了新的治疗手段。现代医学对交感型颈椎病的治疗，主要以保守疗法为主，多数患者经保守治疗后均有较好的效果，保守治疗的方法主要有颈椎牵引、患者自我保健及对症治疗；对于经保守治疗一段时间后症状无明显改善、但影像学资料暂不支持行外科手术的患者，可考虑行微创治疗，目前临床上应用较多、较安全可靠的技术有交感神经节阻滞治疗、颈椎硬膜外药物灌注、低温等离子髓核射频消融术[11]；针对经保守治疗 1 年以上无效、症状重、严重影响生活和工作、影像学显示有明显的椎间盘退变尤其合

并颈椎不稳或脊髓压迫明显的患者，可考虑行开放性外科手术治疗。

2　杵针疗法
　　杵针疗法是成都中医药大学附属医院著名老中医李仲愚主任医师继承家族十四代密传和发展的一门独特的中医治疗方法。该疗法使用一套专门的杵针工具，在中医学理论基础、经络学说以及家传特殊穴位的指导下，运用独特的行针布阵手法来治疗疾病[12]。该法经李老六十余年临床精研和发展，最终形成独到的杵针疗法，目前已由李氏杵针流派第十五代传承人钟磊及第十六代主要传承人晋松建成国家中医药管理局李氏杵针流派传承工作室，进一步将杵针疗法发扬光大。杵针调治效果总结为一个"通"字——气血通、经脉通，故可以达到调畅机体的作用。目前杵针在临床上已广泛应用于脊柱退行性病变及运动关节创伤性疾病等，在减轻疼痛、恢复肌力、增大活动度、恢复功能等方面疗效显著，其中关于颈椎病的治疗运用尤为广泛。李少华、蔡振亚[13,14] 采用杵针大椎八阵为主治神经根型颈椎病，并与常规针刺方法作对比观察。结果显示，治疗组总有效率为 93.3%，对照组为 90.0%，两组总有效率相比差异无显著性意义（P>0.05），但两组痊愈率差异有显著性意义（P<0.05），杵针组优于常规针刺组。钟磊[15] 采用杵针大椎八阵为主治疗颈性眩晕，并与常规针刺方法作对比观察。结果显示，治疗组总有效率为 91.6%，对照组为 81.7%，两组总有效率相比差异无显著性意义（P>0.05），但两组痊愈率差异有显著性意义（P<0.05），杵针组优于常规针刺组。近年来，晋松[16-17] 等将杵针疗法的应用范围进一步扩大，在治疗外感发热、调理亚健康状态等方面已取得较满意的疗效，且在长期从事运动创伤康复的临床工作中总结出一套以杵针为重要治疗环节的"三联促通疗法"，对于关节创伤性及慢性积累性病变具有显著疗效，目前相关科研项目正在研究中。故运用杵针疗法治疗交感型颈椎病具有一定的基础。

3　治疗方案
3.1　治疗原则　疏通经络，行气止痛。
3.2　杵针取穴处方　大椎八阵：八阵穴是以"八卦"相应的八方而定位的穴位。大椎八阵即是以大椎穴为中宫（中心），从大椎至左右旁开 3 寸处的距离作半径，画一个圆圈，把这个圆分为 8 个等分，按天、地、风、云、龙、虎、鸟、蛇 8 卦分别为八方（北、南、东南、东北、西北、西南、西、东），构成外八阵穴；再将中宫至外八阵穴的距离分作 3 等分，画两个圆，各构成 8 个点即是中八阵穴和内八阵穴。内、中、外八阵穴统称大椎八阵穴；河车路椎至段：从大椎穴到阳穴的中线和从大椎穴到至阳穴的脊柱两旁的三条线，即脊柱旁开五分的第一条线、脊柱旁开一寸五分的第二条线（该线与足太阳膀胱经在背部的第一条线相同）、脊柱旁开

2018 年第 36 卷第 3 期　　　　　四 川 中 医　　　　　　　　　　　　　· 51 ·
Vol. 36, No. 3, 2018　　　　Journal of Sichuan of Traditional Chinese Medicine

三寸的第三条线（该线与足太阳膀胱经在背部的第二条线相同）；可配合后溪、阳陵泉。

3.3　施术手法　杵针的持杵方法分执笔式和直接式法，而行（针）方法则又有寻按行杵法和指压行杵法。在持杵和行杵的基础上，常用点叩手法、升降手法、开阖手法、运转手法、分理手法。杵针手法以轻而快的手法为补法，重而慢的手法为泻法，轻重快慢适中的手法为平补平泻法。凡杵针手法应以杵针行杵得气为宜，即应有酸、麻、胀等针感外，还会出现杵刺激部位皮肤潮红、局部温热感及患者特有的轻松、怡悦、舒适的感觉。治疗本病采用平补平泻法。

4　典型案例

杨某，男，48 岁。2017 年 7 月 12 日就诊。颈部肌肉僵硬 1+年，自觉胸闷、心慌 5+月。患者 1+年前无明显诱因出现颈部肌肉僵硬，自行于当地诊所予"膏药敷贴"等治疗（具体不详）后症状稍有好转，后未予特殊处理。5+月前，患者于驾车时无明显诱因出现胸闷，自觉心中跳动不安，无头晕、耳鸣、视物模糊，无恶心、呕吐，无意识丧失。立即停车，自行口服"速效救心丸"，安静休息半小时后稍有缓解。立即于"四川省人民医院"就诊，由神经内科收治入院，入院完善相关检查，动态心电图、心肌酶谱、心肌损伤标志物、肝肾功、电解质、胸部 CT、心脏彩超、颈部血管彩超、心脏双源 CT、头部 MRI 及 MRA 等未见明显异常，颈椎 MRI 显示 C3-C7 椎间盘突出，C5-C7 椎间盘变性。于"四川省人民医院"住院治疗 1 月后病情稍有改善，颈部仍有轻度肌肉僵硬不适感，自诉每日心慌、胸闷感可发作十数次，持续时间多为 15 分钟左右，晨起明显。纳可，眠差，二便调。舌红，苔黄腻，脉弦稍涩。中医诊断：痹证，气滞痰瘀证；西医诊断：交感型颈椎病。中医治法：理气祛痰，通经活络，蠲痹止痛。选取：大椎八阵、河车路椎至段，配丰隆、太冲、后溪、阳陵泉、三阴交、太溪。杵针常规治疗，采取平补平泻手法，每日 1 次，一周 5 次，2 周后患者自诉颈部无明显僵硬不适，胸闷、心慌发作次数明显减少，但每日仍可发作 3 到 5 次左右，发作时间仍明显缩短，每次仅持续 5 分钟左右，睡眠较前稍有改善。继续治疗 2 周后，自诉仅每日晨起时稍感胸闷，不伴心慌，数分钟后缓解，余无特殊不适，眠可。继续治疗 1 周，患者诉无明显胸闷、心慌感，颈部末感明显不适。共治疗 5 周，治疗次数 15 次。1 月后电话随访，患者诉近期未有胸闷、心慌感，颈部无明显不适。

5　小　结

中医中无交感型颈椎病的专门病名，根据其症状侧重可归属于"痹证、眩晕、心悸等范畴，然究其病因，总属由于"风、寒、湿、热、痰、瘀"阻滞或气、血、阴、阳不足或髓海空虚，清窍失养致颈项部经络闭阻所致，选用颈项部大椎八阵及河车路椎至段以促进气血运行，畅通经络，经络通则病自止。此外，颈交感干上至颅底，下达颈根部，在第一肋骨颈前方续于胸交感干，与河车路椎至段的取穴部位部分重合，运用杵针手法进行和缓的、持续的刺激，可达到调整紧张的肌肉、韧带、关节囊，减轻肌肉韧带等软组织对颈椎的机械性压迫而恢复颈椎的力学平衡，从而减少交感神经的刺激，达到交感神经兴奋症状解除，起到治疗该病的作用。对于交感神经型颈椎病的治疗，临床多以保守治疗为主，中医治疗多以针刺及推拿为主，杵针疗法具有不刺破皮肤的特点，兼针刺与按摩之长，无疼痛伤害之苦，无相互感染之虞，患者易于接受，老弱妇孺无惧，是一种安全有效的物理疗法，且取穴精当，易于学习掌握和临床推广，具有其明显的优势。

参考文献

[1] 袁燕，章岩. 交感型颈椎病综合治疗的临床研究 [J]. 中国医药导报，2008，5（29）：39~41

[2] 于栋，武震，张淳，等. 交感型颈椎病发病机制研究进展 [J]. 中医正骨，2004，16（8）：54~55

[3] 张建波，张英俊. 交感神经型颈椎与颈肌劳损的生物力学关系 [J]. 颈腰痛杂志，2010，31（5），374~375

[4] FOSTER CA，JABBOUR P. Bare-lieou syndrome and the problem of the obsolete eponym [J]. J LaryngolOtol，2007，121（7）：680~683

[5] 熊岚，陈安. 临床骨科综合征 [M]. 合肥：安徽科学技术出版社，2009：54~56

[6] 孙宇，李贵存. 第二届颈椎病专题座谈会纪要 [J]. 中华外科杂志，1993，31（8）：475

[7] 刘洪. 正确认识交感型颈椎病，最大限度减少误诊、误治 [J]. 第三军医大学学报，2014，36（6）：517~520

[8] 梅荣军，王浩隆. 中医疗法为主治疗交感神经型颈椎病综述 [J]. 针灸临床杂志，2012，28（2），63~64

[9] 张铭金，谢文娟. 针刺加热敏灸治疗交感神经型颈椎病疗效观察 [J]. 实用中医药杂志，2016，（11）：1120~1121

[10] 王寿兰，刘方铭，王铁，等. 针刀松解颈周腧穴治疗交感神经型颈椎病新方案的临床观察 [J]. 中国中医急症，2017，26（1）：138~140

[11] 张兴胜，李放，任大，等. 交感型颈椎病的研究进展 [J]. 实用骨科杂志，2015，21（3），234~236

[12] 钟枢才. 李仲愚老先生杵针疗法浅析 [J]. 中医教育，1994，13（6）43~45

[13] 李少华. 杵针"大椎八阵"穴治疗神经根型颈椎病的临床研究 [D]. 成都中医药大学，2009

[14] 蒋振亚，李常度. 杵针大椎八阵穴为主治疗颈椎病的临床观察 [J]. 中国针灸，2001，21（2）：94~96

[15] 董远蔚，杨斐，钟磊. 杵针配合牵引治疗颈性眩晕 [J]. 吉林中医药，2016，36（4）：417~418

[16] 晋松，孙剑峰，郭鸿，等. 杵针疗法调理背俞穴治疗外感发热 [J]. 四川中医，2016，34（8）：38~40

[17] 晋松，苗润青，梁繁荣. 背俞穴杵针疗法调治亚健康状态 30 例临床体会 [J]. 四川中医，2010，28（11）：116~117

（收稿日期　2017-11-20）

2018 年第 36 卷第 2 期
Vol. 36，No. 2，2018

四 川 中 医
Journal of Sichuan of Traditional Chinese Medicine

· 49 ·

杵针疗法调治慢性支气管炎迁延期的临床体会

孙剑峰[1]，郭鸿[2]，晋松[2]，罗丹青[2]，吴志鹏[2]，高秀花[2]，何成诗[2△]

（1. 成都中医药大学，四川 成都 610075；2. 成都中医药大学附属医院，四川 成都 610072）

摘要：慢性支气管炎迁延期，患者有不同程度的咳嗽、咳痰、喘息症状，且迁延 1 个月以上，是临床常见的呼吸系统疾病。目前慢性支气管炎迁延期的治疗方面存在抗生素与中成药不规范应用等诸多问题。本文通过对慢性支气管炎及杵针学腧穴的分析，探讨杵针治疗慢性支气管炎迁延期的机理及临床应用价值，以求寻找一种安全有效副反应小的临床外治方法。

关键词：杵针疗法；慢性支气管炎迁延期；临床体会

中图分类号：R 254　文献标志码：A　文章编号：1000-3649（2018）02-0049-03

慢性支气管炎（chronic bronchitis）为一种临床常见的呼吸系统疾病，是由于感染、过敏等因素引起的气管、支气管黏膜及其周围组织的慢性非特异性炎症[1-3]，以支气管腺体增生、黏液分泌增多为主要病理表现。本病根据病情可分为 3 个时期，即急性发作期、慢性迁延期、临床缓解期。本文主要为探求治疗慢性支气管炎迁延期既经济有效，又安全可靠的临床方法。慢性支气管炎迁延期：患者有不同程度的咳嗽、咳痰、喘息症状，且迁延 1 个月以上。笔者及其团队经过大量实践得出杵针调治慢性支气管炎迁延期的具体操作方法和心得体会，该方法为中医外治法治疗肺系疾病的典型代表，其疗效显著，使用方便安全，现报道如下。

1 概 述

祖国传统医学中没有慢性支气管炎迁延期这一病名，但在中医古籍中可见其散在论述。根据本病咳嗽或咳痰痰喘息以及反复发作的临床特点，可将其归属于中医"咳嗽"、"喘证"或"痰饮"等疾病的范畴。《景岳全书·咳嗽》指出："咳嗽之要，止惟二证。何为二证？一曰外感，一曰内伤而尽之矣。"明确将导致咳嗽发生的病因概括为"外感"和"内伤"两方面，慢性支气管炎迁延期的基本病因亦是如此。《素问·脏气法时论》指出："肺苦气逆"，《灵枢·五邪》亦云："邪在肺，则病皮肤痛，寒热，上气喘，汗出，喘动肩背。"无论外邪侵袭或者内邪壅肺，最终病位均在肺部，其共同病机为肺气上逆，引起咳嗽、咯痰喘息等症。然《素问·咳论》又指出"五脏六腑皆令人咳，非独肺也"，《证治汇补·痰证》提出："脾为生痰之源，肺为贮痰之器"，《类证治裁》云："肺为气之主，肾为气之根，肺主出气，肾主纳气，若出纳升降失常，斯喘作矣。"，明确了本病与肺、脾、肾三脏均密切相关。肺为娇脏，主皮毛，司呼吸，通过口鼻与外界直接相通。外邪袭扰首先犯肺，肺气宣降功能失常，肺气上逆而见咳嗽咯痰等症。脾主运化，维持机体水液的正常输

布和排泄。若脾气虚衰，健运失职，水液气化不利而停痰成饮，上犯于肺导致气机宣发肃降失司，肺气上逆而发为咳喘。肾司纳气，有摄纳肺气、助肺司呼吸的功能，若肾气不足，摄纳无权，则导致"呼多吸少，动则气喘"之症[3]；同时肾为先天之本，若命门火衰，则脏腑失于温煦，脾运失常，水液停聚为痰为饮而引发咳喘；若肾精亏虚，肺失濡养，导致肺气亏虚，卫外不固，机体更易感邪为病，出现疾病反复发作，病情呈恶性循环。故中医基础理论认为慢性支气管炎的病位在肺，与脾、肾密切相关 "其标在肺，其制在脾，其本在肾"，即 "肺不伤不咳，脾不伤不久咳，肾不伤不喘不作"。近年来，伴随自然环境的改变以及人口老龄化进程，该病的患病率呈逐年上升趋势，且由于缺乏及时、规范的治疗，导致病情迁延不愈或者疾病反复发作，甚至诱发慢性阻塞性肺疾病以及肺源性心脏病等，严重影响人们的劳动能力和生存质量。西医对本病多以对症治疗为主，在急性发作期给予控制感染、抗炎平喘、祛痰镇咳等对症治疗是有必要的；但慢性迁延期和临床缓解期反复大量的应用抗生素会导致体内菌群失调，又成为造成二次感染的重要因素[4]。另外，抗生素的滥用而造成的耐药菌产生，已成为现今不可回避的难题[5]。为了有效缓解慢性支气管炎患者的病情，减轻患者的经济负担，亟需探求一种治疗慢性支气管炎迁延期既经济有效，又安全可靠的新型方法。

2 杵 针

杵针共分四件，分别是七耀混元杵、五星三台杵、金刚杵和奎星笔，是成都中医学院李仲愚教授之先祖授自于道林，并结合其五十余载宝贵临床经验所发展起来的一种特殊针灸器具。

杵针具有以下几方面的特点：①杵针属传统中医疗法，是祖国医学的一部分，因此临床施治时，应严格遵守中医辨证论治的原则，辨证选穴；②易于掌握：具有针灸推拿的基础后，只要掌握杵针的

△通讯作者：何成诗，教授，E-mail：18980880131@126. com；作者简介：孙剑峰，成都中医药大学博士研究生。

四川中医
Journal of Sichuan of Traditional Chinese Medicine
· 50 ·

2018 年第 36 卷第 2 期
Vol. 36, No. 2, 2018

特殊穴位、特殊工具和特殊手法，就可应用杵针疗法；③作用全面：杵针疗法不针对某一具体的病症，其对多种疾病均有疗效，其作用方式是通过人体的整体调节实现的；④疗效卓越：杵针疗法操作时间一般较长，对一些缠绵难愈的顽症，长期应用，疗效尤佳。

3 杵针调治慢性支气管炎迁延期

非药物疗法治疗慢性支气管炎也得到了广大学者及临床医生的青睐。如寇发仓[5]等对 32 例慢性支气管炎患者针刺大椎、风门、肺俞、合谷等穴位并配合穴位注射，总有效率为 93.7%。潘分乔[6]等对穴位按摩法治疗慢性支气管炎迁延期进行了临床疗效观察，总有效率达 74.1%，并且可以明显改善患者的临床症状，提高患者的生活质量。吕士琦[7]对慢性支气管炎缓解期患者进行平推督脉经、膀胱经并配合温和灸，总有效率 67%，且血浆 IgA 明显升高，有效改善机体免疫功能，对预防复发有较好疗效。张荣[8]应用推拿加穴位贴敷的方法对 200 例慢性支气管炎患者进行了疗效观察，取得了很好的效果。晋松等[9]研究发现，杵针疗法是通过调达经脉气血，调畅机体的作用来治疗肺系疾病，且取得良好疗效。说明中医外治疗法调治慢性支气管炎有一定优势。

导致慢性支气管炎慢性迁延不愈的病因大致可分为外感和内伤两大类，其发病机制均可总结为病邪壅滞于肺，肺失宣降，气机不利，最终肺气上逆。杵针治疗因外感所导致慢性支气管炎慢性迁延不愈，以颈背部的大椎八阵和身柱八阵为主，从督脉上的大椎和身柱入手，清泻阳明里邪，宣发太阳之气，和解少阳，再配合全身辨证取穴施术，解表透邪，宣肺止咳；杵针治疗因内伤所导致慢性支气管炎慢性迁延不愈，以颈背部的身柱八阵和至阳八阵为主，从督脉上的身柱和至阳入手，宣发全身阳气，疏通经血、利湿热、宽胸膈，再配合全身辨证取穴施术，健脾益肺，化痰止咳。

4 辨证施治

4.1 外感型

咳嗽咯痰，头痛发热，咽痒口干，脉浮，舌淡苔薄白黄。治疗方法：解表透邪，宣肺止咳。选穴处方：大椎八阵、身柱八阵、列缺、曲池、合谷。治疗手法：杵针用泻法，或者平补平泻法。方义：肺主皮毛、司一身之表，故取大椎八阵清泻阳明的里邪，宣发太阳之气，驱邪外出，又可以和解少阳而主治外感之邪；身柱八阵有疏表宣肺之功；列缺穴是手太阴肺经络穴，通行表里阴阳之气，邪气在表时可借宣散肺气之功祛风解表，邪气入里时又可借表经之道，引邪外出，是治疗伤风外感病的要穴。曲池穴为手阳明大肠经合穴，大肠经与肺经相表里，此穴能通上达下，通里达表，是表里双清之要穴，具有解表散邪之功。合谷穴为手阳明大肠经之原穴，由于大肠经与肺经相表里，大肠经是肺经的表经，而且合谷与肺经的络脉直接相通，故此穴可以宣畅理气，疏风解表，是治疗表证的要穴。

4.2 内伤型

咳嗽痰多，胸脘痞闷，食少纳呆，脉濡滑，舌淡苔白腻。治疗方法：健脾益肺，化痰止咳。选穴处方：身柱八阵、至阳八阵、太渊、太白、和丰隆。治疗手法：杵针用平补平泻法，可用点叩手法以配合。方义：取大椎八阵清泻阳明的里邪，宣发太阳之气，驱邪外出；至阳穴为督脉经阳气隆盛之处，可疏通局部经络气血，祛邪扶正，故至阳八阵有振奋宣发全身阳气，疏通经血、利湿热、宽胸膈，安和五脏、补元阳兼施之功；太渊、太白和丰隆：取肺经的原穴太渊，为本脏真气之所注，调理肺气。太白为足太阴脾经原穴，本穴的气血变化为天之下部的水湿云气吸热后蒸升，表现出脾土对肺金的长养特性。痰是水液代谢障碍所产生的病理产物，又是致病的因素之一，又因脾为生痰之源，丰隆穴是足阳明胃经之络穴，别走于足太阴脾经，故可治脾胃二经疾患，此穴可通调脾胃气机，使气行津布，中土得运，湿痰自化。

5 病案举例

彭某，女，72 岁。主诉：反复咳嗽咯痰伴胸闷 8 年。证见：咳嗽咯痰，痰多易咯，头晕乏力，纳差眠差，小便正常，大便溏稀，舌质伴大有齿痕，苔白腻微黄，脉滑。自服美敏伪麻口服液（惠菲宁）效果不佳。属内伤型：脾胃湿盛，痰浊困肺。治疗：取身柱八阵用泻法依次施用点叩手法 4～7min、运转手法 6min、开阖手法一个循环；再取至阳八阵用补法依次施用运转手法 4～7min、开阖手法一个循环；最后太渊、太白和丰隆以补法点叩 3min。每日 1 次，首次治疗后症状明显改善，按上述方法继续治疗半月余，病症基本消失而痊愈，随访 3 个月，偶有咳嗽，饮食睡眠大为好转，精神心情俱佳。

6 小结

终上所述，杵针疗法通过此类治疗操作刺激人体腧穴及其特殊穴位，以调和阴阳，扶正祛邪，疏通经络，行气活血，达到治病康复的目的。现代医学表明：通过对皮肤和肌肉组织的适当刮拭、挤压和叩击，可使局部血流量明显增高，加强运送全身各组织养料和排出废物的功能；而皮下微血管扩张变形、甚至毛细血管破裂，血液外溢所形成瘀斑同时又激活血红素氧化酶-1，其催化降解后产生具有强大的保护和有益的代谢产物，如胆红素、激活超氧化物歧化酶，可调控白细胞介素及细胞因子等，提高机体免疫机能，还能调控白细胞的炎性反应[4]。与现代医学、传统中药和针刺疗法相比较，杵针疗法既能有效改善患者慢性支气管炎迁延期症状，又能很好的预防慢性支气管炎迁延期向急性发作期的转化，并且杵针治疗不会刺破患者皮肤，故没有发生感染的风险，易被体弱及惧怕疼痛的患者所接受。总之，杵针调治慢性支气管炎迁延期，操作手法简单，治疗器具便于携带，疗效可靠，节约了大量卫生经济资源，适合临床广泛推广。

参考文献

[1] Alexis F, Claire F, Mahmoud Z, et al. Chronic bronchitis in the general population: influence of age, gender and socio-economic conditions

2017 年第 35 卷第 9 期
Vol. 35, No. 9, 2017

四川中医
Journal of Sichuan of Traditional Chinese Medicine

• 175 •

杵针疗法联合膀胱功能训练干预神经源性膀胱的临床研究

沈音丽，郭鸿，王洁莹，晋松△

（成都中医药大学附属医院康复科，四川 成都 610072）

摘要：目的：观察杵针疗法结合膀胱功能训练对脊髓损伤引起的神经源性膀胱的治疗效果。**方法：**将30例脊髓损伤引起的神经源性膀胱患者随机分为 A（对照组）、B（治疗组）两组，对 A 组进行单纯膀胱功能训练，对 B 组进行膀胱功能训练结合杵针治疗。分别记录并比较治疗前、八周后患者的残余尿量、排尿日记评定、日常生活能力评定。**结果：**两组治疗前后分别进行对比，排尿日记评定、残余尿量和 ADL 进行对比，差异均有统计学意义（$P<0.05$）。**结论：**膀胱功能训练结合杵针治疗神经源性膀胱能够显著减少患者的残余尿量，增加自主排尿的次数，提高与排尿障碍相关的日常生活能力。

关键词：杵针；脊髓损伤；膀胱功能训练；神经源性膀胱；残余尿量

中图分类号： R 493，R 745.4　**文献标志码：** A　**文章编号：** 1000-3649（2017）09-0175-03

脊髓损伤（Spinal cord injury）常发生于不可控的外界因素，如：工矿、交通事故等，伤情通常较严重复杂，相关并发症较多，其中包括控制排尿功能的中枢神经系统或周围神经受到损害而引起的膀胱尿道功能障碍[1]，也就是所谓的神经源性膀胱[2]，对患者的日常生活能力和质量有着重大的影响。在目前的西医治疗中，多以药物治疗[3]、间歇性导尿和手术作为改善脊髓损伤后神经源性膀胱的方法。在中医治疗中，脊髓损伤后神经源性膀胱属于中医"癃闭"的范畴，传统中医对此病的治疗有着丰富的经验。杵针疗法是原中国针灸学会常务理事、四川省针灸学会会长、成都中医药大学附属医院李仲愚主任医师先祖受自道林，历十四代秘传，又经李仲愚老先生深入研究六十余年发展而成的一种独特治疗方法。杵针疗法不使用药物，针具不刺入皮肤肌肉，所以不受破皮伤肌的痛苦，也没有交叉感染的担忧。取穴精简，手法简易，操作便捷，集针灸与按摩之长，老弱妇孺皆无忌。在临床应用中，易被患者接受，受到广大患者的欢迎。本研究将杵针疗法和膀胱功能训练相结合，干预脊髓损伤后神经源性膀胱的患者，取得一定效果，现报告如下。

1 资料与方法

1.1 研究对象 选取外伤后 SCI 患者 30 例。纳入标准[4]：①年龄在 18～50 岁之间；②有明确的外伤病史，接受过脊柱手术治疗，且经临床检查及影像学检查证实存在 SCI；③已脱离脊髓休克期（球海绵体反射阳性），病情稳定，神志清楚；④外伤后存在不同程度的排尿障碍；⑤患者签署治疗知情同意书。排除标准：①外伤前存在排尿障碍或前列腺疾患、有泌尿道畸形或多器官损伤；②精神疾患或不能合作者；③既往行膀胱造瘘术、尿道前括约肌切开术者；④有严重心、脑、肝、肾等重要脏器疾患或并发症者；⑤有严重感染者；⑥有血小板减少症或凝血障碍性疾病者。按照随机数字表法将其分为对照组和观察组，每组 15 例。其中男性 21 例，女性 9 例，平均年龄 38.3 岁。根据美国脊柱损伤委员会（American Spinal Injury Association，ASIA）制订的脊髓损伤神经学分类标准[5]。完全损伤（ASIA A 级）

△通讯作者：晋松，医学博士，主任医师，硕士生导师，主要研究方向：骨、关节、软组织、退行性变及运动创伤的康复，急性运动创伤性疾病。

[2] 肖兴花. 高压氧综合治疗面神经炎 147 例疗效分析 [J]. 中华航海医学与高气压医学杂志. 2016, 23（1）：70~72

[3] 杨勋. 张春红, 邬靖, 等. 针刺联合高压氧治疗一氧化碳中毒迟发性脑病疗效观察 [J]. 四川中医, 2016, 36（10）：191~193

[4] 刘敏娟, 许用军. 穴位埋线配合高压氧治疗神经性耳鸣疗效观察 [J]. 四川中医, 2016, 36（6）：199~201

[5] 刘蓓. 马晖. 富晓旭. 等. 温针灸配合康复功能训练治疗周围性面瘫 40 例疗效观察 [J]. 成都中医药大学学报, 2015, 38（1）：86~89

[6] 张捷, 周艳, 刘宏艳, 等. 电针联合高压氧治疗突发性耳聋疗效分析 [J]. 四川中医, 2016, 36（8）：167~168

[7] 陈泽响, 陆磊、赵玉武. 高压氧联合丹参多酚酸盐治疗糖尿病周围神经病变临床效果观察 [J]. 临床误诊误治. 2016, 29（11）：96~99

[8] 王念宏, 宣植, 杨铭, 等. 针刺治疗周围性面瘫概述 [J]. 针灸临床杂志, 2016, 32（8）：89~92

[9] 贾云柱, 李松林. 高压氧综合治疗面神经麻痹 156 例效果评估 [J]. 中国组织工程研究, 2016, 21（5）：3~4

[10] 李严, 冉敏, 闫赋琴, 等. 高压氧对脑出血再灌注患者血管内皮生长因子及细胞黏附因子-1 表达的影响 [J]. 解放军医药杂志, 2016, 28（8）：85~88

（收稿日期 2017-05-20）

四川中医
Journal of Sichuan of Traditional Chinese Medicine
2017 年第 35 卷第 9 期
Vol. 35，No. 9，2017

• 176 •

2 例，不完全损伤（ASIA B 级、C 级及 D 级）共 28 例。两组一般资料比较，差异均无统计学意义（P>0.05），具有可比性。

1.2 治疗方法 对照组在康复科护理常规的基础上行单纯的膀胱功能训练，观察组将杵针疗法联合膀胱功能训练膀胱功能训练，具体如下：（1）膀胱功能训练：患者在饮水计划下行间歇导尿、代偿性排尿训练并配合盆底肌功能训练。①饮水计划下行间歇导尿[6]：在病情基本稳定、无需大量输液、饮水规律、无尿路感染的时候即可开始，应适当限制患者进水量，包括饮食水分、中药、饮料，每天在 1500~2000ml 左右，晚 8 点后尽量不饮水，使膀胱有规律的充盈。导尿间歇时间依据残余尿量多少而定，开始导尿一般 4~6 小时/次，随自行排尿的增加和残余尿量的减少可逐渐延长导尿的间隔时间。②代偿性排尿训练：适用于逼尿肌和括约肌均活动不足的患者。临床常用 Valsalva 屏气法和 Crede 按压法。Valsalva 屏气法：患者取坐位，身体前倾放松腹部，屏住呼吸 10~12 秒，增加腹压，向下用力做排便动作帮助排出尿液；Crede 按压法：用拳头于脐下 3cm 处按压，并向耻骨方向滚动，动作缓慢柔和，同时嘱患者增加腹压帮助排尿。③盆底肌功能训练：适用于盆底肌尚有功能的患者。方法：患者在不收缩下肢、腹部及臀部肌肉的情况下自主收缩盆底肌肉（会阴及肛门括约肌），每次收缩动作持续 5~10 秒，重复 10~20 遍，每日训练 3 次。（2）杵针治疗：治疗组给予杵针疗法，针具有七曜混元杵、五星三台杵、金刚杵、魁星笔（见图 1），为成都中医药大学附属医院李氏杵针流派传承工作室全铜太极杵针专利产品，采用的手法有：点叩、运转、升降、开阖、分理手法。具体操作：取命门八阵穴，至阳到长强河车路，配以双侧足三里、三阴交。在命门八阵穴用金刚杵的球台杵杵头顺太极运转方向行运转；用五星三台杵的杵尖行点叩手法；用金刚杵的杵尖行开阖手法，再以金刚杵的针柄顺太极运转方向行运转。在至阳至长强段河车路用七曜混元杵的杵尖循这 7 条线由上向下行升降手法，及左右分推，上下推退的分理手法行杵，以皮肤微红为度；足三里、三阴交穴处用金刚杵的针尖行点叩手法，再用奎星笔的杵柄顺太极运行方向行运转手法；行杵时手法快慢适中，平补平泻。施术完毕配合关元、气海、中极三个穴位轮流施灸。每次杵针治疗 30 分钟，各对应手法以 7 的倍数为宜。每日 1 次，每周治疗 5 次，连续治疗 4 周为 1 个疗程，共干预 2 个疗程。

1.3 观察指标 （1）残余尿量比较：患者自行排尿至不能排出为止，对患者进行间歇导尿，所导出的尿量为残余尿量。分别对两组患者在入院时、治疗八周后进行比较[7]。（2）排尿日记比较：分别于患者入院时及治疗八周结束后，对患者的排尿次数、单次排尿及最大排尿量[8]进行比较。（3）日常生活能力评定 ADL（Barthel 指数评定）：采用修订的 Barthel 指数（Modified Barthel Index，MBI）评定表[9]进行评定，分进食、入厕、梳头、洗漱、更衣、转

移、行走、上下楼梯、小便控制、大便控制 10 项共 100 分。>60 分者为良；60~41 分为中，有功能障碍，稍依赖；<40 分者为差，依赖明显或完全依赖。

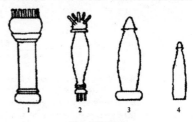

图 1 杵针示意图

1.4 统计学方法 采用 SPSS 19.0 统计软件处理，计量资料经过正态检验和方差齐性检验后，符合正态分布，以（$\bar{x}\pm s$）表示，两组比较采用双侧 t 检验，当 a=0.05 时，P<0.05 视为统计学差异有意义。

2 结果

2.1 两组治疗前后残余尿量比较 两组患者经过治疗八周后各比较，残余尿量显著减少，差异有统计学意义（P<0.05），且治疗组患者改善状况显著优于对照组，差异有统计学意义（P<0.05）。见表 1。

表 1 两组治疗前后残余尿量比较（$\bar{x}\pm s$）

组别	n	治疗前	治疗后（8 周）
对照组	15	226.5±15.7	106.2±21.4
治疗组	15	234.7±19.8	79.8±18.3

注：与本组治疗前后比较，P<0.05；治疗 8 周后与对照组同期比较，P<0.05

2.2 两组排尿日记比较 两组治疗后每日排尿次数、单次尿量及最大排尿量均较治疗前显著改善，差异有统计学意义（P<0.05）。治疗组治疗后各指标均显著优于对照组，差异有统计学意义（P<0.05），见表 2。

表 2 两组排尿日记比较（$\bar{x}\pm s$）

组别		排尿次数（次/天）	单次尿量（ml）	最大排尿量（ml）
对照组	治疗前	12.2±5.7	27.4±9.6	36.2±4.7
(n=15)	治疗后（8 周）	9.8±4.3	68.3±12.4	156.4±17.7
治疗组	治疗前	11.8±3.8	31.2±3.1	40.2±2.1
(n=15)	治疗后（8 周）	7.3±2.5	92.6±21.2	181.4±23.9

注：与本组治疗前后比较，P<0.05；治疗后治疗组与对照组同期比较，P<0.05

2.3 两组日常生活能力评定（ADL）比较 入院时患者 ADL 评分与治疗八周后评分相比，差异有显著性，（P<0.05），见表 3。

表 3 两组 Barthel 指数和心理评测比较（$\bar{x}\pm s$）

组别	n	治疗前	治疗后（8 周）
对照组	15	40.50±7.10	57.65±5.20
治疗组	15	40.60±5.70	68.03±4.21

注：与本组治疗前后比较，P<0.05；治疗后与对照组同期比较，P<0.05

2017 年第 35 卷第 9 期
Vol. 35，No. 9，2017

四 川 中 医
Journal of Sichuan of Traditional Chinese Medicine

· 177 ·

统计分析结果表明：治疗前两组 ADL 积分无明显差异（$P>0.05$）；治疗后两组 ADL 积分均有明显提高（$P<0.05$）；治疗组改善幅度优于对照组（$P<0.05$）。提示杵针疗法结合膀胱功能训练治疗神经元性膀胱疗效优于单纯膀胱功能训练。

3 讨 论

目前临床上治疗脊髓损伤后神经源性膀胱的方法很多，但大量的临床资料表明，治疗神经源性膀胱原则和基础是有效控制并消除尿路感染的同时使膀胱排空能力得到恢复，提高膀胱的排尿能力。同时由于 SCI 的复杂性，用一种方法或药物来治疗脊髓损伤后神经源性膀胱疗效较差，临床上大多采用综合的方法治疗[10~12]。此次研究通过杵针疗法联合膀胱功能训练，结果显示相对于单纯进行膀胱功能训练，联合杵针更能显著改善脊髓损伤后神经源性膀胱患者的排尿功能，从而减少残余尿量，提高患者的日常生活质量[13]。脊髓损伤后，使膀胱气机受到阻滞，从而发生尿闭，故而在具体操作中，取命门八阵穴，至阳到长强河车路，可调理膀胱气机。配以足三里、三阴交可扶正，通调小焦之气机以利小便。由于外伤血瘀阻滞，施杵完毕配合关元、气海、中极轮灸，可温阳益气，扶正固本，温通脏腑。同时，杵针疗法操作简便，不用刺入皮肤，对患者无痛苦且降低感染的风险，其乐于接受，因此，杵针疗法结合膀胱功能训练治疗神经源性膀胱的方法值得临床推广。

参考文献

[1] Lavelle J P. Correlating spinal cord injuries with neurogenic bladder pathophysiology [J]. BJU international，2017，119（2）：197

[2] 廖利民. 神经源性膀胱的诊断与治疗现状和进展 [J]. 中国康复理论与实践，2007，13（7）：604~606

[3] Kroll P，Gajewska E，Zachwieja J，et al. An Evaluation of the Efficacy of Selective Alpha-Blockers in the Treatment of Children with Neurogenic Bladder Dysfunction—Preliminary Findings [J]. International Journal of Environmental Research & Public Health，2016，13（3）：321

[4] 张颖，苏严慧，金书晓，等. 穴位刺激联合膀胱功能训练对脊髓损伤患者尿流动力学的影响 [J]. 中华物理医学与康复杂志，2015，37（11）：842~845

[5] 关骅，石晶，郭险峰等译. 脊髓损伤神经学分类国际标准（2000 年修订）[J]. 中国康复理论与实践，2001，7（2）：49~52

[6] 丛培彦、张灵芝. 截瘫患者的尿路管理 [J]. 2012，10（21）：1971~1972

[7] 杨小玲. 中西医结合治疗糖尿病神经源性膀胱 38 例疗效观察 [J]. 2015，0（14）：1892~1893

[8] 冯小军，魏新春，吴建贤，等. 电针治疗不完全性脊髓损伤神经源性膀胱 23 例 [J]. 安徽中医药大学学报，2014，33（1）：43~46

[9] 南登昆，郭正成. 康复医学临床指南 [M]. 北京：科学出版社，1999：68

[10] 李丽，赵盈，冷军，等. 膀胱功能训练结合电针治疗神经源性膀胱的临床研究 [J]. 中华物理医学与康复杂志，2008，30（9）：617~618

[11] 范培武，程庆华、李斌. 针刺、艾灸联合膀胱功能训练治疗神经源性膀胱疗效观察 [J]. 中国基层医药，2015，（14）：2201~2202

[12] 王晶，焦永波，刘春茹. 等. 电针结合膀胱功能训练治疗脊髓损伤后神经源性膀胱的效果 [J]. 中国医药导报，2016，13（7）

[13] 邢晓红，杜莹、常淑娟. 膀胱功能训练治疗脊髓损伤患者神经源性膀胱的疗效观察 [J]. 中华物理医学与康复杂志，2006，28：11

（收稿日期 2017-05-05）

四川中医
Journal of Sichuan of Traditional Chinese Medicine

2016 年第 34 卷第 9 期
Vol. 34，No. 9，2016

· 32 ·

杵针治疗感冒的临床体会

晋松，孙剑峰，郭鸿，林柯宇

（成都中医药大学附属医院康复科，四川 成都 610072）

摘要：急性上呼吸道感染又称感冒，临床表现以鼻塞、咳嗽、头痛、恶寒发热、全身不适为其特征。目前感冒治疗存在抗生素与中成药不规范应用等诸多问题。本文通过对感冒病因病机及证型的分析，探讨杵针治疗感冒的机理及临床应用价值，以求寻找一种安全有效无副反应的临床治疗方法。

关键词：杵针；感冒；临床治疗

中图分类号：R 254   文献标志码：A   文章编号：1000 - 3649（2016）09 - 0032 - 03

急性上呼吸道感染（Acute upper respiratory tract infection，AURI）俗称感冒，是指咽、喉部或鼻腔急性感染性炎症的概称，是呼吸道最常见的一种传染病。本病约 70～80% 是由病毒引起[1]，主要由呼吸道合胞病毒、风疹病毒、鼻病毒、腺病毒、流感病毒（甲、乙）所引起，祖国传统医学根据病情症状的差异将其分为"伤风、感冒"，是临床上常见的病证。目前，感冒的治疗中存在滥用抗生素及滥用中成药的问题。多数情况下，未经严格辨证，即给予患者抗生素与中成药治疗。这些不规范的治疗，既未能及时缓解感冒患者的病情，又加重了患者的经济负担。为探求治疗感冒既经济有效，又安全可靠的新型临床方法，笔者及其团队经过大量实践得出杵针治疗感冒的具体操作方法和心得体会，现报道如下。

1 概述

成人急性上呼吸道感染以鼻病毒为主，儿童急性上呼吸道感染则以呼吸道合胞病毒和副流感病毒为主[2]。急性上呼吸道感染具有一定的传染性，通常情况下为散发；流行性暴发的引起一般出现在环境或气候条件的快速剧烈改变。由于各种病毒抗原特异性强，故在患病后，人体几乎不产生交叉免疫的非特异性免疫力，而且已经产生的特异性免疫力存在时间也十分短暂，短期内多次感染出现在同一患者的可能性也是有的[3]。临床表现有不同程度的恶寒发热、咽后壁淋巴滤泡增生、咽喉部充血，部分患者有头痛、头晕、鼻塞流涕、喷嚏乏力、全身肌肉酸痛、咽部不适感、扁桃体肿大、咳嗽等症状。

急性上呼吸道感染在祖国医学中通称"伤风、感冒"，是临床上常见的病证。感冒大多数是由于正

气不足，而又外感邪气，风邪协同其他病邪侵袭人体而致病。其病位主要在肺卫，肺主皮毛，肺的宣发功能使人体的精微物质布达至皮毛，皮毛在人体的最外围，最易受邪侵扰，若皮毛受病，肺失宣肃，肺气不利，则肺卫功能失调，发为感冒，鼻为肺的开窍，症状表现以头痛、鼻塞、流涕、恶风、发热等为其特征，四时皆有。杨亚平[4]对感冒进行辨证，将风寒束表证候归纳为"恶寒发热，无汗，头痛，咳嗽咯痰清稀，咳声重浊，鼻塞流涕，肢体酸楚，口不渴，舌苔薄白，脉浮或浮紧"；将"发热有汗，微恶风寒，头痛或眩晕，口干，咽喉红肿疼痛，咳嗽，咳痰黄稠而粘，四肢酸痛，舌边尖红，苔薄白或微黄，脉浮"辨为风热犯肺证；将"发热恶寒，汗出不解，胸脘痞闷，鼻流浊涕，身重倦怠，呕恶，口渴不欲饮，舌苔黄腻，脉象濡数"辨为暑湿侵袭证。欧爱华等[5]通过调查研究得出结论：急性上呼吸道感染主要有三个证型"风热袭表型"约占整体感冒的 47.7%"风热挟湿型证"约占 18.5%；"湿热内蕴证"约为 33.1%。总而言之，根据不同的临床症状表现，大多将本病辨证为风热感冒、风寒感冒以及夹湿感冒，临床以风寒感冒多见。

目前，急性上呼吸道感染的治疗中存在以下二个问题：（1）滥用抗生素：抗生素的使用率高达 90% 以上[6]，而仅 20%～30% 的本病患者为细菌感染所引起。（2）滥用、不合理应用中成药[7]：市面上感冒中成药品种繁多，多以解表清热为主，多数情况下，未经严格辨证，即给予患者中成药治疗，也有许多医师不辨地域和个体差异使用中成药治疗感冒。为了快速缓解感冒患者的病情，减轻患者的经济负担，亟需探求一种治疗感冒既经济有效，又

2016 年第 34 卷第 9 期
Vol. 34, No. 9, 2016

四川中医
Journal of Sichuan of Traditional Chinese Medicine

· 33 ·

安全可靠的新型方法。

2 杵针

杵针为成都中医学院李仲愚教授先祖授自于道林，并结合其五十余载宝贵临床经验所发展起来的一种特殊针灸器具。所用的工具共分四件，分别是七耀混元杵、五星三台杵、金刚杵和奎星笔（图1）。

杵针具备除了常规穴位外的许多特殊穴位，如八阵穴、河车路、八廓穴等特殊穴位。杵针操作的基本手法：点叩手法、升降手法、开阖手法、运转手法、分理手法，同时包括补泻手法。晋松等[8]研究发现，杵针的治疗是通过调达经脉气血，以达到调畅机体的作用。再则杵针操作部位在背部的督脉和足太阳膀胱经，以背俞穴为重点，可以激发体内阳气，从而改善脏腑功能，保持机体内环境的平衡，从而达到调治感冒的目的。

杵针具有以下几方面的特殊优势：①易于掌握：具有针灸推拿的基础后，只要掌握杵针的特殊穴位、特殊工具和特殊手法，就可应用杵针疗法；②无创伤：杵针不同于普通针刺，没有皮肉破损之苦，患者没有惧针心理，更多的患者愿意接受杵针治疗，易长期坚持；③作用全面：杵针疗法不针对某一具体的病症，其对多种疾病均有疗效，其作用方式是通过人体的整体调节实现的；④疗效卓越：杵针疗法操作时间一般较长，对一些缠绵难愈的顽症，长期应用，疗效尤佳。

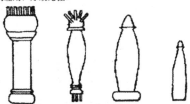

图1 七耀混元杵、五星三台杵、金刚杵、奎星笔

3 杵针治疗感冒

3.1 基本选穴 不论何种原因所致的感冒，致病机制均可总结为外邪客于肌表，毛窍腠理失调，肺气不宣，肺失清肃，阻遏卫阳。杵针治疗感冒，以颈背部的风府八阵、大椎八阵和身柱八阵为主。以督脉入手调整全身阳气，再配合全身辨证取穴施术，加强整体调节作用。风府八阵：以风府穴为中宫（项后正中，枕骨粗隆下两筋之间凹陷，入发际1寸处），从风府穴到后发际边缘的长度为半径，画一个圆圈，然后从八个方向在圆圈上取八个点，形成八阵穴，即为外八阵；再把圆心到外八阵的距离分为三等份，分别画两个圆圈，即为中八阵和内八阵。内、中、外八阵上的穴位就形成了风府八阵。《黄帝内经素问·骨空论》："风从外入，令人振寒汗出，头痛，身重恶寒，治在风府，调其阴阳，不足则补，

有余则泻。大风，颈项强，刺风府，风府在上椎。"。故风府八阵主要作用是疏风解表、通关开窍。大椎八阵：以大椎穴为中宫（第7颈椎棘突下的凹陷处），从大椎穴到左右旁开3寸的长度为半径，其余取穴方法同风府八阵。大椎穴为督脉与手足三阳交汇处。太阳主开，少阳主枢，阳明主里，故大椎八阵可清泻阳明的里邪，宣发太阳之气，驱邪外出，又可和解少阳而主治全身热病及外感之邪。身柱八阵：以身柱穴为中宫（第2胸椎棘突下的凹陷处），从身柱穴到左右魄户穴的长度为半径，其余取穴方法同风府八阵。督脉为诸阳之海，统摄全身阳气，阳主表，故身柱八阵有疏表宣卫之功。列缺、风门、风池和合谷：肺合皮毛，寒邪束表，取肺经络穴列缺，以宣肺气。太阳主一身之表，取风门以疏调太阳经气，散风寒解表气，治恶寒发热、头痛酸楚。阳维主表主阳，风池为足少阳、阳维脉交汇穴，故取以疏解表邪。太阴、阳明为表里，故取阳明原穴合谷，以祛邪解表。曲池、合谷、鱼际和外关：肺与大肠相表里，故取大肠经的合谷、曲池，可以利肺气、清泄热邪。鱼际为肺经荥穴，可清肺利湿。鱼际为肺经之络，可散阳邪以解表清热。尺泽、大杼、支沟、阳陵泉和中脘：取肺经的尺泽，以宣肺解表、清化湿热。暑湿内犯，运化失常，升降失调，故取阳陵泉、中脘，以助运化、利水湿，使湿从内解。支沟为手少阳经穴，可通调三焦气化。太阳主表，大杼为清解暑热要穴，外可助消暑，内可助化湿。

3.2 辨证及治疗操作 ①风寒感冒：头痛、四肢酸楚、鼻塞流清涕、咽痒咳嗽、咳清稀痰、恶寒发热（或不发热）、无汗、脉浮紧、舌苔薄白。治疗方面，先取风府八阵用泻法依次施用点叩手法4~7min、运转手法6min、开阖手法一个循环；再取身柱八阵用泻法依次施用运转手法4~7min、开阖手法一个循环；最后列缺、风门、风池和合谷以泻法点叩3min。②风热感冒：发热汗出、微恶寒、头痛、咳嗽痰稠、咽痛口渴、鼻燥目赤、脉浮数、舌苔薄微黄。治疗方面，先取风府八阵用泻法依次施用点叩手法4~7min、运转手法6min、开阖手法一个循环；再取大椎八阵用泻法依次施用运转手法4~7min、开阖手法一个循环；最后曲池、合谷、鱼际和外关以泻法点叩3min。③暑湿感冒：恶寒发热、身热不扬、汗少而粘、头身重痛、咳嗽不甚、痰白而粘、胸闷脘痞、纳呆呕恶、口中淡腻、大便溏、小便短黄、脉濡缓、苔腻。治疗方面，先取大椎八阵用泻法依次施用运转手法4~7min、开阖手法一个循环；再取身柱八阵用平补平泻依次施用运转手法4~7min、开阖手法一个循环；最后尺泽、大杼、支沟、阳陵泉和中脘以泻法点叩3min。

4 病案举例

杨某，女，22岁。主诉：鼻塞流涕伴咳嗽2天。症见：鼻塞流黄涕，间有咳嗽，口干咽痛，纳差眠

四 川 中 医
Journal of Sichuan of Traditional Chinese Medicine

2016 年第 34 卷第 9 期
Vol. 34 , No. 9 , 2016

· 34 ·

差，二便正常，舌质红，舌苔薄微黄少津，脉浮数。自行服用药物，治疗效果不明显。证属风热感冒；风热犯肺，肺失清肃。治疗：先取风府八阵用泻法依次施用点叩手法 4~7min、运转手法 6min、开阖手法一个循环；再取大椎八阵用泻法依次施用运转手法 4~7min、开阖手法一个循环；最后曲池、合谷、鱼际和外关以泻法点叩 3min。每日 1 次，首次治疗后症状明显改善，原方继续治疗 5 次，病症基本消失而痊愈，随访 3 个月，饮食睡眠大为好转，精神心情俱佳。

5 小 结

综上所述，杵针疗法的学术思想源于羲黄古易，其辨证、立法、取穴布阵，多寓于《周易》、《阴符》、理、气、象、数之意[9]。通过此类治疗操作刺激人体腧穴及其特殊穴位，以调和阴阳，扶正祛邪，疏通经络，行气活血，达到治病康复的目的；与现代医学、传统中药和针刺疗法相比较，杵针疗法既能迅速改善患者感冒症状，又具有较好的长期预防感冒的疗效，加之杵针兼具针刺与按摩之长，无破皮伤肉之苦，无创痕感染之忧，易被体弱及惧怕疼痛的患者群体所接受。然而，值得强调的是，杵针属传统中医疗法，是祖国医学的一部分，因此临床施治时，应严格遵守中医辨证论治的原则，因人施

方，辨证选穴。总之，杵针治疗感冒，操作手法简单，治疗器具便于携带，疗效可靠，并且节约了大量卫生经济资源，适合在临床广泛推广。

参考文献

[1] 葛小土、罗翌. 急性病毒性上呼吸道感染的治疗现状 [J]. 西部中医药，2004，17 (11)：5~7

[2] 王梅. 小儿急性呼吸道感染的病原学研究 [J]. 中国儿童保健杂志，2004，11 (2)：117~118

[3] 黄国斌、张珂、高毅丽. 急性上呼吸道感染患者感染因素分析 [J]. 山东医药，2007，47 (1)：29

[4] 杨亚平. 外感病初起运用解表法之源流及辨析 [J]. 中国医药学报，2004，19 (8)：489~491

[5] 欧爱华、罗翌、严夏、等. SARS 与急性上呼吸道感染中医证候分型及指标数量化方法的探讨 [J]. 中国卫生统计，2006，23 (4)：309~311

[6] 陈建华. 184 例急性上呼吸道感染患者应用抗生素的情况调查分析 [J]. 山东医药，2008，48 (25)：77

[7] 刁娟娟、李燕宁. 急性上呼吸道感染中医药研究进展 [J]. 辽宁中医药大学学报，2012，14 (9)：154~155

[8] 晋松、苗润青、梁繁荣. 背俞穴杵针疗法调治亚健康状态 30 例临床体会 [J]. 四川中医，2010，28 (11)：116~117

[9] 李仲愚、钟枢才、李淑仁. 杵针治疗学 [M]. 成都：四川科学技术出版社，1990：5

（收稿日期 2016 - 05 - 26）

· 38 ·

四川中医
Journal of Sichuan of Traditional Chinese Medicine

2016 年第 34 卷第 8 期
Vol.34，No.8，2016

杵针疗法调理背俞穴治疗外感发热

晋松，孙剑峰，郭鸿，林柯宇

（成都中医药大学附属医院康复科，四川 成都 610072）

摘要： 外感发热是呼吸系统的常见病，临床表现以高热、口渴、烦躁伴有鼻塞、咳嗽、头痛、全身不适为其特征。目前感冒治疗存在抗生素与中成药不规范应用等诸多问题。本文通过对外感发热及背俞穴的分析，探讨杵针疗法调理背俞穴治疗外感发热的机理及临床应用价值，以求寻找一种安全有效无副反应的临床治疗方法。

关键词： 杵针；背俞穴；外感发热

中图分类号： R 254　　**文献标志码：** A　　**文章编号：** 1000-3649（2016）08-0038-03

外感发热是呼吸系统的常见病，尤以儿童最为多见。在儿科急性感染性疾病中占首位。外感发热具有起病急、病程短、传变快的特点，外感邪气，易从表卫深入气分，郁而化热，出现高热、口渴、烦躁等症状。若病势进一步发展，邪气可入营血分，出现热扰神明或出血等危重症，因此应积极予以治疗。在目前临床常用的退热药物有解热镇痛药和糖皮质激素等，具有见效迅速、疗效肯定的优点，但上述大多药品在退热的同时，均具有胃肠道反应和较强的发汗作用等不良反应，对病愈康复有一定负面影响，且退热后极易出现体温复升。另外，抗生素的滥用而造成的耐药菌产生，已成为现今不可回避的一大难题。然而，杵针疗法调理背俞穴作为中医外治法治疗外感发热的典型代表，不仅很好的解决了上述难题，而且疗效显著。使用方便安全。

1 概述

背俞理论的形成，经历了相当长的历史发展过程，大约贯穿了针灸经络形成的全过程。背俞穴首见于《灵枢·背腧》，"胸中大腧在杵骨之端，肺腧在三焦之间，心腧在五焦之间，膈腧在七焦之间，肝腧在九焦之间，脾腧在十一焦之间，肾腧在十四焦之间，皆挟脊相去三寸所，则欲得而验之，按其处，应在中而解痛，乃其腧也"，但仅载有五脏背俞穴的名称和位置；至于六腑背俞穴《素问·气府论》只提出"六府之腧各六"，指出了大体定位，却尚未列出具体穴名；到王叔和的《脉经》才补充了五脏六腑背俞穴中的 10 个背俞穴的名称和位置，即肺俞、肾俞、肝俞、心俞、脾俞、大肠俞、小肠俞、胃俞、

胆俞、膀胱俞；此后《针灸甲乙经》又补充了三焦俞、中俞、白环俞《千金方》补出厥阴俞，至此背俞穴方完备。背俞穴全部分布于背部足太阳膀胱经第 1 侧线，即后正中线旁开 1.5 寸处，大体上依脏腑所处位置的高低排列，各脏腑的背俞穴与相应的脏腑位置基本相应，上下排列，并主要依据经气脏腑的名称来命名。《素问·长刺节论》所说"破藏刺背，背俞也"，指出背俞穴与其相应脏腑位置接近，治疗上对该脏腑具有相对的特异性。《灵枢·背腧篇》谓"肺腧在三焦之间……肾腧在十四焦之间、皆挟脊相去三寸所。"五脏背俞穴的位置在这里取穴以脊椎为准。在《素问·血气形志篇》中还有另外的解说，"欲知背俞，先度其两乳间，中折之，更以他草度去半已，即以两隅相拄也，乃举以度其背。令其一隅居上，齐脊大椎，两隅在下，当其下隅者，肺之俞也。复下一度，心之俞也……复下一度，肾之俞也。是谓五脏之俞，灸刺之度也"。而此折量法取得的五脏背俞穴与《灵枢·背腧篇》中所述之背腧位置，在纵向定位上有两种情况，中折之，两者差异较大。历代医家对于背俞穴的定位均有不同的看法，现临床应用基本以"皆挟脊相去三寸所，则欲得而验之，按其处，应在中而痛解，乃其腧也"为原则，双侧穴相距三寸许，即脏腑背俞穴距脊柱 1.5 寸。

张介宾谓"五脏居于腹中，其脉气俱出于足太阳经，其腧皆在背足太阳之脉"，"十二经皆通于脏气"。可见，背俞穴为脏腑之气转输于背部并流注于全身的枢纽区域，与脏腑有直接的联系，能直接调整脏腑功能的盛衰。故秦氏[1]以背俞穴为主，采取穴位贴物调理机体气机使之平衡，临床取得的疗效，也使我们进一步开拓思路，以多角度、多途径来治疗反流性食管炎。

4 小结

叶天士所创立的脾胃理论大大地推进了脾胃学说的发展。在反流性食管炎的治疗上，对其病因病机、临床辨证、治疗原则、处方用药均有重要的指导作用。其"脾宜升则健、胃宜降则和"的脾升胃降理论是本病治疗的根本保障。因此在反流性食管炎的治疗中，利用其脾胃分治和甘润养胃阴的学术观点，我们从脾胃、肝胆腑生理特点入手，通过药

参考文献

[1] 反流性食管炎诊断及治疗指南 [2003] [J]. 中华消化内镜杂志，2004，21（4）：221~222

[2] 清·叶天士. 临证指南医案 [M]. 北京：华夏出版社，1995：8

（收稿日期 2016-04-14）

· 173 ·

2016年第34卷第8期
Vol.34, No.8, 2016
四川中医
Journal of Sichuan of Traditional Chinese Medicine
· 39 ·

敷、冬病夏治的方法统计了360例常见呼吸系统慢性疾病（慢性支气管炎、肺气肿、肺心病、支气管哮喘等），结果总有效率96.67%，背俞穴穴位敷贴可有效治疗慢性呼吸系统疾病。王氏[2]采用背俞穴，治疗咳喘、外感发热等肺系病均取得了较好的疗效。房氏[3]针灸背俞穴与贴药联合治疗慢性支气管炎560例，总有效率96.4%。路氏[4]背俞穴穴位贴敷治疗200例常见呼吸系统慢性疾病，总有效率96%，说明背俞穴治疗肺脏疾病有一定优势。

杵针疗法是全国著名中医李仲愚教授的先祖李尔绯老太祖公受自道林，历14代密传，经李氏60多年精深研究、推广，发展起来的一种独特的治病方法。该疗法为历代医经所未载，《道藏》典籍亦未见记述，为丹道家养生导引之辅助工具。在秘传过程中，只口传其方法，无文字记载。然而其学术思想源于羲皇古易，其辨证、立法、取穴、布阵多寓有《周易》和《阴符》理、气、象、数之意，和中医学理论乳水交融[5]。在治疗疾病时，其思想特点与中医学理论相同，取穴精当，以杵针特殊穴位，如八阵穴、河车路、八廓穴等特殊穴位，配以原络穴、俞募穴、八会穴、八脉交会穴、下合穴、郄穴等特定穴为主，天应为导，易于掌握。杵针操作简便，手法简易，其基本手法：点叩手法、升降手法、开阖手法、运转手法、分理手法，同时包括补泻手法。杵针治疗作用全面，不针对某一具体的病症，是通过人体的整体调节来实现的。杵针工具制作简单，所用的工具共分四件，分别是七耀混元杵、五星三台杵、金刚杵和奎星笔（图1）。

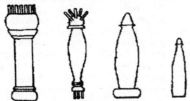

图1 七耀混元杵 五星三台杵 金刚杵 奎星笔

杵针具有以下几方面的特殊优势：①易于掌握：具有针灸推拿的基础后，只要掌握杵针的特殊穴位、特殊工具和特殊手法，就可应用杵针疗法；②无创伤：杵针不同于普通针刺，没有皮肉破损之苦，患者没有惧针心理，更多的患者愿意接受杵针治疗，易长期坚持；③作用全面：杵针疗法不针对某一具体的病症，其对多种疾病均有疗效，其作用方式是通过人体的整体调节实现的。晋松等[6]研究发现，杵针的治疗是通过调达经脉气血，以达到调畅机体的作用。

2 治疗方法
部位：选取脊柱两侧足太阳膀胱经循行部位及后背正中的督脉，以背俞穴为操作重点，作用于足太阳膀胱经的两条侧线与督脉。

操作手法：令患者呈俯卧位，充分暴露背部。①用七曜混元杵平行的七个钝爪一头，于督脉和膀胱经，方向为先上下、后左右，做分理手法2分钟，以皮肤微红为度。此步骤注意事项：手腕放松，采用握笔式握住杵针远端，针头与皮肤保持45～60°角进行操作，轻重适宜。②继续用七曜混元杵平行的七个钝爪一头于背俞穴施行反复点叩手法，形如雀啄食，方向均从上到下。操作伊始3～5分钟点叩频率较快（约200次/分），局部压力较小；操作6～10分钟后或者局部皮肤出现红软时，即可将点叩频率放慢（约100次/分），加大局部压力，使潮红进一步透出。此步骤注意事项：操作时手法轻快，移动迅速，防止皮肤出现破损。③用五星三台杵梅花形五脚的一头操作，操作方法同步骤2。这一步骤中，局部皮肤始终处于潮红状态，要密切观察，保护患者远离不必要的损伤。④用金钢杆圆弧形的一头，于膀胱经、督脉，做从内向外、再从外向内（太极运转）的运转手法2～3分钟；再做一上一下的上推下退的升降手法2～3分钟。此步骤注意事项：采用双手抱拳式握住针身，力度较前三个步骤可稍稍加重；运转升降手法速度需放慢，约20～30次/分。这4个步骤操作结束，大约30分钟（也可据病情酌情增减治疗时间），一次治疗完毕。

疗程：每日做1次，操作第二天施术部位皮肤疼痛较重，可隔日治疗1次。一周为1个疗程。

3 讨论
综上所述，中医认为外感发热多因外邪侵袭人体卫表。皮毛闭塞，肺气失宣，阳气不得宣通而发热。杵针疗法的点叩手法、升降手法、运转手法、分理手法在某些程度上通过疏通气血经络，从而激发卫表阳气、推陈出新、驱邪外出，保持和调整机体阴阳的相对平衡，通过皮毛的排泄作用，皮肤的刮拭能发汗解表，使体内的瘀血浊毒排于体外，达到了清热解毒的目的。现代医学证明：对皮肤组织、肌肉及微血管进行刮拭、挤压和叩击，可使皮下微血管扩张变形，血细胞聚集淤滞成团，毛细血管破裂，血液外溢，皮肤局部潮红，甚至形成瘀斑。即刻局部血流量明显增高，加强运送全身各组织养料和排出废物的功能，同时激活血红素氧化酶～1，局部催化降解产生具有强大的保护和有益的产物，如胆红素；激活超氧化物歧化酶、调控白细胞介素及白细胞等，提高机体免疫机能；此外，还能诱导降低白细胞的炎性反应。本研究选用的背俞穴位于脊柱两侧是太阳膀胱经循行部位及后背正中的督脉。外感发热为表证，主要病因是风邪，侵袭经络为主，足太阳膀胱经是脏腑经气输注之处，主治伤寒病中的太阳经证，督脉经主一身之阳气，主要功用为振奋阳气，解表祛邪，主治一切外感表证。诸穴结合，刮之能疏通解表，通经活络，达到退热的效果。

四川中医
Journal of Sichuan of Traditional Chinese Medicine

· 116 ·

2010年第 28卷第 11期
Vol. 28 No. 11 2010

● 针灸推拿 ●

背俞穴杵针疗法调治亚健康状态 30例临床体会

晋 松[1] 苗润青[2] 梁繁荣[3△]

1. 成都中医药大学 2009级博士研究生 （四川 成都 610072） 2. 成都中医药大学 2007级硕士研究生 （四川 成都 610072）
3. 成都中医药大学 （四川 成都 610075）

摘要： 亚健康是目前常见的介于疾病与健康之间的一种状态，患者常常感到疲乏无力、关节肌肉酸痛、失眠等症状。我们采取背俞穴杵针疗法调治该状态 30例，取得一定疗效。该疗法运用杵针点叩、升降、开阖、运转等手法，以背俞穴为操作重点，作用于督脉和膀胱经，促进人体气血运行，畅通经脉，从而达到防病治病的目的。

关键词： 亚健康 杵针疗法 背俞穴

中图分类号： R 246.1 **文献标识码：** A **文章编号：** 1000－3649（2010）11－0116－02

亚健康是现代医学发展中所产生的新概念，到目前为止，国际医学领域还尚无关于亚健康的统一定义。对于亚健康的认识，根据 1998年 WHO对于健康的定义来理解：A dynamic state of complete physical mental spiritual and social well being and not merely the absence of disease or infirmity（并不仅仅是不得病，还应包括身体、精神、心理的健康以及社会交往方面的健康）[1]，可以把亚健康状态理解为机体受到内外不良环境的影响而表现出的身体和心理的不适状态，它是疾病与健康之间的中间状态。因此，应该及早改善亚健康状态，缓解不适症状，防止可能远离疾病发展方向。笔者在搜集大量资料的基础上，采用背俞穴杵针调治亚健康状态患者 30例，取得一定疗效，现报道如下。

1 临床资料

1.1 一般资料 共 30例，其中男 18例，女 12例；年龄最小 23岁，最大 48岁，平均 35.5岁；病程最短 2个月，最长 18个月。所有病例均为门诊患者，且经临床理化检查均无器质性疾病。

1.2 诊断标准 参照伦轼芳等[2]拟定亚健康的判断标准，笔者根据收治患者情况并结合临床自拟标准如下：（1）持续 3个月以上反复出现的不适状态（不适状态指：疲倦乏力、失眠、记忆力及注意力下降、肌肉关节酸痛、适应能力显著减退）但能维持正常工作。不适持续时间达 1个月以上且经休息不能缓解者；（2）实验室检查指标正常，或略有改变；从症状或从实验室指标角度，均不能构成现有"疾病"的诊断

标准：无需用药维持，且与目前不适状态或适应能力的减退无因果联系。

1.3 观察指标 参照李振华等[3]将疲倦乏力、失眠、肌肉关节酸痛、记忆力及注意力下降 4项观察指标按从轻到重分为 0～Ⅲ级，0级为 0分，Ⅰ级为 2分，Ⅱ级为 4分，Ⅲ级为 6分。具体评分标准为：0分（无）：无疲倦乏力，无失眠，无肌肉关节酸痛，无记忆力及注意力下降；2分（轻）：疲倦乏力持续 1周以内，偶有失眠，肌肉关节酸痛偶尔发作，痛势较轻，休息后可缓解，涉及 1个关节，记忆力及注意力下降程度不明显；4分（中）：疲倦乏力持续 1周～1月，经常失眠，肌肉关节酸痛间歇发作，痛势剧烈，休息后缓解，服用药物有效，涉及 2个关节，记忆力及注意力下降居轻重之间；6分（重）：疲倦乏力持续 1月以上，彻夜不眠，肌肉关节酸痛经常发作，痛势剧烈，服用药物无效，涉及 3个及 3个以上关节，记忆力明显下降，难以集中注意力。

2 治疗方法

2.1 杵针疗法工具 本操作选用的杵针的制作材料为铜质，共有 4件（如图 1所示）。①七曜混元杵，长约 10.5cm，一头呈圆弧形，多作运转手法用；另一头为平行的七个钝爪，多作分理手法用。②五星三台杵，长约 11.5cm，一头三脚并排，另一头为梅花形五脚，多作点叩、升降、开阖或运转手法用。③金钢杵，长约 10.5cm，一头为圆弧形，另一头为钝椎形，多作点叩、升降、开阖手法用。④奎星笔，长约 8cm，一头椭圆形，另一头为钝椎形，多作点叩、升降、开阖手

△ 通讯作者

2010年第28卷第11期
Vol. 28, No. 11, 2010

四川中医
Journal of Sichuan of Traditional Chinese Medicine

· 117 ·

法用。

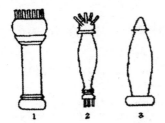

1 七曜混元杵　2 五星三台杵　3 金钢杵　4 奎星笔

图1　4件杵针示意图

2.2 治疗方法 部位：选取脊柱两侧足太阳膀胱经循行部位及后背正中的督脉，以背俞穴为操作重点，作用于足太阳膀胱经的两条侧线与督脉。操作手法：令患者呈俯卧位，充分暴露背部。①用七曜混元杵平行的七个钝爪一头，于督脉和膀胱经，方向为先上下、后左右，做分理手法2min，以皮肤微红为度。此步骤注意事项：手腕放松，采用握笔式握住杵针远端，针头与皮肤保持45°～60°角进行操作，轻重适宜。②继续用七曜混元杵平行的七个钝爪一头于背俞穴施行反复点叩手法，形如雀啄食，方向均从上到下。操作伊始3～5min点叩频率较快（约200次/分），局部压力较小；操作6～10min后或者局部皮肤出现红软时，即可将点叩频率放慢（约100次/分），加大局部压力，使潮红进一步透出。此步骤注意事项：操作时手法轻快，移动迅速，防止皮肤出现破损。③用五星三台杵梅花形五脚的一头操作，操作方法同②，此步骤注意事项同②。这一步骤中，局部皮肤始终处于潮红状态，要密切观察，保护患者远离不必要的损伤。④用金钢杵圆弧形的一头，于膀胱经、督脉，做从内向外、再从外向内（太极运转）的运转手法2～3min；再做一上一下的上推下退的升降手法2～3min，此步骤注意事项：采用双手抱季式握住针身，力度较前三个步骤可稍精加重；运转升降手法速度需放慢，约20～30次/分。这4个步骤操作结束，大约30min（也可据病情酌情增减治疗时间），一次治疗完毕。疗程：周初一周每日做1次。第二周开始或施术部位皮肤疼痛较重，可隔日治疗1次。10次为1个疗程，可连续施术2～3个疗程。疗程间隔2～3天。

3 疗效判断标准及治疗结果

3.1 疗效判断标准 根据查阅相关资料与临床观察，自拟拟定评分标准如下。①痊愈：疗效指数≥90%，疲倦乏力等症状消失。②显效：70%≤疗效指数＜90%，疲倦乏力等症状明显改善。③有效：30%≤疗效指数＜70%，疲倦乏力等症状有所缓解。④无效：疗效指数＜30%，疲倦乏力等症状无明显改善。

3.2 治疗结果 30例中，痊愈4例，显效16例，有效8例，无效2例。从治疗后症状缓解程度来看，运用背俞穴杵针疗法对亚健康状态的调治是有效的。

4 讨论

4.1 杵针疗法起源 杵针疗法始见于明朝末年，武当道士如

幻真人创立。经李氏家族继承发扬，由原中国针灸学会常务理事、全国医用气功学会理事、四川省针灸学会会长、著名老中医、成都中医药大学附属医院李仲愚主任医师家族历十四代秘传、六十余年精深研究而发展起来的一种独特的治病方法。该疗法为祖国医学所未载，《道藏》典籍亦未记述，只是口授而无文字记载。该疗法学术思想源于羲黄古易，其辨证、立法、取穴布阵，多寓于《周易》、《阴符》、理、气、象、数之意[3]。

4.2 杵针的治疗特点和作用 （1）特点：①不用药物，但不排除用药；②虽属针灸疗法，而不用金针、砭石刺入穴位，不破皮无感染之虞，易于接受和推广；③取穴独特，以八阵穴、河车路和八廓穴为主。（2）作用：通过点叩、升降、开阖、运转、分理等手法，促进人体气血运行，畅通经脉，从而达到治病的目的。

4.3 杵针调治亚健康状态 ①点叩：杵尖在施术部位反复点叩或叩击，如雀啄食。刺激局部穴位，达到经气渗透之目的。②升降：杵针尖在施术部位由一上一下的上推下退，上推为升，下退为降，推则气血向上，退则气血向下，达到气血畅、经脉通之目的。③开阖：杵针尖紧贴施术部位，医者贯力于针尖，向下进杵，则为开；慢慢将杵针向上提（但针尖不能离开施术部位），则为阖。开一使气血向四周分散，阖一使分散的气血还原，从而达到促进气血循环周流的目的。④运转：杵针尖紧贴施术部位从内向外，再从外向内的顺时针或逆时针方向的环形运转。分为太极运转、上下、左右运转等，最终达到调理气机升降之目的。⑤分理：从左右分推，此为分；上下推退，则为理，以达到分筋理气、舒筋活血之目的。由此可以看出，杵针的治疗效果总结为一个"通"字——气血通、经脉通，故可以达到调畅机体的作用。再则杵针操作部位在背部的督脉和足太阳膀胱经，以背俞穴为重点，可以激发体内阳气，尤其是脏腑。因此采用背俞穴杵针疗法可以改善脏腑功能，保持机体内环境的平衡与稳定，从而达到调治亚健康状态的作用。

本临床研究仅观察了30例亚健康患者的临床症状的变化，从中得到体会，但也存在一些问题：（1）样本量小，缺乏对照组，以及未做治疗后的随访工作，远期疗效尚不确定；（2）亚健康问题到目前为止没有标准的诊断和疗效标准，评判采用自拟标准，缺乏权威性与统一性，其科学性也应不断深化。

在今后的研究中，将进一步扩大样本量，进行多中心大样本、多组随机对照试验；根据收集到的数据拟定更加客观的诊断标准和疗效评定标准；进一步规范和更新杵针治疗手法，以追求更好的疗效；进一步研究其他部位腧穴对调治亚健康状态对比疗效等。

参考文献

[1] 高芳. 九五期间我国老年病防治研究进展 [J].中国临床康复, 2002, 6 (7)：1074

[2] 伦轼芳, 雷龙鸣, 庞军, 等. 推拿对亚健康状态调治作用的临床观察 [J].现代中西医结合杂志. 2010, 19 (6)：651～652

[3] 李振华, 陈春芳, 黄铁银, 等. 推拿治疗亚健康状态30例 [J].吉林中医药. 2005, 25 (4)：35

[4] 钟枢才. 杵针学 [M].北京：中国中医药出版社, 2006, 2

（收稿日期　2010—07—20）